日本人と病

中島陽一郎 ❖ 著

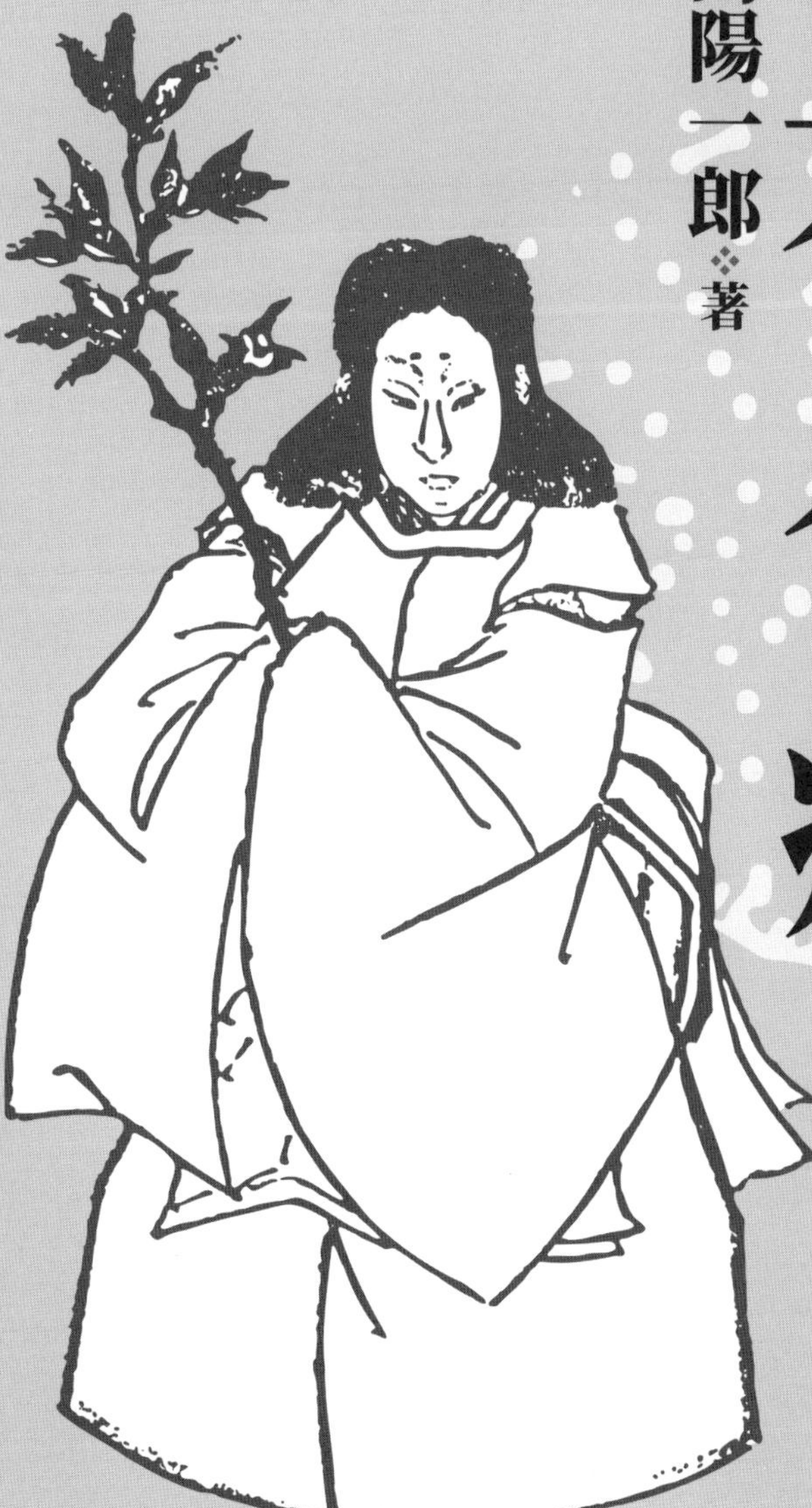

雄山閣

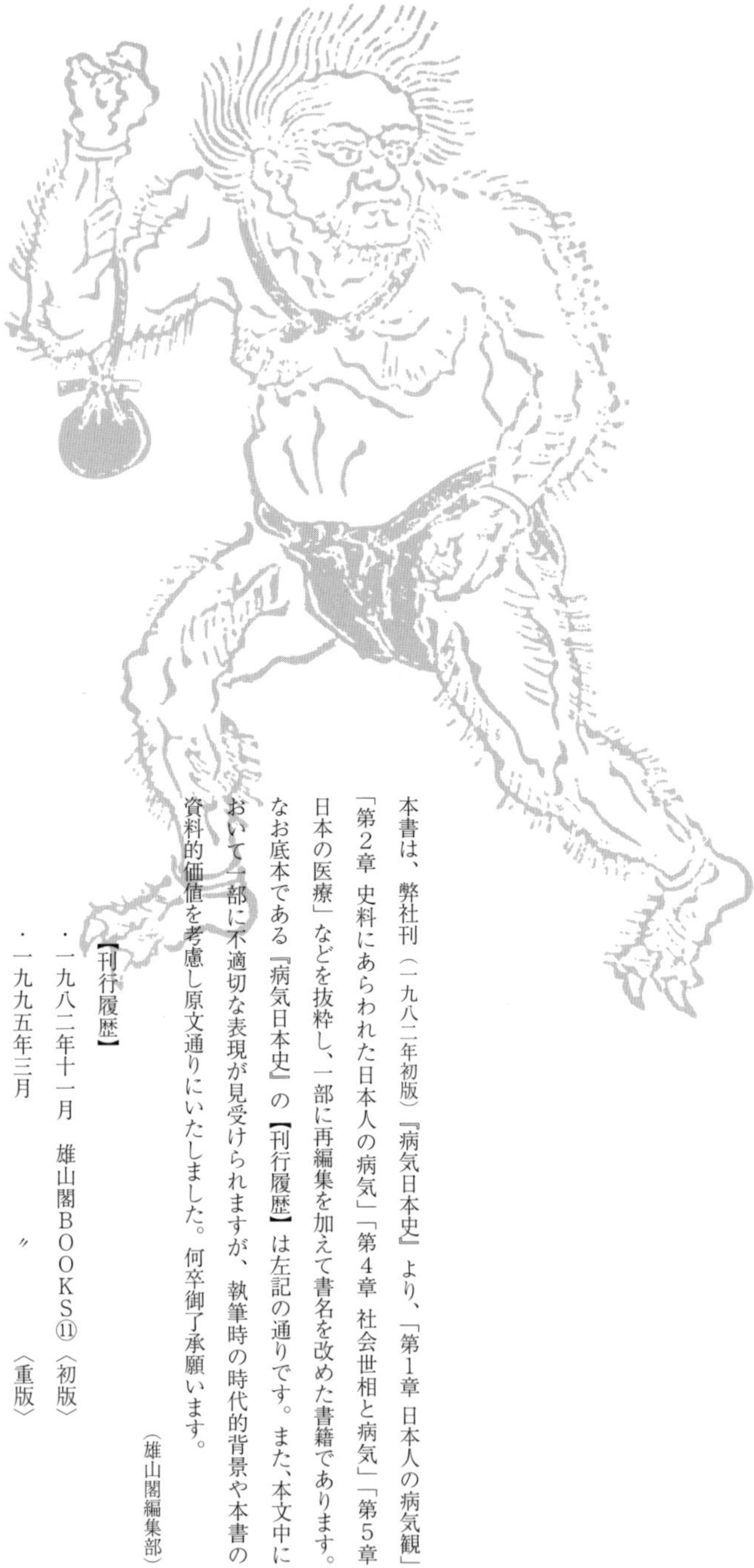

本書は、弊社刊（一九八二年初版）『病気日本史』より、「第1章 日本人の病気観」「第2章 史料にあらわれた日本人の病気」「第4章 社会世相と病気」「第5章 日本の医療」などを抜粋し、一部に再編集を加えて書名を改めた書籍であります。なお底本である『病気日本史』の【刊行履歴】は左記の通りです。また、本文中において一部に不適切な表現が見受けられますが、執筆時の時代的背景や本書の資料的価値を考慮し原文通りにいたしました。何卒御了承願います。

（雄山閣編集部）

【刊行履歴】
・一九八二年十一月　雄山閣ＢＯＯＫＳ⑪〈初版〉
・一九九五年三月　〃〈重版〉
・二〇〇五年三月〈改版・新装版〉
・二〇一八年四月〈普及版〉

はじめに

日本の歴史の表裏の両面において、意外なほど大活躍をし、しかも輝かしい業績を残した半病人や病人の存在と医師の歴史的意義については、何故《なぜ》か、これまで、ほとんど知られていない。また病気や医学が、日本人の生活文化にもたらした重大な影響に関しても、従来あまり語られることがなかった。

例えば、平安時代にその栄華を謳歌した藤原道長は、われわれ現代人同様に飲水《いんすい》の病《やまい》（糖尿病）に悩まされ、それが原因で死に至っている。また日本史上の代表的美人といわれる小野小町は、文字どおり才色兼備であったが、ノイローゼのとりことなっている。

一方、戦国の天下を統一した織田信長は、ポルトガルの宣教師を引見し、江州《ごうしゅう》（いまの滋賀県）の伊吹山に薬園をひらき、ポルトガルより三千種の薬草をわざわざ移植させるという文化的事業を敢行した。これは欧州の薬草を日本に移植するという、実に前代未聞の画期的な医学上の一大壮挙であった。これより後、伊吹山は、日本における薬草の隠れたるメッカとなって、天下分け目の関ケ原の戦いの後にも、末長く日本人の病気と医療に多大の貢献を果たしている。

驚嘆に値する史実は、時に日本史全体の流れが、しばしばたった一人の人物の病気によって一変したことを立証している。その一例をあげると、かの豊臣秀吉は、英雄的な好色ぶりを盛んに発揮した結果、秀吉にとっては致命的ともいえる恐るべき肺結核で死期をさらに早めている。秀吉が健康で長生きしていたとしたら、鎖国や貿易や外交政策などに関する日本の歴史は、書きかえられていたかもしれない。

なお、江戸時代において、多くの人命を奪った流行病のうち、例えば、流感の流行時期は、異常気象の出現した小氷期（寒期）と一致している。これは、異常寒気が流感蔓延の引き金の役割を演じたと考えられる。

くだって幕末における外国コレラの流行は、わずか三年間に、実に三十万人もの死者が続出し、幕末の排外的な国民感情を強く刺激するとともに、やがて徳川幕府を倒す「攘夷論」に火をつけるもととなった。

本書は、「病気・医学」に関する日本史料として、目につくものをことごとく取りあげ、医学史的、ないしは文化史的な角度から、日本人の健康と病気の問題に取り組んだ著作としての希少価値を持つものと、ひそかに自負している。

さらに、医師が日本史で果たした役割を重視するとともに、結論として、「日本の医療」について、最後の章で取りまとめてみた。

中島陽一郎

昭和五十七年十一月

目次

『病草紙《やまいのそうし》』より①

この『病草紙』は、平安末期から鎌倉初期に、当時としては珍しい、いろいろの病人を描いて、一巻にまとめたものである。筆者は常盤（土佐）光長、あるいは兼好法師、または寂蓮法師といわれているが、はっきりしない。

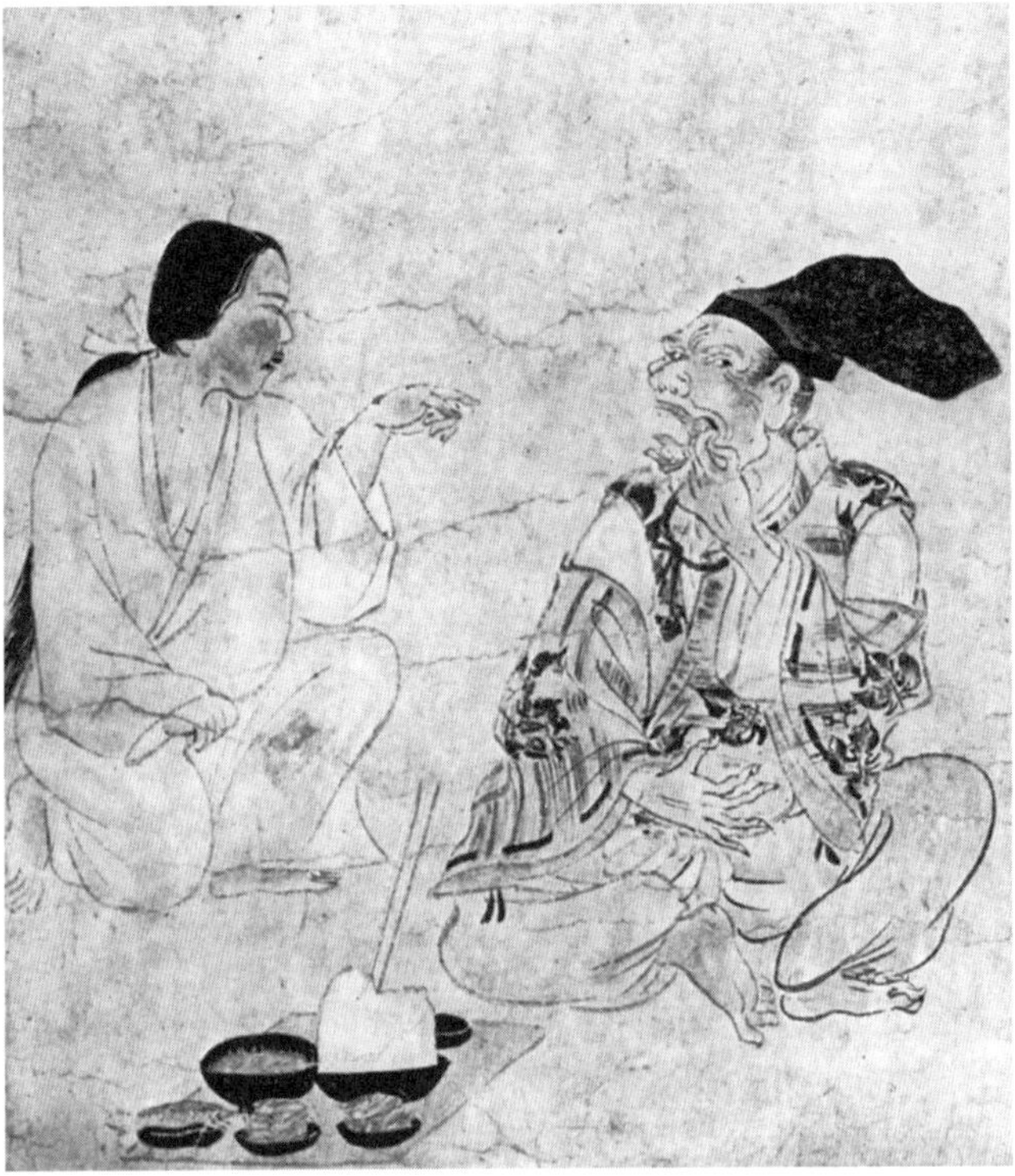

庶民の歯槽膿漏

おとこ（男）ありけり、もとよりくち（口）のうち（中）のは（歯）、みなゆる（動）ぎて、すこしもこわ（強）きものなどは、かみわる（噛割）にをよ（及）ばず、なまじゐにおちぬくる（落抜）ことはなくて、もの（物）くう（食）時は、さは（障）りてたえ（堪）がた（難）かりけり

一庶民が、飯を椀盛りにし、一魚二菜一汁の食事をしながら、口をあけて、女房に歯槽膿漏の苦痛を訴えている。現代とあまり変わりない、平凡な一庶民が歯槽膿漏になった時の、家庭生活の一コマである。

第1章——日本人の病気観

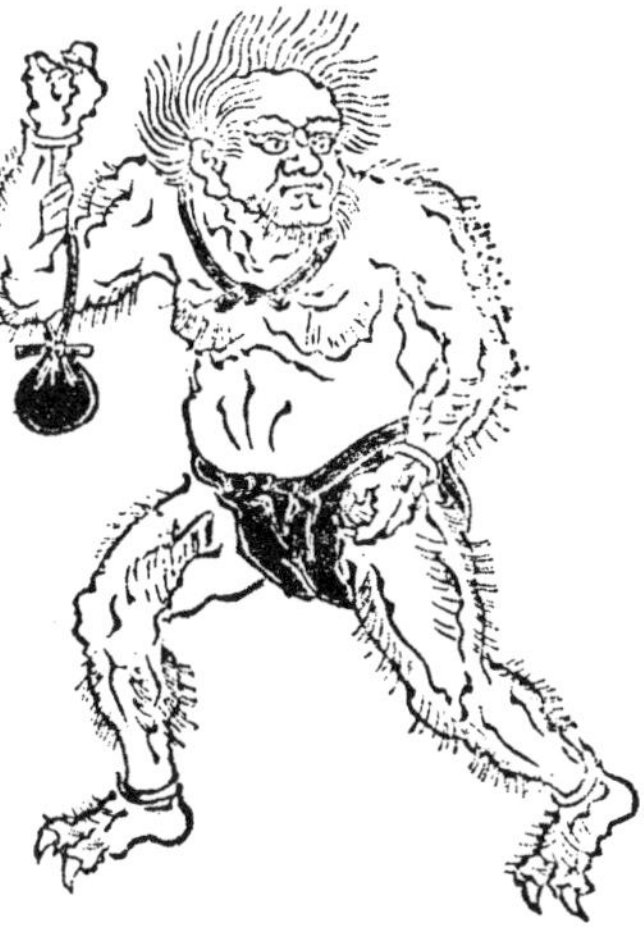

疫鬼（惟宗允亮撰『政事要略』巻29所載）

1　「けがれ」と宿命論

神道と仏教の影響

病気がおこる原因を、古代の人びとは、つぎのように大別して二つに考えていた。

①その一は、日本古来の神道《しんとう》にもとづく流行病の死霊説《しりょう》であった。

つまり「人の死霊が、流行病をおこす疫病神《えやみのかみ》になった」という思想であった。したがって流行病を避けるために、この死霊をなだめ、しずめる鎮魂祭《ちんこんさい》や御霊会《ごりょうえ》を行なった。このことは、『今昔物語』の巻二十や『日本三代実録』に書かれている。

②つぎは、仏教の宿命観にもとづくものであった。

仏教は、中国から朝鮮を通って、日本に伝来したが、そのころ、「病気は魑魅《ちみ》（すだま、木の精、山の神）のしわざである」という仏教の宿命観も、日本へ渡ってきた。この思想は、仏教が日本で隆盛になるとともに、ますます信じられていった。

たとえば蘆川桂洲《あしかわけいしゅう》が貞享三年（一六八六年）に書いた『病名彙解《いかい》』という医学の本でさえ、堂々とこの「流行病は疫鬼《えきき》の悪業からおこる」という説を載せているという有様であった。（第1章中扉図参照）

このように、「神道」の病の死霊・穢（けがれ）史観に対して、「仏教」は病の疫鬼・宿命史観をもって、互いに対抗し、争った。

「けがれ」と「みそぎ」

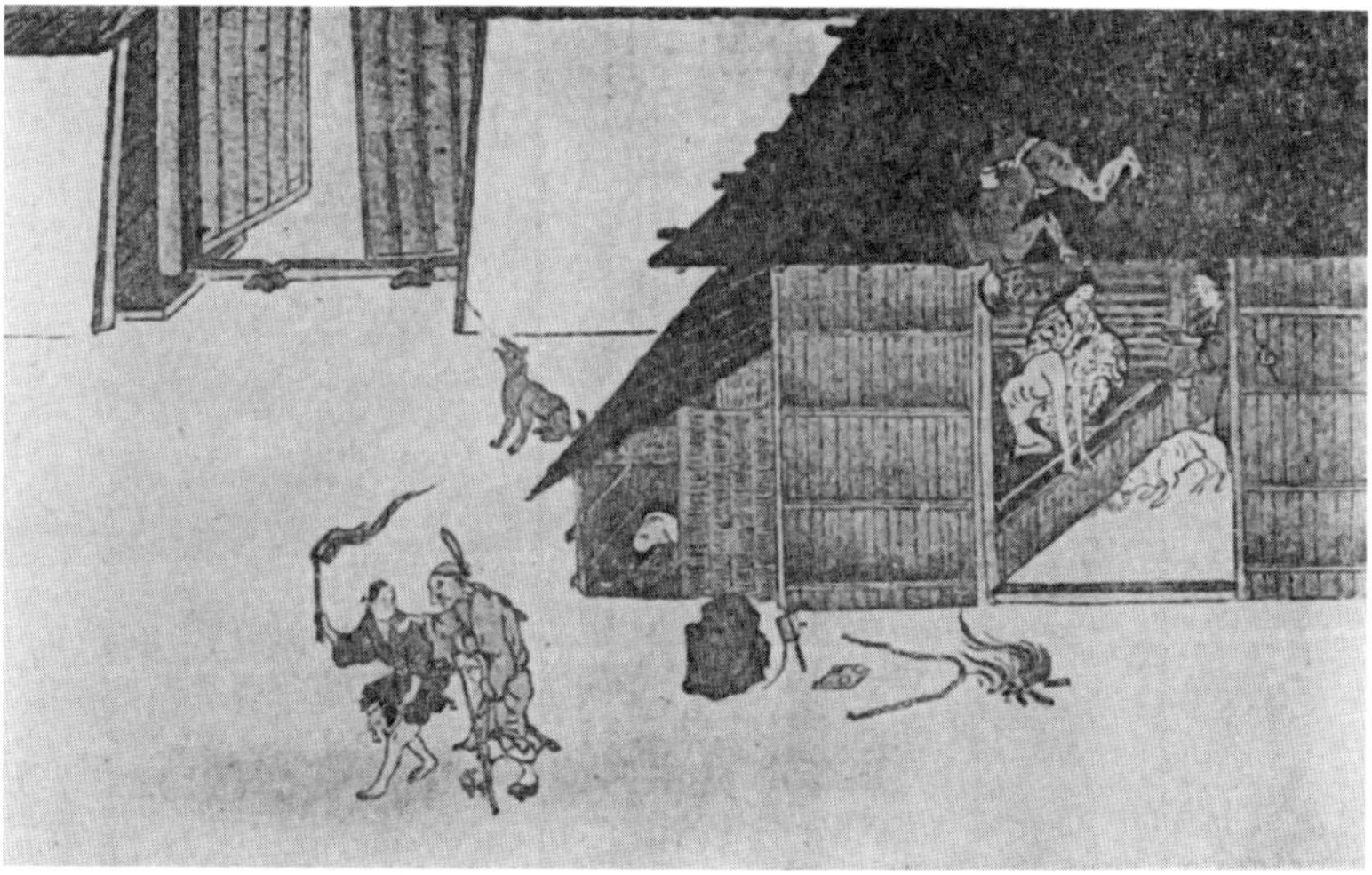

家の内をうかがう疫鬼（高階隆兼筆、延慶年間 1308 ～ 1310 年）

このように疫病の流行について、大昔の人びとは、すべて人の穢《けがれ》を怒る神意によるものと信じ、神意を安んずる方法として、天神地祇《てんじんちぎ》を祀った。

例えば、崇神《すじん》天皇は、ご自身でけがれをとるため、斎戒沐浴して八百万神《やおよろずのかみ》をお祀りになったので、さしもの疫病も終ったと、『古事記』には、つぎのように書かれている。

この天皇の御世に、役病《えやみ》多《さは》に起こりて、人民《たみ》死にて尽きむとしき。ここに天皇愁ひ歎きたまひて神牀《かむどこ》に坐《ま》しし夜、大物主《おおものぬし》大神、御夢に顕《あら》はれて曰《の》りたまひしく、「こは我が御心ぞ。故《かれ》、意富多多泥古《おほたたねこ》をもちて、我が御前を祭らしめたまはば、神の気《け》（たたり）起こらず、国安らかに平らぎなむ。」

これより後、流行病の起こるたびに、神を祀る例が多くなった。例えば大祓《おおはらえ》、道饗《みちあえ》の祭などは、その一例である。

死霊の「たたり」

菅原道真（承和一二年～延喜三年、八四五年～九〇三年）の怨霊は、平安時代の朝廷において深く信ぜられ、宮廷を悩ました。そして清涼殿への落雷が、延長八年（九三〇年）にあったことは、まさに道真の怨霊騒ぎの完成を意味した。

この落雷は、大納言藤原清貫をはじめとする廷臣四人を焼死させたばかりか、このショックによって醍醐天皇も病臥するところとなり、その三ヵ月後には天皇は崩御された。これによって以後、菅原道真の怨霊の雷神と化したことが深く信じられたのである。（笠井昌昭「怨霊思想」、古川哲史・石田一良編『日本思想史講座1　古代の思想』）醍醐天皇は四十六歳で崩御している。つぎに、疫病と都の祭りの関係にふれてみたい。

京都三大祭は、葵《あおい》祭、時代祭と祇園祭である。なかでも祇園祭は八坂神社の祭礼で、現在は七月十七日から二十四日まで催される。壮麗な山鉾《やまぼこ》巡行は京都の諸行事の中でも、ひときわ人の関心をそそる。祇園祭の成り立ちは、つぎのとおりである。

すなわち祭りの由来は、清和天皇の御代、貞観十一年（八六九年）に、京都では疫病が流行し、多くの人が死んだ。これを疫病で死んだ人々の祟《たた》り、または牛頭天王《ごずてんのう》（除疫神）の化身であるスサノオノミコトの怒りであると、人びとは恐れおののき、これら恵まれない霊をお慰めするために祇園社（八坂神社の前身）を造り、供養と疫病退散を祈願して、盛大なお祭りを行なったことが、祇園祭の始まりという。

昔は疫病が流行すれば、人々は神仏の祟りとして恐れ、そのみ霊《たま》を鎮めるための御霊会《ごりょうえ》を行なった。千百年以上にわたる庶民の歴史と伝統を持つ祇園祭は、もともと、疫病追放の祈願として始まったが、中世以降は、経済力のある商人を中心に集団生活を営んだ町衆に支えられた。戦国時代の戦禍や、徳川幕府の「鎖国令」による西陣の疲弊と荒廃に際し、景気回復や世直しのための町人階級の高い心意気が示されるとともに、これは疫病退治の祈りとして精神的な効果もあった。

因果応報

仏教の宿命論は、平安時代におけると同じく、鎌倉時代以降のわが国の医学にも、多大の影響を与えた。

たとえば梶原性全《かじわらしょうぜん》の『頓医抄《とんいしょう》』・『万安方《まんあんほう》』には、宋医学の学説に仏典の説をまじえているし、惟宗具俊《これむねぐしゅん》の『医談抄』

（弘安・正応年間、一二七八年〜一二九二年間の撰述）にも

「前世の余福あらば、いかなる重病なりとも、医術の験《げん》あるべし。前世の余殃《よおう》あらば、聊《いささ》かの少病なりとも、反《かえっ》て凶禍あるべし。されば病者はかまえて冥加《みょうが》幸運の医にあうべきなり。前世の悪人、大乗を誹謗《ひぼう》するの人、医道に生じたらんには愈《い》ゆべき病も反《かえっ》て増すべしと、仏説も侍《はべ》るとかや」

と説いていて、当時の医学界に、仏教（特に禅宗）の影響が、どれほど大きかったかが、よくわかる。

後に、俳人の松尾芭蕉は『奥の細道』のなかで、自分の病気について「道路に死なん是《これ》天の命《めい》なり」と述べ、彼の病気宿命論の一端を述べて脅えているが、その予言どおり、旅に病んでまもなく死んだ。

『奥の細道』で、つぎのように述べている。

遥《はるか》なる行末をかゝへて、斯《かか》る病覚束《おぼつか》なしといへども、羈旅《きりょ》辺土の行脚《あんぎゃ》、捨身無常の観念、道路に死なん是天の命なりと、気力聊《いささか》とり直し、路縦横に踏みて、伊達《だて》の大木戸をこす。

——（中略）——

曽良《そら》は腹を病みて、伊勢の国長島と云ふ所にゆかりあれば、先立って行くに、

ゆき〳〵てたふれ伏すとも萩の原

と書置《かき》きたり。行くものの悲しみ、残るもののうらみ、双鳧《そうふ》のわかれて雲にまよふが如し。予《よ》も又、

今日よりや書付《かきつけ》消さん笠の露

大聖寺の城外全昌寺といふ寺にとまる。猶《なほ》加賀の地なり。曽良も前の夜此《この》寺にとまりて、

終宵《よもすがら》秋風聞くやうらの山

と残す。一夜の隔《へだたり》千里に同じ。（松尾芭蕉『奥の細道』）

その後、芭蕉は、元禄七年（一六九四年）大坂で病み、十月八日、各務支考《かがみしこう》に

旅に病んで夢は枯野をかけ廻《めぐ》る

の句を示した。そして旅行中、痔の出血で苦しんだ芭蕉は、「泄痢《せつり》」つまり食あたりが直接の死因となって、十二日申刻《さるのこく》（午後四時ごろ）に没した。享年五十一歳であった。

2 「うらない」と鑑定

方位と家相

現存する日本最古の神話・歴史の書『古事記』の中に、蛭子《ひるこ》という足に障害がある子が、イザナギノミコトとイザナミノミコトのあいだに生まれたので、「今吾が生みし子良からず」と、鹿の肩胛骨を波々迦《ははか》の木という桜の一種で焼き、その割れ目で吉凶を占う、骨占いの一種の太占《ふとまに》の話がある。この病気を鹿の骨で占った事実から、古代人の病気の占い方のほか、古代において狩猟が重大な生産手段であったことと、古代人が鹿を神聖視して占いに鹿の骨を用いていたことなどがわかる。

日本人の迷信か否かは別として、方位や家相を信じている人は、昔も今も意外に多い。多くの人が、鬼門や方角を、家の新築や病気などの場合に心配する。家相占いといえば、井戸や池の位置がどうの、びわの木があると病人が出るの、家の〝欠け込み〟がどうのとか言って、不安がる。

しかし、なかには科学的な家相占いもある。例えば、「病人は、東北に便所のある家に出る」などは、やや科学的な家相占いである。

何故かというと、東北の「鬼門」は寒いから、風邪や脳溢血をおこしやすいというわけで、科学的にも十分な理由がある。

また東洋式占星術の一種である〝九星術〟において、九星を方位にあてはめて配置し、それによって吉凶を占う方法もある。この配置は一定していなくて、毎年移動するので、例えば病気などの吉凶を占うには、その年の自分の星の方位による。したがって、鬼門にくれば、〝暗剣殺〟といって、その年の運勢や病気などは、大凶である。

これらは理屈から考えれば、なんの根拠もない占いであるが、社会に行なわれている間は、病気などにも、心理的な意味をもって、影響力を発揮する。

要するに「家相」とは、住む場所の衛生のことである。たとえば昔から、家をつくり家の囲いを築くのに方位を選び、土地の湿気や住居の明暗などを調査する必要を、家相といって、その重要性を強調した。

なお、中国の易学の日本に対する影響を示す、つぎのような史実がみられ、それは聖武天皇の天平二年（七三〇年）三月、中国の易学である陰陽道、医術および暦数の専門家に命じ、各々子弟を入れて、教授させた。なおその時、服と食料の支給は、天平当時の大学寮（官吏育成のための最高学府）の学生への支給に準じて行なわれた。

姓名鑑定

ちょっと気になる姓名鑑定は、日本では昔から行なわれていた。もともと姓名鑑定とは、元来が、漢字の字体と画数を基礎にした、疑似数学的な理論体系であり、その占い方は、歴史的にみて、(1)音韻による法、(2)陰陽による法、(3)字画によって卦をたてる法などがある。

なお、占いの原理を説いた『易経』の中の文句から、皇族たちの名まえも、これまでは、よく付けられていた。

つぎに、寿命と姓名とは、関係があるのだろうか。この「寿命と姓名とは、密接な関係がある」という〝姓名の寿命支配説〟には、つぎのような説明がなされている。

すなわち、日本においては、アイウエオ順で終りに近い人の方が、始めの人より短命だという。何故かというと、学生時代に出欠をとったり、口頭試問などをする順番は、たいがいアイウエオ順である。このため、長く待たされる終りの人の方が、始めの人より多く待たされるので、イライラする。このイライラが積り積って、ストレスとなって、必然的に、アイウエオ順の始めの人より終りの人の方が、これらストレスの長期の蓄積のため、早く死ぬ公算が大きいというわけである。

占星術

日本へいつ占星術が伝来したかは、はっきりしないが、「初めて占星台《せんせいだい》を興《た》つ」という記録が、天武天皇（六七三年～六八六年）の時代にあるから、当時、すでに占星術が行なわれていたことがわかる。

星占いとは、一年十二ヵ月にそれぞれ星座が割りあてられていて、その生まれ月の星座が、人びとの病気や運命をにぎっているという考えである。

姓名鑑定、方位、生年月日（星運）……。大昔から一部の人たちをとりこにしてきた占いは、科学時代といわれる現代でも、その人気は根強い。

易を狂信的に信じこむのみにとどまらないで、それに家族までまきこむ例はあとをたたない。たとえば〝病気が治る〟〝幸せになれる〟と易や占いを信ずることから、かえって不幸がはじまる。

要するに、易や占いに頼って病気をなおそうとするよりは、最新医学への接近をはかるほうが、先決なのである。

厄年

昔から、「男の厄年は四十二歳である」といわれている。歴史的に見ても、つぎのような事実は興味深い。すなわち、いずれの時代、どの職業をとっても、死亡年齢は、三十四・五歳から四十五歳の間が圧倒的に多い。

たとえば戦死した武将のうち、源義仲は三十歳、新田義貞三十七歳、今川義元四十一歳、真田幸村四十六歳であったし、また刑死した大名や武士を例にとってみても、浅野長矩《ながのり》は三十四歳、大石良雄四十六歳、赤垣源蔵三十四歳、近藤勇三十四歳といった具合である。しかもこれらの人々の死亡平均年齢は四十二・一歳であった。

このような歴史的事実は、日本人の不慮の死（自然死や病死ではない外因死）はもちろんだが、それ以外の場合でも、男の厄年は四十二歳であったことを実証している。

昔も今も、ほとんど同じように、男は四十の声をきくと、大多数の人が、身体のどこかに異常を感じ、体力の衰えをおぼえる。それを一番感ずるのは、視力と、歯の状態と、性欲の三つにおいてである。昔の人が、男の厄年を四十二歳と定めたのは、医学的にも、根拠のあることであった。また、四十歳代の後半は、女性の更年期が始まるという事実も忘れてはならない。

3 「病は気から」

「しゃれ」とユーモア

昔から、吸い出し膏薬《こうやく》の功能を、おおげさに言って、一場の笑いを誘うことは、狂言にも見られるが、『竹斎《ちくさい》物語』のなかにも、また大変面白い一章がある。

「竹斎物語の主人公竹斎はすなはち一庸医《ようい》なり。痴談《ちだん》数あるが中《うち》にいとをかしきは、井に入りたる人を救はんとて戸板に吸ひ出し膏薬を貼りて井の上に伏せ置きたりといふ一段なり。」（幸田露伴『洗心録』）

このように、井戸の中に誤って落ちてまさに溺れようとする人を助けるのに、戸板に吸い出し膏薬を貼って、井戸の上に伏せるという、江戸時代の落語的な発想は、吸い出し膏薬の功能を極端に誇張していて、思わず人の笑いをさそう話であって、「病は気から」という諺どおり、このユーモア精神なら、少々の病気ぐらい、ふっ飛ばしてしまうであろう。

奇形の神格化

社会に及ぼした病気の影響を考える場合、その一つに、近親結婚を、遺伝的な理由などのため、日本人は、歴史的に忌避する傾向が見られた。

近親結婚とは、近い血のつながりのある者同士の結婚をいい、近親婚、血族結婚ともいう。そして両親の血族関係が近いほど、子どもに障害の現われる危険性が高くなる。

古代の神話伝承を記録した『古事記』・『日本書紀』・『古語拾遺』・『祝詞《のりと》』・『風土記』などを読んでみても、古代人は、不自然な生殖によって奇形児の生まれることを意識していた。なお古代においては、奇形の神格化も、一方では、行なわれていた。

『日本書紀』巻第三には尾ある人、同じく巻第十には応神天皇の上膊の破格筋について述べて、その外観が弓具のトモに似ており、しかも射技にすぐれていたから、神格化されているし、『日本書紀』の巻第十一には飛騨国に現われた二対称性頭胸結合体（ヤヌス体）を悪神として記録し、『播磨国風土記』揖保《いぼ》郡の条には単眼症が「天《あめ》の目一つの命《みこと》」としてやはり神格化されているというように、奇形の神格化が見られる。

4　日本人の寿命

天皇の平均寿命

江戸時代は、男女二十八歳の平均寿命を示している。

江戸時代後期になるとほとんど全員の享年が記録されており、平均死亡年齢が算出できる。つまり、明和八年（一七七一年）から明治三年（一八七〇年）の江戸時代後期にあたる一〇〇年間の平均死亡年齢は、男二八・七歳、女二八・六歳となる。これは〇歳の平均余命で、この数値の異常な低さは、いうまでもなく乳幼児死亡率の異常な高さによるものである。この時期の乳児（〇歳児）と幼児（一―五歳）の死亡は、全死亡の七〇―七五％を占めている。したがって成人したものの平均死亡年齢となると、たとえば二一歳以上の平均死亡年齢は男六一・四歳、女六〇・三歳となる。

――（中略）――

江戸時代の将軍と天皇は、つぎのような平均死亡年齢で、ほぼ五〇歳である。

将軍四九・六歳

天皇四八・七歳

（立川昭二『日本人の病歴』）

また、歴代天皇の寿命を、長生きの順に見てみると、つぎのとおりである。

もっとも御長命の御方は、景行天皇と仁徳天皇の御二方で、いずれも百四十三歳であったと伝えられているが、その次は垂仁天皇の百三十九歳、孝安天皇の百三十七歳、孝霊天皇の百二十八歳、神武天皇の百二十七歳、崇神天皇の百十九歳、孝元天皇の百十六歳、孝昭天皇の百十四歳、允恭天皇の百十二歳、応神天皇の百十一歳、開化天皇の百十一歳、成務天皇の百七歳、神功皇后の百歳という順序である。また七十歳以上百歳未満の御方を見ると、仲哀天皇の九十二歳、履仲天皇の八十七歳、後水尾天皇の八十五歳、綏靖天皇の八十四歳、継体天皇の八十二歳、陽成天皇の八十二歳、霊元天皇の七十九歳、懿徳天皇と白河天皇および正親町天皇の御三方が各七十七歳、反正天皇七十六歳、しかしそのほかには、桃園天皇と後桃園天皇が二十二歳というように、おおむねご寿命のめでたからぬ御方もあった。（粟原広太『人間明治天皇』）

なお、各天皇の年齢は、いずれも数え年である。（古代の天皇の長命のナゾは、年齢の計算方法の違いか。）

いま（昭和五十六年）の日本人の平均寿命は男七十三・四六歳、女七十八・八九歳である。現天皇（昭和天皇）は、長寿国・日本の象徴として、満八十歳のお誕生日を迎えられた（昭和五十六年四月二十九日）。皇室の「算賀」の慣例は、四十歳から十歳きざみで長寿を祝う慣例があるが、神話時代を除くと、現天皇が最初に、在位中に「八十の賀」をお迎えになったわけである。

このほか、譲位して上皇となってから、「八十の賀」を迎えられた天皇は、歴代天皇のうちわずかお二人で、陽成天皇と後水尾天皇に、八十の賀の記録が残されているにすぎない。ご長寿の秘密は、自然健康法すなわち「柳に雪折れなし、のことわざのように、自然のままあまり無理をしないことが健康法だと思う」と現天皇は言われた。

陛下のご健康の秘訣は、腹八分目に規則正しい生活、ご散策、それに医者の意見をよく聞くこと。宮内庁大膳課のつくる〝天皇のメニュー〟は、一般人とさして違わぬが、脂肪分と塩分控え目、野菜は多目、ご飯は麦入り。一日摂取量約二千カロリー、とある。（《日本経済新聞》昭和五十六年四月二十九日付）

死生観

日本人の死生観は、どのようであったろうか。

今ふと記憶に浮んだ句に「梅が香やちょっと出直す垣隣」というのがあります。之《これ》は徳川末期の有名な大通《だいつう》、今紀文《いまきぶん》（当世の紀伊国屋文左衛門）と謳われた細木香以（文政五年〜明治三年　一八二二年〜一八七〇年）の辞世の句であります。之などは如何にも一世の豪遊を極め、また遂《つい》に没落して人生の秋をも味い尽した人間の、極めて灑脱《しゃだつ》な面影が偲ばれるではありませんか。日本人のサッパリした死生観を代表するものと云《い》えましょう。（尾崎秀実「死に直面して」　死後、『改造』昭和二十五年八月号に掲載）

このようにして、幕末・維新期の江戸の通人として有名だった細木香以は、ついに家産を使い果たし、晩年は千葉の寒川《さむかわ》に落ちぶれて忍びかくれ、四十九歳で死去している。さらに時代をさかのぼれば、円覚寺《えんがくじ》の開山・無学祖元《むがくそげん》が、大元《だいげん》三尺の剣刃の下で、「電光影裡に春風を斬る」と喝破《かっぱ》し、また上杉謙信の白刃下の武田信玄は、「紅爐《こうろ》上一片の雪」

と叫んだというし、戦国時代の傑僧・快川国師《かいせんこくし》は、天正元年（一五七三年）織田信長によって武田氏が滅亡した時、その敗兵をかくまったため、織田信長の激怒を招き、甲州の恵林寺に火をかけられたが、これに反抗して「心頭滅却すれば、火もおのずから涼し」（『碧巌録』）と、腹の底から声をふりしぼり、人間の全人格を傾注して、死の苦悶と格闘した。

このように、よく生きた日本人は、後悔少なく死を迎えたし、人生を完全燃焼し得た人びとは、生から死への切り換えに際して、比較的平静に、死を素直に受け入れていった。この事実は、たとえばそれが病死であっても、また、いま述べたような横死であろうとも、あまり大きな違いはなさそうである。

○参考

虜に示す　無学祖元

乾坤《けんこん》地の孤筇《こきょう》を卓《た》つる無し
喜び得たり人空にして法も亦《また》空なるを
珍重す大元三尺の剣
電光影裡に春風を斬る

○日本人へ影響を及ぼした死生観抄

「不覚な殿原ではある、これ程の喜びあるべきや、お笑ひなされうぞ」（日蓮上人）
武士道と云《いふ》は死ぬ事と見付《つけ》たり（『葉隠聞書』）
未だ生を知らず、焉《いずく》んぞ死を知らん（孔子）
身はたとへ武蔵の野辺に朽ちぬとも
留め置かまし大和魂（吉田松陰）

辞世と病死論

江戸中期の国学者で歌人でもあった賀茂真淵（一六九七年～一七六九年）の門人に平田保（通称、服部安五郎）という人がいた。

平田保は、平生人に向かって、「近頃の人の辞世の歌というものを見たり聞いたりすると、みな禅家《ぜんけ》の悟りで、本心は何も悟っていない連中までも、辞世の詩歌とさえ言えば、みな体裁の良いことばかりである。どうしてこの世を別れる最後の時になって、そのように悟りすました、いさぎよい人ばかりであろうか。常に題を設けて詠みだす和歌でも、心にもない言葉を使うのは、どうかと思うのに、まして死ぬ間際に臨んで、心にもないことを言い出すなら、かえって生悟《なまざと》りの心の浅薄さが見えてしまうであろう。

在原業平の

ついに行く道とはかねて聞きしかど
　昨日今日とは思はざりしを

など詠まれたのこそ、本当にその通りである」など、常に話していたが、かねてから作っていたのか、またはその時に心に浮かんだのか、病気が重くなって、

我はも世《よ》終りなるべしいざ児《こ》ども
　近く寄りませよく見て死なん

という和歌を詠《よ》んでから死んだ。

また江戸時代、公文書などには、人の死ぬのをわざわざ「病死」といっている。「人は病気以外で死ぬのは、千人のうち一人か二人で、他はすべて病死である。それをわざわざ病死と何故いうか考えてみると、昔、戦国時代には戦って死ぬ人が多かったから、戦死と病死と分けて言った時の習慣を引きついだものであろう」という意味のことを、本居宣長は『玉勝間《たまかつま》』のなかで、言っている。

しぬるを病死といふ事

今の世、おほやけざたの文書などには、人の死ぬるを病死といふこと也、そも〳〵人は、病ならで死ぬるは、百千の中に、まれに一人二人などこそ有べけれ、おしなべては、みな病《やみ》てしぬることなれば、それをとり分《わけ》てはいはでも有《あり》ぬべくおぼゆるを、これむかしみだれ世のころは、戦ひて死ぬるものゝ多かりし故《ゆえ》に、病死は病死と、分ていへりし時のならひのまゝなるべし（本居宣長『玉勝間』）

『養生訓』

『養生訓』の著者、貝原益軒は、寛永七年（一六三〇年）に、九州黒田侯の侍医・貝原利貞の四男として、福岡に生まれ、正徳四年（一七一四年）に八十五歳で死去した。

彼の辞世の歌は、

こしかたは一夜ばかりの心地して
八十《やそじ》あまりの夢を見しかな

といった、一種の悟りの境地にまで達していた。

貝原益軒は死去する一年前の正徳三年（一七一三年）に、『養生訓』全八巻を出版したが、これは江戸時代における、すぐれた衛生書でもあった。

「食欲と性欲とをとくに慎しめ」と貝原益軒は、『養生訓』のなかで、力説している。

たとえば、「飲食と性欲は人の大欲である。つい抑えられなくなるから、この二事はもっとも堅く慎まねばならぬ」（貝原益軒『養生訓』巻四慎色欲）と述べている。

貝原益軒の『養生訓』は、江戸時代の人々の、病気の予防に大いに役立ったといえる。

昔から、食べ合わせで腹痛を起こしたり、死んだりすることもあった。貝原益軒は、食べ合わせについて、『養生訓』のなかで、つぎのように述べている。

食い合わせていけないものがたくさんある。その主なるものをここに記そう。豚肉に、生薑《しょうが》・蕎麦《そば》・胡荽《こすい》・炒《いり》豆・梅・牛肉・鹿肉・すっぽん・鶴・鶉《うずら》がいけない。牛肉に、黍《きび》・韮《にら》・生薑・栗がいけない。兎肉に、生薑・橘《たちばな》の皮・芥子《からし》・鶏・鹿《しか》・かわうそがいけない。鹿に、生菜・鶏・雉《きじ》・蝦《えび》がいけない。鶏肉と卵とに、芥子・蒜《にんにく》・生葱《なまねぎ》・糯米《もちごめ》・李子《すもも》・魚汁・鯉魚《こい》・兎・かわうそ・すっぽん・雉がいけない。雉肉に、蕎麦《そば》・木耳《きくらげ》・胡桃《くるみ》・鯽魚《ふな》・鮎魚《なまず》がいけない。野鴨《かも》に、胡桃・木耳がいけない。鴨の卵《あひる》に李子・すっぽんがいけない。雀肉《すずめにく》に、李子・なめ味噌。鯽魚に、芥子・蒜・飴《あめ》・鹿・芹《せり》・鶏・雉がいけない。魚の酢《すし》に麦のなめ味噌・蒜・緑豆《ぶんどう》。すっぽんに莧菜《ひゆな》・芥菜《からしな》・桃・鴨肉がいけない。蟹《かに》に、柿・橘・棗《なつめ》。李子に蜜はいけない。橙《だいだい》・橘にかわうそがいけない。棗には葱がいけない。枇杷《びわ》に熱い麺類がいけない。楊桃《やまもも》に生葱。銀杏《ぎんなん》に鰻がいけない。瓜類に油餅。黍・米に蜜がいけない。緑豆に榧《かや》の実を合わせ食べると死ぬ。莧にわらび。乾筍に砂糖。紫蘇《しそ》の茎葉と鯉。草石蚕《ちょうろぎ》(しそ科の多年生植物)と魚類。なますと瓜や冷たい水。菜瓜となますを一緒に食べてはいけない。酢につけた肉に毛髪が入っているのは害になる。麦のなめ味噌と蜂蜜を一緒に食べてはいけない。しろ瓜と酢につけた肉。酒のあとに茶を飲んではいけない。腎をそこねる。酒のあとで芥子や辛いものを食うと筋骨がゆるくなる。茶と榧とを同時に食うとからだがだるくなる。日本で一般にいうが、わらびの粉を餅として緑豆をあんにして食べると人を殺す。また、このしろを棉の種の火でやいて食べると人を殺す。また胡椒と沙菰米《さごべい》(さごやしからとった澱粉)と一緒に食べると人を殺すという。また、胡椒と桃・李・楊梅とを一緒に食べてはいけない。また、松茸を米びつに入れておいたものを食べてはいけないという。また南瓜《かぼちゃ》をなますに合わせて食べてはいけないという。(松田道雄訳『貝原益軒養生訓』巻四　九七〜九八頁)

第2章——史料にあらわれた日本人の病気

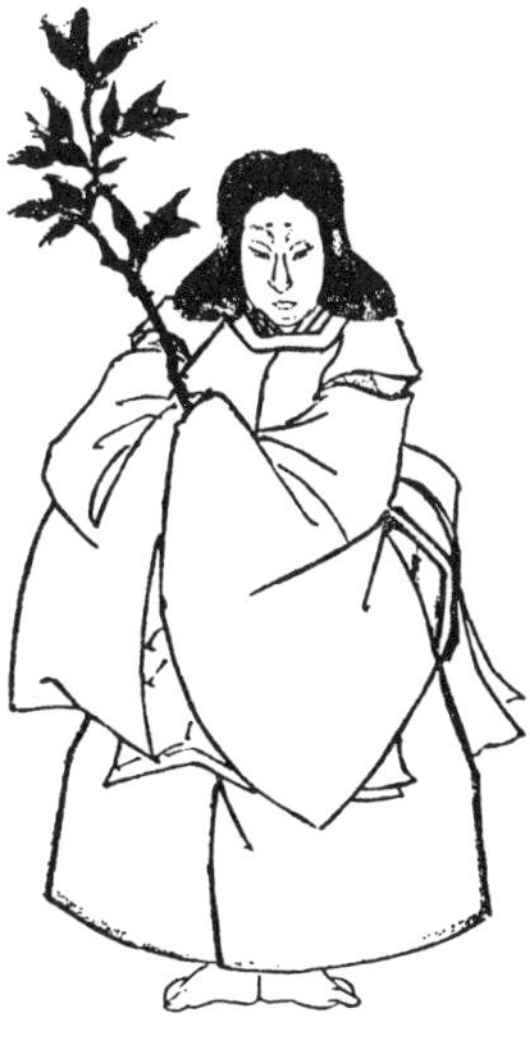

麻疹除け（芳豊画『麻疹養生辨』）（146 頁参照）

1　日本の流行病

流行病のルーツと侵入ルート

外国から日本に伝来した流行病のルーツは、つぎのとおりであった。

まず日本で猛威を振るい、多数の病死者を出した恐るべき虎列剌（コレラ）の根拠地は、海上遥か遠くにあるインドネシアのジャワ地方からであった。

つぎに古代から江戸時代以降まで、日本人が強い恐怖感を抱いていた麻疹《ましん》（はしか）は百済《くだら》より、痘瘡《とうそう》（天然痘）は新羅《しらぎ》より、つまり現在の朝鮮半島から、日本に侵入した。

そして痘瘡のルーツはインドであり、ペストの原発地は中国南部、あるいは中央アジアといわれる。

梅毒の起源は新大陸アメリカであるが、一説には「アフリカの西海岸地方をもって、梅毒の発生地と認むるものあり」（富士川游『日本医学史』）とある。

文明の道と流行病のルートとは、同一の軌道をたどるともいえる。これらの事実について、各「流行病のはじめ」と一部重複するのをいとわず、つぎに述べてみたい。

たとえば古代において痘瘡は、大陸文化の移動コースであったインド・中国・朝鮮の道を進んで、伝染しつづけていった。

梅毒は、近世において、西洋文明の東洋進出の道をつたわって、猛烈な伝染力を示した。

コレラやインフルエンザは、近代において、近く狭くなりつづけた世界の文明交通路の上を、激しく動きまわり、人類をひどく悩ました。

流行病が日本へ侵入した道もまた、文明の道と一致していた。すなわち、痘瘡は朝鮮ルート、梅毒は中国・琉球ルート、コレラは双方の混合ルートであった。しかも日本国内における流行病の進行方向は、文明の前進した道と一致して、西から東へと伝染を続けていった。なお詳しくいうならば、痘瘡は筑紫《つくし》（いまの福岡県の北西部と南部）または長門《ながと》（いまの山口県の西北部）から天皇のいる畿内へと、伝染の進路を前進した。恐るべき梅毒は、九州の長崎・坊ノ津や、関西の堺から、文明の進路と同じく、畿内をとおって、（鉄砲やキリスト教の進んだ道を）江戸から東北まで、伝染の旅を続けた。

インフルエンザやコレラの進路も、梅毒など、ほかの流行病とほとんど同じであった。つまり、大部分のインフルエンザやコレラは、外国から、ほとんど長崎に上陸し、インフルエンザやコレラのバイキンの汚染と伝染力で中国地方を蹂躙《じゅうりん》した後、天皇の都のある畿内へ侵入し、やがて将軍の都の江戸で暴れまわり、コレラやインフルエンザの処女地の東北へ進行して、猛威をふるった。これらの歴史的な事実は、西洋文明のもたらした鉄砲やキリスト教の文明ルートと、（梅毒や痘瘡と、コレラやインフルエンザなどの）流行病の進路とが、二重にかさなっていて、まるで光と影、「文明」という美名の表面と、「流行病」という悪魔的な裏面との、東洋文化と西洋文明との奇妙な結びつきの原点を示している。

日本における主要流行病は、流行性感冒とコレラ（虎列剌）や赤痢と腸チフス（腸窒扶斯）および痘瘡（天然痘）ならびに麻疹《はしか》などがあった。

これら主要流行病の、名称と病人数と流行年および有名な病人の変遷を、読者が読みやすいように各事項別に分類し、別表（22頁―25頁）を作製した。表の作製過程では、富士川游の『日本疾病史』と『日本医学史』などを参考にするとともに、同書などから、その一部を引用させていただいたことを深く感謝する。

なお、原典から引用した漢文は、読者の便をはかって、その大意をカッコ内に記した箇所もある。ただしこれは、文字どおりその大意を伝えるためである。したがって、漢文の正確な読み方は省略し、割愛せざるをえなかった。

どんな流行病が発生したか

主な流行病は、疫（えやみ、流行病）・痘瘡と麻疹類・風疾《ふうしつ》と咳逆《しわぶき》・虎列剌（コレラ）・霍乱《かくらん》（急激な吐瀉病）と痢《り》（下痢、痢病）などであった。

第一位の疫（えやみ）の発生回数は一七五回で、六五・五％の高位を示した。

第二位の痘瘡（天然痘）類と麻疹類とは、五十八回であり、二一・七％であった。

第三位の風疾と咳逆の発生は、十七回だから六・四％となった。

第四位の虎列剌（コレラ）の流行回数は七回で二・六％であるが、実際は、恐るべき猛威をふるい、病死者が続出した。ただし、これについては、後に述べる。

第五位の霍乱と痢は、流行回数が四回で一・五％であった。

わたくしは、この図表で、歴史上の統計から作成した数字を、忠実にそのまま採用したから、このような結果も、やむをえないこととは思うが、霍乱と痢病の流行発生の回数と比率が、実はもう少し多いのではないかと考えている。

いつごろ流行したか

流行病の多かった時代は、奈良・江戸・平安・室町の各時代順で、

第一位は、藤原京・平城京の時代（七〇一年～七九〇年）で、発生回数は三十九回、一五％を占めている。

第二位は、江戸時代のうち一六九一年～一七九〇年の百年間で、発生回数三十五回、一三％という数字を示している。

第三位は、平安時代の七九一年～八九〇年のうちであって、発生回数は三十二回、一二％であった。

第四位は、室町時代の大部分（一三九一年～一四九〇年）で、発生は三十回、一〇％であった。

なお上古以前は、記録上の流行病がほとんど見あたらないが、これは、流行病の資料がほとんどないためである。

戦国時代もやはり資料が散逸したため、実際の数より下まわっていると思われる。

どの地方に多く発生したか

流行病の多発した地域は、⑴畿内　⑵東海道　⑶東山道　⑷山陽道　⑸西海道の順序がワースト5となっている。ただ中央の畿内や、それに距離的に近い地域は、当時としても流行病の記録を集めやすいが、中央から遠い地域の流行病の記録はやはり集めにくいし、また関係者の関心もどうしても薄くなりがちのため、過小評価されたこともありうる。

2　風邪（流行性感冒）

病名のうつりかわり

われわれに身近な存在である流行性感冒がはるか古代から、わが国に存在したかどうかは不明である。平安時代の歴史物語『増鏡』に「ことしはいかなるにかシハブキヤミはやりて人多くうせ給ふ中に……」とある。そして平安時代の医書『医心方』にも、咳嗽《がいそう》を治療する一章がある。

また一条法皇（享年三十二歳）は、寛弘八年（一〇一一年）、「シハブキ病《やみ》」（流行性感冒）のため死去された。

流行性感冒の病名のうつりかわりとしては、咳病・咳逆・咳逆疫（以上シハブキヤミ）・咳嗽《シハブキ》（平安時代）→咳病《シハブキ》（鎌倉時代）→咳病《ガイビャウ》（室町時代）→風邪《ふうじゃ》・風疾・流行風・傷風・時気感冒・天行感冒・天行中風・流行《はやり》風・時候風・天行咳嗽・瘟疫感冒・冒寒傷冷毒・印弗魯英撒《インフリュエンザ》・魯西亜《ロシア》傷冷毒・律斯聖京偪《リスシンキング》（江戸時代）→「流行性感冒」（明治二十三年の新名称）となっている。

流行病の起きた地方の「道名」の「百分率（%）」と「発生回数」

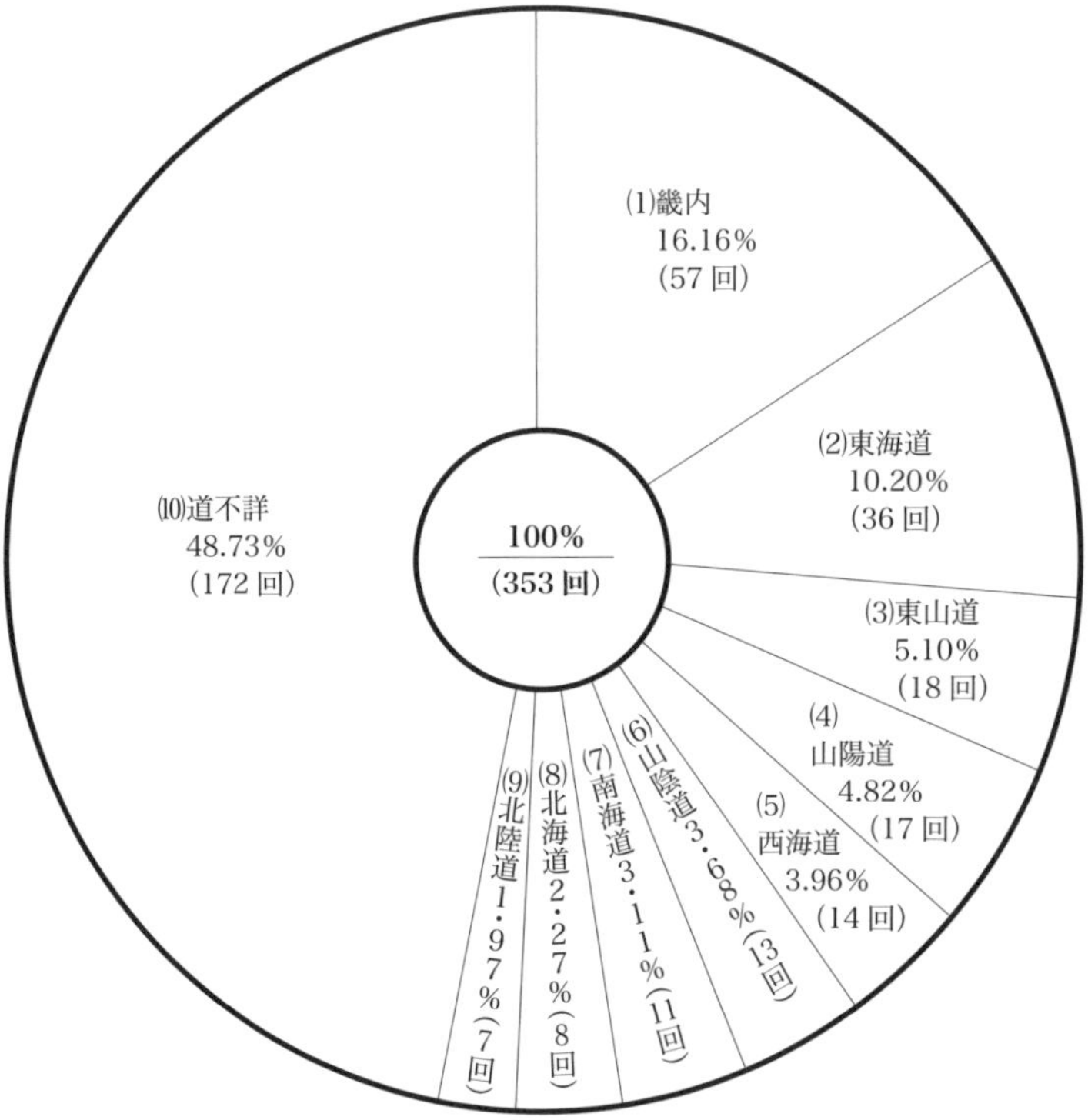

順位	道名	県名	百分率(%)	流行病回数	順位	道名	県名	百分率(%)	流行病回数
1	畿内	京都府、大阪府、奈良県、兵庫県	16.16%	57回	8	北海道	旧（蝦夷）、（松前）	2.27%	8回
2	東海道	東京都、神奈川県、千葉県、埼玉県、茨城県、静岡県、愛知県、三重県	10.20%	36回	9	北陸道	福井県、石川県、富山県、新潟県	1.97%	7回
3	東山道	群馬県、栃木県、滋賀県、岐阜県、長野県、福島県、宮城県、岩手県、秋田県、山形県、青森県	5.10%	18回	10	道不詳		48.73%	172回
4	山陽道	兵庫県、岡山県、広島県、山口県	4.82%	17回		道不詳の内訳	諸国 ……………		115回
5	西海道	福岡県、大分県、佐賀県、長崎県、熊本県、宮崎県、鹿児島県	3.96%	14回			全国 ……………		57回
6	山陰道	京都府、兵庫県、鳥取県、島根県	3.68%	13回					
7	南海道	和歌山県、兵庫県、徳島県、香川県、愛媛県、高知県	3.11%	11回	合計		日本全国	100.00%	353回

“どこで”疾病が何回流行したか

(中島陽一郎作図・表)（小鹿島果編『日本災異志』p.539～p.597による）

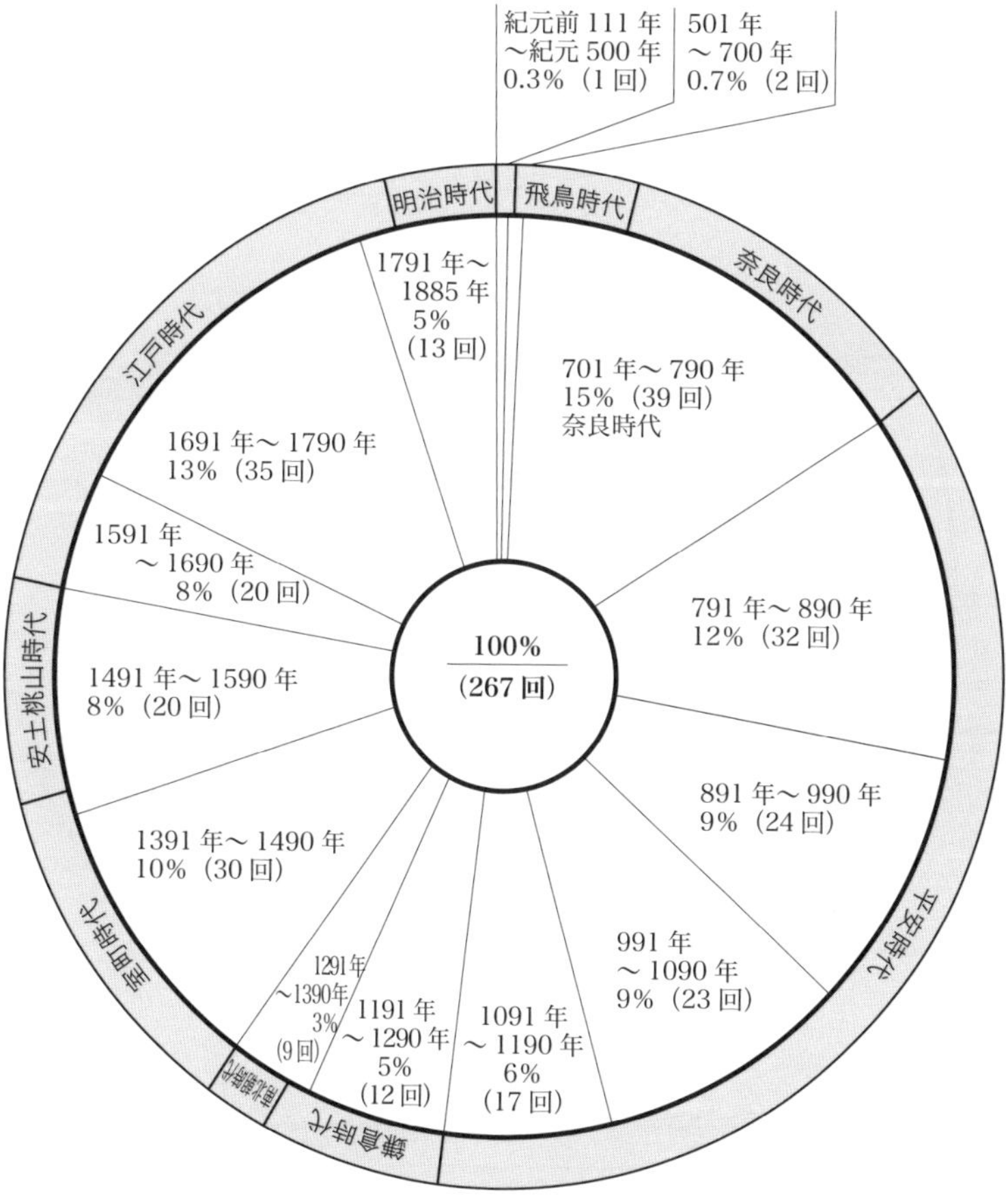

“いつ、何回”流行病が発生したか

（100 年単位。西暦紀元前 111 年～西暦 1885 年）

（小鹿島果編『日本災異志』p.586 ～ p.590 による。中島陽一郎作図）

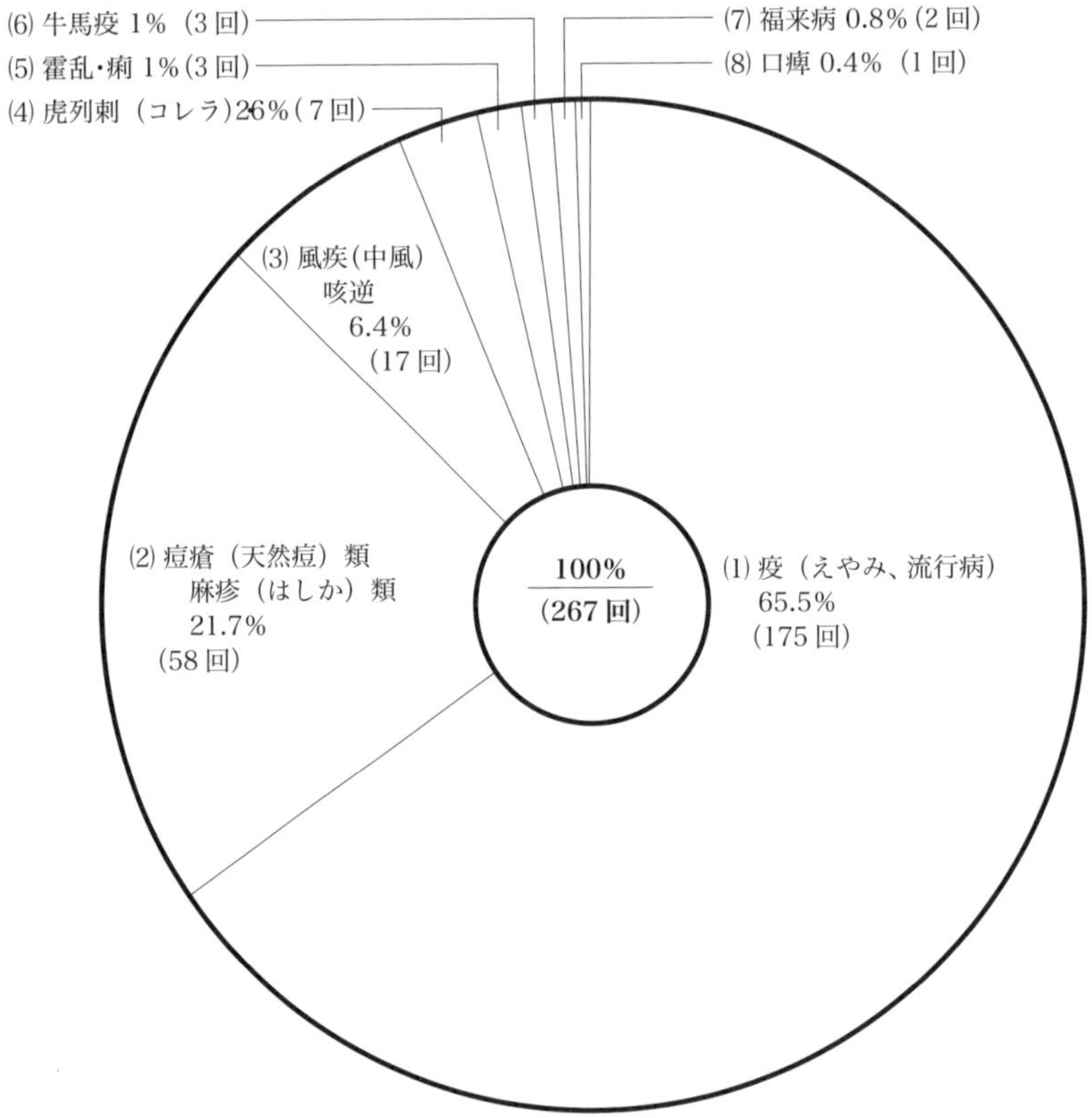

順　位	病　　名	百分率（%）	発生回数
1	疫（えやみ、流行病）	65.5%	175 回
2	痘瘡（天然痘）類、麻疹（はしか）類	21.7%	58 回
3	風疾、咳逆	6.4%	17 回
4	虎列剌（コレラ）	2.6%	7 回
5	霍乱（急激な吐瀉病）、痢（下痢、痢病）	1.5%	4 回
6	牛馬疫	1.0%	3 回
7	福来病（頸部のふくれるふくれやまい）	0.8%	2 回
8	口痺	0.4%	1 回
	合　　計	100.0%	267 回

“何病が、何回” 発生したか（紀元前 111 年〜西暦 1885 年）
（小鹿島果編『日本災異志』による。中島陽一郎作図・表）

年数順	発　生　年　数	順位	百分率(%)	発生回数	時代名
1	紀元前 111 年〜紀元 0 年	14	0.3%	1 回	
2	紀元 1 年〜 100 年		0%	0 回	
3	101 年〜 200 年		0%	0 回	
4	201 年〜 300 年		0%	0 回	弥生時代後期 2 世紀から数世紀間
5	301 年〜 400 年		0%	0 回	
6	401 年〜 500 年		0%	0 回	
7	501 年〜 600 年	13	0.7%	2 回	飛鳥時代 (592 年〜 710 年)
8	601 年〜 700 年		0%	0 回	
9	701 年〜 790 年	1	15%	39 回	奈良時代 (710 年〜 784 年)
10	791 年〜 890 年	3	12%	32 回	平安時代 (794 年〜 1192 年)
11	891 年〜 990 年	5	9%	24 回	
12	991 年〜 1090 年	6	9%	23 回	
13	1091 年〜 1190 年	8	6%	17 回	
14	1191 年〜 1290 年	10	5%	12 回	鎌倉時代 (1192 年〜 1333 年)
15	1291 年〜 1390 年	12	3%	9 回	南北朝時代 (1331 年〜 1392 年)
16	1391 年〜 1490 年	4	10%	30 回	室町時代 (1392 年〜 1573 年)
17	1491 年〜 1590 年	7	8%	20 回	安土桃山時代 (1573 年〜 1600 年)
18	1591 年〜 1690 年	11	4%	10 回	江戸時代 (1600 年〜 1867 年)
19	1691 年〜 1790 年	2	13%	35 回	
20	1791 年〜 1885 年	9	5%	13 回	明治時代(1868 年〜 1912 年)
	合計		100%	267 回	

“いつ、何回” 流行病が襲ったか (100 年単位。西暦紀元前 111 年〜西暦 1885 年)
(小鹿島果編『日本災異志』p.590 〜 p.593 による。)

そして流行性感冒とは、明治二十三年（一八九〇年）の春、インフルエンザがわが国で大流行した時、初めて使用された名称であって、咳病（セキの出る病気）の様子から名づけられた。

今は昔、平安時代の記録に、咳逆、咳病、咳逆疫などの流行が記載されている。その後、鎌倉時代および室町時代にも、咳病が何回も流行したことが記録されている。その咳逆または咳病という病気は、咳嗽《がいそう》（シハブキ）を発する病の意味であって、『源氏物語・夕顔の巻』に、「この暁よりしはぶきやみにや侍らん」といい、また前記『増鏡』に「元徳元年（一三二九年）ことしはいかなるにかしはぶきやみはやりて人多くうせ給ふ中に云云《うんぬん》」とあるのは、すなわち流行性感冒である。

『医心方』にも、咳嗽を治療するの一章を設け、「咳嗽」（『倭名類聚鈔《わみょうるいじゅしょう》』には、『病源候論』を引用して、咳嗽の病名をあげ、これを之波不岐《シハブキ》と訓読した）を数種に分類して論じているが、咳嗽は一定の疾病の症候に属して、独立の病気と認むべきものではない。また、咳嗽をする病気は数種あって、当時のシハブキヤミが、はたしてなんの病であったかを今より判断することは不可能である。ただしその大流行をした記録から推察すれば、あるいはそのうちに流行性感冒がふくまれていたのではないかと考えられる。（25頁の「年表」を参照されたい。）

そのころ、咳病は平安朝の記録にシハブキヤミと訓読したというが、後には音読してガイビョウといった。『伊《い》呂《ろ》波字類抄《はじるいしょう》』や『増補下学集《かがくしゅう》』などの書物にはみな、咳病をあげ、これに「ガイビヤウ」のふりがなをつけている。

また近世・江戸時代においては、数回この病気の流行があった。医師でない人の著述には、たいがい風邪または風疾と名づけ、俗に流行病《はやりやみ》（はやり風）といって、この病をあげた。しかし医師の著書には、この風邪を傷風（『枳園《きえん》随筆』、『時習録』）、あるいは時気感冒（『時習録』、『医療手引草』）、天行感冒（『時還読我書』）と名づけ、またはこれを天行中風と言った。（ただし医師の著書でも、『医療手引草』では流行《ハヤリ》風の呼び名も採用した。）

流感の時代別呼称と出典（流行年表）

◎上古

「この病、昔時《せきじ》より我が邦《くに》に存せしか否かは詳《つまびら》かならず。」（富士川游『日本疾病史』）

◎平安時代

咳病（シハブキヤミ）

咳逆（シハブキヤミ）

核逆疫（シハブキヤミ）

咳嗽（シハブキ）を発する病の意味

(1)「この暁よりしはぶきやみにや侍らん」（『源氏物語』夕顔の巻）

(2)「ことしはいかなるにかしはぶきやみはやりて人多くうせ給ふ中に云云」（『増鏡』）

(3) 前述したように、当時の医書『医心方』にも、咳嗽を治するの一章をあげ、

(4) 咳嗽を数種に分けて論じているが、「或はその中に流行性感冒を存せしものならんかと思はる」（富士川游『日本疾病史』）

(5) 一条法皇（享年三十二歳）は、寛弘八年（一〇一一年）六月十三日、京都において、シハブキ病（流行性感冒）のため死去された。（『大鏡』）

◎鎌倉時代

咳病（ガイビヤウ）

安貞二年（一二二八年）九月二十三日、鎌倉幕府の四代将軍・九条頼経《くじょうよりつね》、咳病にかかる。（『吾妻鏡』）

◎室町時代

咳病（ガイビヤウ）

◎江戸時代

風邪、風疾、流行風（ハヤリ風）と一般人はいう。
なお医師は、傷風（『枳園随筆』、『時習録』）、時気感冒（『時習録』、『医療手引草』）、天行感冒（『時還読我書』）、天行中風（『内科秘録』）という。
流行風（『医療手引草』）
時候嗽（『証治要訣』）
天行咳嗽（『韓氏医通』）
瘟疫感冒（『医学源流肯綮大成』）
冒寒傷冷毒（宇田川玄随『西説内科撰要』流行性感冒を含むか？）
① 天保六年（一八三五年）
印弗魯英撒（インフリュエンザ）（『医療正始』天保六年刊）
② 安政五年（一八五八年）
魯西亜傷冷毒（新宮涼庭等訳『コレラ病論』）（原語インフルエンザ Influenza の翻訳）
③ 文久元年（一八六一年）
律斯聖京倔（リスシンキング）（竹内玄同が『モスト治療書』中の咳病に関する一篇を訳述す。）
◎明治時代
④ 明治二十三年（一八九〇年）の春
流行性感冒（わが国にインフルエンザが大流行した時、新たに用いられた新用語。）

江戸時代の記録からみた流感

流行性感冒は、近世・江戸時代になってからは、風邪、風疫、風疾あるいは傷風とよばれ、またはたんに疫邪といわれた病のうち、その病状から推察して、やはり流行性感冒であろうと思われる病気の流行したことがある。これに関する記録は、つぎのとおりである。

① 慶長十九年（一六一四年）

九月、畿内近畿、風疾流行（『野史』）

② 元禄六年（一六九三年）……（世界的流行）

国中の諸人一般時疫に感じ、其病状発熱、悪寒、頭痛如レ裂、咳嗽し、身体重く、頭冷えて如レ氷、或は泄痢を兼ね、或は瘡の如し（『牛山方考』）

③ 宝永四年（一七〇七年）

十二月、此《この》ほど世の人咳嗽をうれへずといふものあらず（『折たく柴の記』）

④ 享保元年（一七一六年）

三月、風病（流感）流行す。夏、熱病流行す。

※つぎの「江戸で熱病死八万人……」は、流感と推察し分類した。

八万人を水葬

江戸で享保元年（一七一六年）の夏、熱病のため、八万余人が一ヵ月のうちに死んだ。棺をこしらえるのも間にあわず、酒の空樽を買って死骸を寺院へほうむるのに、墓地に埋める所がないから、宗風にかかわらず、火葬でなければ、寺では死骸を引き取らないという。よって火葬にしようとすれば、火葬場に棺桶の数限りもなく積み重ねて、十日、二十日のうちには火をかけることもできない。その到着順に火葬にすれば日数をはるかに経過するという。ここにおいて、貧乏人の死骸は、どうしようもなく、町の長である人々の世話も行き届かず、役所へこの実情を訴えたところ、役所から寺へ話し、山積して葬れない（貧乏人の）死骸を、寺で仏事をいとなんで、死者の冥福を祈った後、ボロ菰《こも》に包んで舟に乗せ、ことごとく品川沖へ流し、水葬にしたという。

正徳六年（六月二十二日改二元享保一）の夏、熱を煩ふ病人多く、一箇月の中に武江の町々にて死するもの八万余人に及び、棺をこしらゆる家にても間に合はず、酒の空樽を求めて亡骸を寺院へ葬するに、墓地に埋む所なければ、宗体にかかはらず火葬ならでは不レ納と云ふ、よりて火葬せんとすれば、棺桶の数限もなく積重ねて十日二十日の内には火をかけることならず、其到来の順次に茶毘にすれば日数をはるかに経るといふ、ここに於て、貧しきものの亡骸は、如何ともすべきやうなく、町所の長たる人々も世話行届かで、公庁へ訴へまうせしかば、夫々の御慈悲を賜はり、寺院に仰せつけられて、葬むりがたき亡骸をば回向の後、菰に包みて、舟に乗せて悉く品川沖へ流し、水葬になされしと云ふ（『正徳享保間実録』、『閑窻瑣談』）

⑤　享保十五年（一七三〇年）

八月下旬より風気流行致し候、これは異国より渡り、長崎より流行《ハヤリ》来り候由、芋酒を飲み候へばのがれ候由、十月始の頃より麻疹はやり云云（『享保世説』）

⑥　享保十八年（一七三三年）……（世界的流行）

藁人形の疫神を海へ流す

「享保十八年（一七三三年）七月より疫癘《えきれい》（流行病）天下に行はる」（『武江年表』、『風也集』）

「六月より七月に至り、海内風邪大流行」（『泰平年表』）。

七月上旬より流行病が天下にはやった。十三日、十四日大通りも往来が絶えた。藁《わら》で流行病神の形をつくり、これを送るといって、鉦《かね》や太鼓を打ち鳴らし、皆ではやしながら海辺まで行った。夏六月ごろより秋の半ばに至り、日本国中に流行病がはやって、大坂市中で流行性感冒にかかった者は三十三万七千四百十五人に及んだ。七月十日前後より江戸市中、その後いなかにまで、風邪がはやり、七月十八、十九日ごろ、風神送りがおびただしい数にのぼったので、七月二十日、これについてのお触れがあったほどである。

七月上旬より疫癘天下に行はる。十三日十四日大路往来絶えたり、藁にて疫神《えきじん》の形を造り、是《これ》を送るとて、鉦太鼓をならし、はやしつれて海辺に至る（『武江年表』）。夏六月頃より秋の半に至り、日本国中一統に疫病流《はやり》て、大坂三郷の市中にしてこの風を煩ふもの三十三万七千四百十五人と点検せしとかや（『成形図説』）。丑七月十日前後より江戸町中、其後国々在々迄《まで》、風邪はやり、同十八、十九日比《ごろ》、風神送り夥敷《おびただしき》につき同二十日御触有レ之（『一話一言』）

死者は、大坂市中二千六百二十三人、堺市中五十人、摂津国と河内国で三十七人、総計二千七百十人に達した。

東京大坂及諸国、疫癘大行（『一話一言』）

○泰平年表作下自二六月一至中七月上続皇年代略記作二七月一是ノ歳六月ヨリ秋半ニ至リ全国疫癘流行シ（仝上）而シテ摂津和泉河内ハ春ヨリ時疫行ハレテ六月ニ至ルマテ患者及ヒ死亡全癒ノ数ハ左ノ如シ

大坂市中患者壱万六千〇四拾六人　内全癒九千四百弐拾九人　死亡弐千六百弐拾三人　現在六月患者三千九百九拾四人

○『一話一言』ニハ六月ヨリ秋半ニ至リ大坂三郷中ニ患者凡ソ三拾三万七千四百拾五人トアリ

堺市中　患者三百拾壱人　内全癒百六拾人　死亡五拾

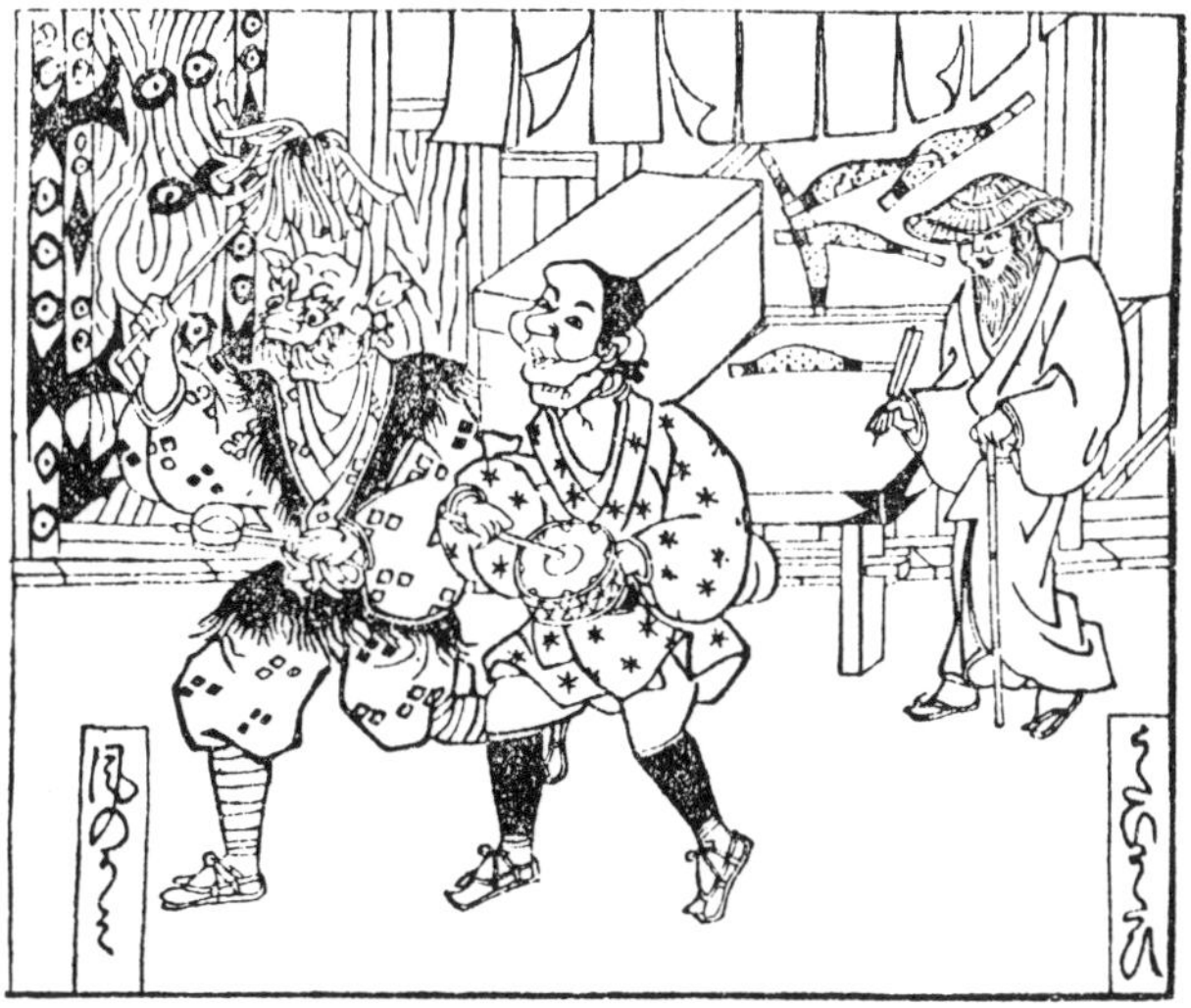

風邪の神払い（『人倫訓蒙図彙』所載）

人　現在患者壱百九人　此ノ他摂津国西成郡東成郡ノ諸村河内国茨田郡ノ諸村ニ於テ現在患者百七拾六人　全癒百拾六人　死亡三拾七人アリ（『虫附損害書留』）

江戸ニテハ七月ヨリ殆ト疫癘ニ罹ラサルモノナク出仕ノ諸士ハ三四人、市中ヲ往来スルモノ亦一両人ニ過キサリシト云フ（『柳営年表秘鑑』）

⑦　延享元年（一七四四年）

夏より冬まで、諸国風邪流行（『武江年表』）

⑧　延享四年（一七四七年）

十月上旬より諸国風邪流行（『武江年表』）

⑨　明和六年（一七六九年）「稲葉風」

『一話一言』にあるように、世人はこの流感を「稲葉風《いなばかぜ》」と呼んだ。それから後、世事に因《ちな》んだ名称が、大きな流感につけられるようになった。

⑩　安永五年（一七七六年）「お駒風」（世界的流行）

この流感は、その頃、城木屋《しろきや》お駒《こま》という婬婦をモデルにした浄瑠璃がはやっていたので、「お駒風《こまかぜ》」といわれた。（『兎園小説』）

⑪　天明元年（一七八一年）「信濃風」（世界的流行）

信濃の国の名に因んでいわれた。

⑫　天明四年（一七八四年）「谷風」（世界的流行）

天下の大横綱「谷風」も流感に敗る

天明飢饉（天明四年、一七八四年）の年の四月、諸国では、風邪などのため、流行病死者が三万余人に達した。この風邪を世間では「谷風《たにかぜ》」と呼んだ。当時力士の谷風梶之助は、天下無敵というほど強かった。その強力無双の谷風も、さすがに流行性感冒には敗れたので、このように名づけられた。

四月、諸国饑饉、時疫行はれて人多く死す（『武江年表』）。天明中にはやりし風邪を谷風と名づけたり。こは谷風梶之助は当時無双の最手《ほて》たりければ、これに勝るものあること稀なり、谷風嘗《かつ》て傲語《ごうご》して、とてもかくても土俵の上でわれを倒さんことは難かり、わが臥したるを見まくほりせば、風を引きたる時に来て見よかしといひしとぞ、この言《げん》世上に伝へ聞きて、人々話柄としたる折、件《くだん》の風邪を谷風がいちはやくひき初《そ》みしとて、遂に其の名を負はせしなり。されば此時四方山人、送二風神一狂詩あり、録してもてこゝに証とす、引道《イフナラク》此風号二谷風一、関関痰咳響二西東一、悪感発熱人無レ色、煎様如レ常数有レ功、一片生姜和レ酒飲、半丁豆腐入レ湯空、送レ君四里四方外、千寿品川問屋中（『兎園小説』五集）。

天明甲辰四年春、都下人民、患二頭痛一、壮熱、脈洪大数急、而嘔吐不レ止者尤多、其証候頗劇、殆有二入衰之勢一（『保嬰須知』）

総テ是ノ歳十月ヨリ四年四月ニ至ルマテ飢疫ニテ死セシモノ、調査ニ拠レハ疫死三万余人アリ（『天明年度凶歳日記』）

○按スルニ北海道志ニ曰ク寛政年間田沢乙部（今爾志郡ニ属ス）痘疹行ハル夷地医方ナシ故ニ死亡スルモノ算ナク闔村殆ント子遺アルナシト而シテ其年月ヲ記セス因テ爰ニ書シテ以テ他書ノ鮮明ナルモノヲ竢ツ（小鹿島果『日本災異志』疫癘之部）

なおこの天明四年（一七八四年）、田沼意次は、蝦夷地開拓のため、調査を命じている。

⑬　寛政七年（一七九五年）「御猪狩風」（世界的流行）

徳川十一代将軍家斉《いえなり》の時、「御猪狩風《おししがりかぜ》」が流行した。これは、徳川家斉が寛政七年（一七九五年）三月初旬、小《こ》金原《がねがはら》に狩をした後、感冒が流行した。その患者の着物の袂《たもと》に猪や鹿などの野獣の毛があったところから、「お猪狩風」と名づけた。

⑭　享和二年（一八〇二年）「お七風」「アンポン風」「薩摩風」（世界的流行）

八百屋お七の小唄がはやったので、「お七風」といわれた。また漂着したアンポン人から感染したというので、「アンポン風」、あるいは「薩摩風」とも呼ばれた。

⑮　文化五年（一八〇八年）「ネンコロ風」

この頃、文化四年（一八〇七年）の冬より、文化五年（一八〇八年）春夏の頃まで、里巷《りこう》の小唄本「ねんねころころ節」というのが、大変に流行した。この小唄にちなんで、この秋に流行した風邪を「ネンコロ風」と名づけた。

（『兎園小説』五集）

⑯　文化八年（一八一一年）「風邪の名は不明」

また江戸と京都で、四月初旬より風邪が流行した。京都でも傷風《しょうふう》（はなかぜ＝鼻カタル）が大流行した。当時の人びとは、風の鬼人形を作って、これを町の外に送り出した。（『枳園随筆』）

⑰　文政四年（一八二一年）「ダンホウ風」

この年、今様歌《いまようた》のはやしに、「ダンホサン〳〵」とはやすことが流行した。それからこの流感をダンホ風といった。政府の命令で、出仕の官人の長髪が許された。（『松屋筆記』）

「文政四年春二月の比《ころ》、いたく流行せし風痛をダンホウ風と名づけたり、こはこの時のはやり小謡《こうた》にダンホサン〳〵と謡ひしことのあればなり」（『兎園小説』五集）

⑱　文政七年（一八二四年）「薩摩風」

「この年、春より麻疹流行、夏秋に至る、引続きて風邪行はる」（『武江年表』）

甲申文政七年臘月《ろうげつ》より乙酉文政八年の春まで、一種の傷寒を病むものあり、其証は初起、一応の太陽なれども、発汗して解せず、下痢日《ひ》に数行、軽きは両三行、重きは十余行、或は下痢せず、……（『時還読我書』）

⑲　文政十年（一八二七年）「津軽風」（世界的流行）
なぜ、「津軽風」と言ったかについては、つぎのようにその理由を述べている。

「其故《それゆえ》何ぞと云ふに、しそんずると輿にのる、こしは俗間死者の葬行の具なり、これは津軽侯が御大礼の節、輿に乗って譴責せられし故なり」（『甲子夜話』）
⑳　天保二年（一八三一年）「風邪の名は不明」
その時の流感は、つぎのようであった。

「三月末より四月中旬に至って、感冒大に行はる、然れども芳香の剤効なく、大略柴桂湯《さいけいとう》などにて癒《い》えたり、近来の微疫おほかた此症なり」（『時還読我書』）
㉑　天保三年（一八三二年）「琉球風」……（世界的流行）
この年、琉球人が来朝したから琉球風という。（『武江年表』）
㉒　嘉永三年（一八五〇年）「風邪の名は不明」……（世界的流行）
「十二月末風邪流行、春に至る。」（『武江年表』）
㉓　安政元年（一八五四年）「アメリカ風」……（世界的流行）
安政元年の正月、アメリカ人が横浜沖へ来たころの流感だから、アメリカ風と呼んだ。（『疫邪流行年表』）
㉔　安政四年（一八五七年）「風邪の名は不明」……（世界的流行）
二月、風邪をやむもの多し。（『武江年表』）
㉕　万延元年（一八六〇年）「風邪の名は不明」……（世界的流行）
春、風邪流行（『武江年表』）
㉖　慶応三年（一八六七年）「風邪の名は不明」……（世界的流行）
風邪、熱病行はる。（『武江年表』）

これまで、主要な風邪について、いろいろ述べたが、要するに、その症状から考えて、今日でいう「流行性感冒」ということができる風邪としては、例えば享和二年（一八〇二年）に「お七風」が流行したが、この年は隣国の中国においても、やはり風邪が大流行で、中国の人々を悩ましたという。

またわが国で文久元年（一八六一年）に流行した感冒を、竹内玄同という蘭医は、これを律斯聖京偪と診察し、謨《モ》斯《ス》篤《ト》治療書中の、その病気にかんする一篇を、抄訳したことがある。竹内玄同が診断した律斯聖京偪《リスシンキング》は一名「ギリープ」(Grippe)という、すなわち流行性感冒である。

そのほか、わが国における風邪の流行は、それらにかんする記録が不十分であるため、これらがインフルエンザであるか否かを判定するに、ややむずかしいところもあるが、かりにこれを流行性感冒であるとして、これを西洋のインフルエンザの流行年紀と比較検討してみよう。

流感の国際的比較

①	宝永四年（一七〇七年）	欧州で風邪流行（二年後の一七〇九年）
②	延享元年（一七四四年）	欧州で風邪流行（二年前の一七四二年〜一七四三年）
③	延享四年（一七四七年）	日本でのみ風邪流行
④	明和六年（稲葉風）（一七六九年）	欧州で風邪流行（二年前の一七六七年）
⑤	安永五年（お駒風）（一七七六年）	英仏で風邪流行（一年前の一七七五年〜七六年）
⑥	天明元年（一七八一年）	ロシアで風邪流行（一年前の一七八〇年）
⑦	天明四年（谷風）（一七八四年）	中国、ドイツ、ブラジルで風邪流行（一年前の一七八一年〜一七八三年）
⑧	寛政七年（御猪狩風）（一七九五年）	北米で風邪流行（三年後の一七九八年）

⑨	享和元年～二年（アンポン風・お七風・薩摩風）（一八〇一年～二年）	ドイツ、フランスで風邪流行（一八〇二年～一八〇三年）
⑩	文化五年（ネンコロ風）（一八〇八年）	北米で風邪流行（一八〇七年） イギリスで風邪流行（一八〇七年～一八〇八年）
⑪	文化八年（一八一一年）	ブラジルで風邪流行（一八一一年）
⑫	文政四年（ダンホウ風）（一八二一年）	記録なし
⑬	文政七年（一八二四年）	記録なし
⑭	文政十年（津軽風）（一八二七年）	西半球で大流行（一年前の一八二六年）
⑮	天保二年（一八三一年）	欧州全体で風邪流行（一八三一年）
⑯	天保三年（琉球風）（一八三二年）	北米で風邪流行（一八三二年）
⑰	天保七年（一八三六年）	東半球で風邪大流行（一八三六年～一八三七年）
⑱	嘉永三年（一八五〇年）	東半球で風邪流行（一八五〇年）
⑲	安政元年（アメリカ風）（一八五四年）	世界各地で風邪流行（一八五二年～一八五六年）
⑳	安政四年（一八五七年）	世界各地で風邪流行（一八五七年～一八五八年）
㉑	万延元年（一八六〇年）	世界各地で風邪流行（一八六〇年）
㉒	文久元年（一八六一年）	世界各地で風邪流行（一八六〇年～一八六一年）
㉓	慶応三年（一八六七年）	欧州で風邪流行（一八六六年～一八六七年）

〔この世界的な流行性感冒の年表は、ヒルシュの著述（Hirsch, Handbuch der historisch-geographischen Pathologie. 1859～64)と、ヘーゼルの著述(H. Haeser, Geschichte der epidemischen Krankheiten. 1865)をもととし、富士川游の『日本疾病史』一九〇頁～一九五頁と、同氏の『日本医学史』六一九頁～六二〇頁を参照して、作ったものである。〕

鎖国破りの流行性感冒

わが国の風邪（または風疾）は、世界的な流行性感冒の一環として、海外におけるインフルエンザの流行期と、わが国の流行期がほぼ一致していることが、右の表から実証的に証明されたといえよう。

さて江戸時代は、もちろん、きびしい鎖国であった。しかし、前に述べたように、インフルエンザは、この人為的な鎖国令など、まったく無視するかのように、堂々と大手を振って、わが物顔に海外諸国と往来をくり返した。

なお、江戸幕府公認の長崎貿易については、もちろん例外とする。しかしながら薩摩藩の琉球との密貿易や、幕末における長州藩の密貿易とか、加賀藩をバックに蝦夷地との交易を行なった銭屋五兵衛などの活躍も無視できない。要するに、薩摩藩ひとりが〝鎖国破り〟を行なったわけではなく、ほかにも鎖国破りを強行した人たちがいなければ、このように流行病だけが、勝手に海外諸国と往来できたとは、とても思えない。しかし、ここでこの問題をこれ以上深追いすることは避けるが、江戸時代の後半から末期にかけて〝鎖国破り〟があったことは、海外の流行病の頻繁な内地渡来を見ても、当然、推察できるであろう。

そのなによりの証拠は、安政元年（一八五四年）三月三日の「神奈川条約」、すなわち江戸幕府がアメリカのペリーと和親条約を締結し、下田と箱館の二港を開港した「日米和親条約」の締結前の、嘉永年間（一八四八年〜一八五三年）、諸外国との交通が盛んになってから、わが国における風邪の流行が、毎回、つねに見られるようになった。

日本の流感の多くは、西洋諸国のインフルエンザ（流行性感冒）の流行に伴って起こっていることと、日本の流行性感冒の三大特性とについて、つぎに述べる。

① 流行性感冒としての風邪が、常に大流行的（pandemisch）に発生し、広い地域で猛威をふるった。人々は、流行性感冒の猛威に驚き、稲葉風、お駒風、谷風、御猪狩風、アンポン風、お七風、薩摩風、ネンコロ風、ダンホウ風、津軽風、琉球風、アメリカ風などの名をつけて、恐れた。

②　このように流行性感冒の伝染の猛スピードぶりも、当時の人々を驚かせた。

漢方の権威で、医学館教授だった多紀元堅《たきもとかた》は、天保八年（一八三七年）に、流行性感冒のスピード性について、「西国は九月下旬より始まり、奥羽は霜月下旬に行はれたりと、綿亙《めんこう》六千余里の地、僅《わず》かに二箇月に満たずして衆人同病にかからざるはなし、邪も亦《また》霊怪なるかな」（多紀元堅著『時還読我書』二巻　天保八年成）と述べ、その他の医師たちも、また同じようなことを書いて、この病気の伝染力のスピード性に驚いている。

なお、高階枳園《たかしなきえん》も「闔門合戸《こうもんごうこ》、一家の中一人も免るゝことを得るもの絶えてなし、是れ甚だ奇なり、蓋し疫中の一異なるか」（高階枳園著『枳園随筆』一巻　天保年間成）と述べて、この病気の流行の勢いが盛んなことを特筆している。

③　流行性感冒は、常に、「西から東へ」と伝染していった。

このことは、江戸時代の医師の注目を集めた。たとえば幕末の長崎でシーボルトに学んだ本間棗軒《ほんまそうけん》は、「此病の流行は、必ず関西に起こりて関東に至る、近世流行したるお七風、琉球風、檀法《ダンホウ》風、薩摩風の類即ち是なり」（本間棗軒著『内科秘録』）と書き残している。

なお、富士川游の『日本疾病史』は、江戸時代に二十七回ものインフルエンザが流行したことを指摘している。しかもそのインフルエンザの流行した年は、異常気象が出現した小氷期と一致している。このことから、ウイルス病であるインフルエンザの爆発的な流行をもたらす引き金の役割を、異常気象の寒気が果たしたと考えられる。

3　赤痢

飢饉と赤痢の二人連れ

わが国において、赤痢は古代よりあったようである。たとえば、竜胆《りゅうたん》は古代から熱痢に用いられた薬であるのに、これにエヤミグサ（疫草）の古訓があるのを見ても、赤痢の病気が、すでに早くよりわが国にあったことが想像される。しかしながら、赤痢の流行のことが、ハッキリと史書に記録されたのは、平安朝の頃であって、貞観三年（八六一年）の赤痢流行が、最初である。（『日本三代実録』）

わが国の医師が、赤痢の病症について初めて知ったのは、おそくとも、奈良朝時代であって、その説は隋・唐医家の書に基づいていた。

なお、赤痢の流行時に飢饉の発生もかなり多かった。

赤痢の時代別呼称と出典

（注）△は、飢饉と赤痢が同年か近年に発生。×は飢饉がなかった年。

◎奈良時代

△天平九年（七三七年）○「飢饉」発生　○「赤痢」流行

赤白痢「天平九年官符、赤斑瘡治法を示せる文に、痢および赤白痢云々の文字がある。」（富士川游『日本疾病史』二一五頁）「諸国飢疫す」（『類聚国史』）

◎平安時代

△貞観三年（八六一年）○「飢饉」発生「赤痢」流行

赤痢の流行（『日本三代実録』）△「越前の飢饉」（『日本三代実録』）

△延喜十五年（九一五年）○「飢饉」起こる　○「赤痢」流行

九月一日、諸人が赤痢を煩う（『日本紀略』）

△延喜十七年（九一七年）秋、旱魃《かんばつ》饑饉、群盗充斥《じゅうせき》す（『日本紀略』、『大日本史』）

痢赤白（『倭名類聚鈔』に『釈名』を引いて、「痢赤白曰レ㿃、言滞而難レ出也」と記す）

赤白痢（『葛氏方』）

赤痢（シャクリ）（赤痢の呼称は、古代中国の医書による）

チクソ（当時の日本語では、赤痢を知久曽と名づけた。）

――中期――

痢病または赤痢

×長和五年（一〇一六年）×飢饉ナシ　○「赤痢」のみ

①　右大臣・藤原顕光の痢病（赤痢）「日來被レ労二痢病一、減平之間、従二一昨日一、身熱悩苦、云云」（右大臣藤原顕光の痢病の苦しみ）（『小右記』）

②　大納言・藤原道綱のひどい赤痢病「病悩更無レ減者、又呼二季寧朝臣一、問二案内一、為二赤痢病一去夜二十余箇度云云」（『小右記』）

△万寿二年（一〇二五年）○「飢饉」起こる　○「赤痢」猛威

赤班瘡流行（『日本紀略』）△「治安二年（一〇二二年）是の歳、天下大飢す」（『一代要記』『大日本史』）

×天養元年（一一四四年）×飢饉ナシ　○「赤痢」のみ

③　鳥羽上皇の痢病（赤痢）「十月十七日、甲午、巳刻、詣二上皇御所一、自レ暁痢病」（『台記』）

◎鎌倉時代

痢病または赤痢（『吾妻鏡』）

痢疾または痢病（梶原性全著『万安方』にも、『大全良方』等の書を引用して、痢疾または痢病という。また梶原性全著『頓医抄』中には、痢病の一部門を設けている。）

×仁治元年（一二四〇年）×飢饉ナシ　○「赤痢」のみ

①　鎌倉幕府の四代将軍・九条頼経の痢病（赤痢）「六月二十五日、（将軍家）御不例者御痢病也、仍今夜、云々、

於ニ御所一、可レ被レ行ニ痢病祭一」（『吾妻鏡』）

×寛元元年（一二四三年）×飢饉ナシ　○「赤痢」のみ

○同四代将軍・九条頼経の赤痢病「五月二十八日、將軍家、赤痢病気御座、云云」（『吾妻鏡』）

△康元元年（一二五六年）○「飢饉」起こる　○「赤痢」流行

○同四代将軍・九条頼経（三十九歳）は、痢病（赤痢）のため、八月十一日京都で死す。「八月十五日、六波羅飛脚参着、前将軍入道前大納言家、去十一日、依ニ御痢病一薨御之由申レ之。」

②　鎌倉幕府の執権・北条時頼は赤痢病のため、出家す。「十一月三日、相州（北条時頼・三十歳）令レ煩ニ赤痢病一給。二十二日、相州赤痢病事減気、云云」（『吾妻鏡』）

△文応元年（一二六〇年）○「飢饉」起こる　○「赤痢」流行

③　鎌倉幕府六代将軍・宗尊親王《むねたかしんのう》は赤痢病で危急。「八月七日、壬寅、将軍家、煩ニ赤痢病一、云云」（『吾妻鏡』）八月、将軍家、赤痢病のため、危急（将軍は、赤痢がひどく、生命の危険が迫った。）（『北条九代記』）

△飢饉——正元元年（一二五九年）是の歳、諸国大饑す（『大日本史』）

◎室町時代

○痢病　○痢疾

◎安土・桃山時代

○痢病　○痢疾

◎江戸時代

○痢病　○痢疾　江戸時代に至っては、まったく痢病または痢疾の病名が使われ、赤痢の呼称は、広く使われなくなった。

①　寛永年間（一六二四年～一六四三年）

○痢病　俗称は、シブリハラ（『病論俗解集』寛永年間）

②延宝年間（一六七三年〜一六八〇年）

痢病を、シブリハラ（俗称）ともいう。（『医学初心抄』）

③貞享年間（一六八四年〜一六八七年）

痢病または、シブリハラ（俗称）（『病名彙解』）

貞享元年（一六八四年）

疫痢、腹ヤク病（俗語で、腹疫病の意味）（『増補師語録』、香月牛山著『牛山方考』）

④宝永五年（一七〇八年）○「飢饉」○「赤痢」あり

痢「八月、頃日世間疫病疱瘡及痢流布し、所々疫神を送る」（『年代略記』）

△飢饉――宝永七年（一七一〇年）是の歳の秋、大旱大飢す。（『続皇年代略記』）

△享保七年（一七二二年）

是の歳飢饉す。（『続皇年代略記』）

⑤享保十年（一七二五年）

対馬で痢病流行し、人多く死す。（『本州編年略』）

⑥延享三年（一七四六年）○「赤痢」のみ　×飢饉ナシ

本年秋、近郷で痢疾の流行有り、老人少児は最も多しとなす。（『治痢経験』）

⑦寛政年間（一七八九年〜一八〇〇年）

痛痢（宇田川玄随著『西説内科撰要』）「この書には、蘭名ペインレイキボイクロープを直訳して痛痢の名称を用ひ、羅甸《ラテン》名ディセンテリアをも挙げたり。しかも爾後の西洋医方の書には、多くは再び痢疾又は痢病の旧称を用ひたり」（富士川游著『日本疾病史』二一六頁）

痢疾、痢病　寛政年間（一七八九年～一八〇〇年）後の、西洋医方の書に、以上の旧称を用う。

⑧　寛政十一年（一七九九年）×飢饉ナシ　〇「赤痢」のみ

疫痢流行す。（『成蹟録』）

△文化十三年（一八一六年）

是の歳、加賀能登及び三越《さんえつ》、五穀登《みの》らず。（『米商旧記』）

⑨　文化十四年（一八一七年）〇「飢饉」あり　〇「赤痢」あり

我藩（広島）痢疾大行、死者道に相望む。（『小闓苑痢病論』）

⑩　文政二年（一八一九年）〇「飢饉」あり　〇「赤痢」あり

痢疾「五月末より八月頃まで都下（江戸）大に痢疾あり、斃《たふ》るゝもの幾人と云ふことを知らず。」（『時還読我書』）

△文政十一年（一八二八年）

六月霖雨冷気、九州四国辺、飢饉。（『農家心得訓』）

⑪　文政十二年（一八二九年）〇「飢饉」有り　〇「赤痢」有り

痢病「六月、大風の後、赤病と称して、人々五身赤くなりて、二三日にて人くるひ死するもの多く、男子の分は、赤裸になりて市中を走りて死すと云ふ、其後は痢病流行して人多く死したり。」（『一夕話』）

要するに、①赤痢は昔から存在していた。②赤痢は、時々猛烈な勢いで大流行した。③赤痢は、流行の有無に関せず、古代より現代まで、絶えず存在し続けた。④赤痢と飢饉とは関係がある。飢饉の時に赤痢が発生しても、体力さえあれば死なずにすんだケースも多い。

これらが、赤痢の四大特徴である。

赤痢の異名（江戸時代の、旧中国医学による、赤痢の各種の名称）

赤痢の異名は、大変に多い。これは江戸時代の旧中国医学にあっては、たとえ同一の病症（やまいの性質）であっても、少しその身体にあらわれた病的変化が違うと、すなわちこれを区別して、別の病名をつけてよぶのを常としたためである。左にその著しいものを列記してみよう。

下重（『難経』）
𣍧（『釈名』）
天行痢（『病源候論』）
白膿痢（『広済方』）
冷疳痢（『必效方』）
熱渇痢（『古今録験』）
腸澼痢（『外台秘要方』）
気痢（『直指方』）
赤白痢（『病源候論』）
膿血痢（『病源候論』）
冷熱痢（『病源候論』）
虫注痢（『病源候論』）
下血痢（『千金方』）
積冷痢（『千金方』）
暴痢（『千金方』）
疫毒痢（『指南方』、『赤水玄珠』）

垢重（『中蔵経』）
帯利（『病源候論』）
水穀利（『肘後方』）
熱毒痢（『肘後方』、『千金方』、『外台秘要方』）
疳湿痢（『古今録験』）
膿痢（『外台秘要方』）
風痢（『三因方』）
禁口痢（『易簡方』）
魚脳痢（『病源候論』）
冷痢（『病源候論』）
雑痢（『病源候論』）
腸虫痢（『病源候論』）
瘀血痢（『丹渓纂要』）
洞痢（『千金方』）
毒痢（『千金方』）
薬毒痢（『幼幼新書』）

下迫（『素問』）
赤滞（『千金方』）
休息痢（『病源候論』）
熱毒血痢（『広済方』）
大注痢（『外台秘要方』）
休息下（『外台秘要方』）
洩癖（『神農本草経』）
白滞痢（『病源候論』、『千金方』）
血痢（『病源候論』）
熱痢（『病源候論』）
風下（『病源候論』）
悪痢（『楊氏家蔵方』）
久冷痢（『千金方』）
泄清痢（『千金方』）
疰痢（『千金方』）
後重痢（『脈訣補註』）

積痢（『局方指南』）
時行痢（『幼幼新書』）
血瘕痢（『幼幼新書』）
刮腸（『証治要訣』）
湿熱痢（『識病捷法』）
癖泄（『甲乙経』）
休息気痢（『本草綱目』）
瘕積痢（『幼幼新書』）
労痢（『証治要訣』）
瀼痢（『錦嚢秘録』）
湿毒腸辟（『蘭室秘蔵』）
卒辟（『名医別録』）
蔵毒痢（『幼幼新書』）
滑腸（『活幼口議』）
虚痢（『景丘全書』）

（多紀元胤『疾雅』、香川修庵『一本堂行余医言』、富士川游『日本疾病史』）

4　コレラ

三日コロリ

わが国にはじめて「コレラ」の入った第一次流行は、文政五年（一八二二年）であって、九州地方にコレラが発生し、中国地方より浪華《なにわ》（大坂）に進み、京都にも及び、死者三千人を記録した。その病症は、あらく劇《はげ》しく、ふつうの人々はもちろん、医師でさえ、かつて見たこともない病気であったから、対馬においては、これを「見急」（ケンキフ）と唱え、芸州《げいしゅう》（旧国名。今の広島県の西部）では「コロリ」または「横病」と名づけ、豊後（旧国名。今の大分県の大部分を占める）では「鉄砲」と呼び、浪華では「三日コロリ」と名づけた。このように、この病気には、いろいろの別名があったが、当時広く行なわれたのは、コロリの病名であった。

「コロリ」は、コロリと死ぬところから名づけられた。西洋のコレラから、そのようにいわれたわけではない。

このコレラは、しかし箱根を越えて、関東にまでは侵入しなかった。昔は、コレラ予防に梅干と南天の実を煎じて飲んだこともあった。

当時の名医・桂川甫賢《かつらがわほけん》は、コレラ病の根拠を考えて『酷烈辣考』を著わし、また宇田川榕庵《ようあん》は『これらもるぶす説』を翻訳して出版した。

なお、わが国コレラ流行史の最初の文献は、つぎのとおりである。

此疾初起二対馬一而渡二於長門一至二於我芸国一、漸伝染而及二於浪華一（原田玄庵撰『迫孫疫痢考』）

畿内及山陰、山陽等、虎列剌病流行（『虎列剌病流行紀事』）

是歳八月虎列剌病始メテ本邦ニ流行シ先ツ本島ノ西部山陰山陽ノ二道ニ発シ伝播ノ速ナル僅ニ一月ヲ経テ既ニ畿内（京都ノ周囲地方）ニ蔓延シ病勢甚タ猛烈ニシテ毎戸殆ント其惨毒ヲ蒙ラサルハナク挙家一人ヲ余サスシテ悉ク死シタルモノアリト云フ（『虎列剌病流行紀事』）

コレラの死者が三千人に及んだことを、江戸後期の蘭医・大槻玄沢《おおつきげんたく》は、つぎのように述べている。

文政五年、壬午十月初旬と覚ゆ、長州邸の医生岡田宗伯来り会す、談次に曰く、吾郷萩府、八月の末より、一箇の流行病あり、其症状卒に吐瀉ありて、心腸絞痛、霍乱の如くにして甚だ暴卒の急症、二三日を出でずして死す、其病に感染して死するもの、近日に至って三千人に及ぶと云へり、吾輩郷信の度毎に寒心せざるはなし、云云、是より二三日を過ぎ、出でて人の説話を聞くに、浪華に於て、この病専ら流行して、卒死夥し、云々、其内大坂の医生斎藤方策より十月十九日発の書簡到来す、其文に曰く、当所より中国筋一円に流行病有之、死人夥敷御座候、云云、此頃は大抵静謐に相成申候、方言にて三日コロリと申候得共、三日は待不申候、或は半時コロリも有之候、甚可恐猛毒に御座候、云云、又斎藤方策より仙台佐々木中沢へ、九月二十六日発の書牘に、此節当地は急邀劇迫の流行病有之、死者夥敷、一日に二三百人葬候由、云云、此病朝鮮より発し候由、対馬の人、伝染致し帰候而、対馬島大に流行、其後長州下之関大に死申候而、追々大坂まで攻め登り申候、此節にては中国不レ残、芸州広島、長州萩抔《など》は大流行、死人不レ知レ数と申す事なり、云云、尚朝鮮は凡そ四万人死したりと云ふ、長州萩にてさへ、八月十四日より二十五日までの内、死するもの五百八十三人と申来り候、泉州岸和田城下九月十三

> 日十四日両日にて百三十四人死したりと承はる、云云、とあり、云云、又当午の六月、入津船より言上の風説書にも、咬𠺕吧表、去夏以来時疫流行して、役懸りの者、多く死失に付、云云、扠は方今摂泉の辺に流行する劇症遠く彼異方より到れるところなりや（大槻玄沢『天行厲気揮霍撩乱症襍記』）

要するに、文政五年（一八二二年）流行のコレラの根源地はジャワ地方である。すなわちコレラはジャワおよび中国の南方沿岸地方に流行したときより二年後に、これらの地方より船に運ばれて、日本の対馬、西国に伝わったのである。

やがて桂川甫賢は、オランダ人から、ジャワにおけるコレラ流行のことを文政五年（一八二二年）に聞いて、つぎのように書き残している。

> 文政壬午二月、和蘭人入貢す、余例に依って、其使臣に旅館に会す、酋長ブロムホフ曰く、客歳夏月爪哇《ジャワ》島抜《バ》太《タ》非亞《ビア》の地、船を貴国に発するの候に方《あた》って、一種の流行病あり、本国より祗役せる欧羅巴及び土人と共にこれが為に殞するもの挙げて計るべからず、其証状と治法を略記して、各地の商館に告げ来るもの斯《かく》の如しとて、一葉の印本を出して、之を読む、云云、これ羅甸に所謂《いわゆる》酷烈辣莫爾蒲私（コレラモルブス）にして、云云、頃日聞く、浪速の地、一種の流行病あり、其初朝鮮より対州にわたり、つひに長防に到り、漸く京畿の辺を侵す、死亡するもの甚多しと、因つて詳に其症状を問ひ、又書を致して報告するものを見るに所謂酷烈辣莫爾蒲私にして、天行不正の気、客歳爪哇島の辺に起り、終に延《ひ》いて、我邦に到れるなるべし（桂川甫賢『酷烈辣考』）

第二次コレラ流行

つぎの第二次のコレラ流行は、安政五年（一八五八年）であって、第一次流行の三十六年後である。この間、天保元年（一八三〇年）伊勢地方に暴瀉（急なひどい下痢）が流行したという記録があるけれども、その病気がコレラかどうかはハッキリしない。

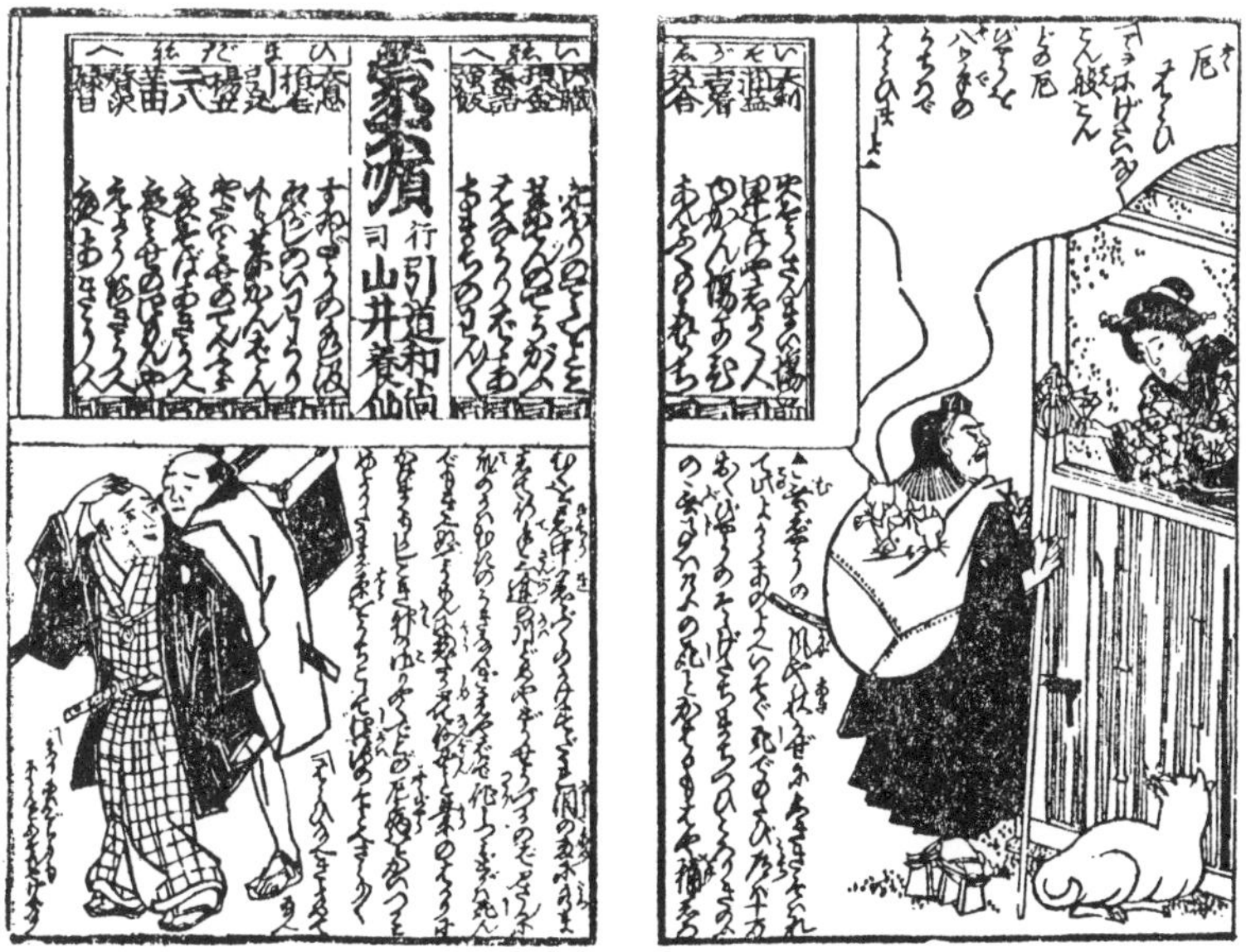

コレラ流行（安政５年、1858 年。左は供をつれた医師。右は山伏姿の祈禱師）

これを第一次の、文政五年（一八二二年）のコレラ流行に比較すると、流行の範囲も広く、その病勢も一そう劇烈であった。

そして第二次のコレラ流行は、全国にわたって猛威をふるい、ことに江戸にあっては劇烈で、二十六万八千五十七人もの多くの人びとが死んだ。（「諸宗寺院死人書上写」、小鹿島果編『日本災異志』疫癘部）

この安政五年（一八五八年）のコレラは、翌安政六年（一八五九年）と、さらにつぎの万延元年（一八六〇年）にも及んで、コレラは少しずつ流行を続けていった。

第三次コレラ流行

さて、第三次コレラ流行は、文久二年（一八六二年）であって、この年の夏、麻疹が流行した後、コレラが大流行した。これにびっくりした徳川幕府は、洋書調所に命令し、教授方の杉田《すぎた》玄端《げんたん》、箕作《みつくり》阮甫《げんぽ》、坪井《つぼい》信良《しんりょう》、子安峻《こやすたかし》などに、西洋の各書物のうちから、およそコレラに関する要件を抄訳させ、フロインコフスの『疫毒予防説』をはじめとし、『コレラ病予防心法』、『コレラ病流行の理由』、『コレラ病を治するの薬』および

『検疫説』などを集め、これを『疫毒予防説』と題して出版した。

翌文久三年（一八六三年）にも、虎列刺病流行あり。「武江年表」に、「七月、暴瀉病少しく行はる、死亡の者、去年の半より少し」とありて、この年は大流行に至らずして止みたり。（富士川游『日本疾病史』一六九頁）

この年八月中旬より、町々の木戸に斎竹《いみだけ》を立て、軒に奉燈の提灯を釣り、その土地の鎮守の神社のおみこしや獅子頭をわたし、神楽所を設けて神をいさめ、この禍《わざわい》のおはらいをした。それから後、だんだん盛大となって、大きな山《だ》車《し》を引きまわし、踊りや踊り屋台、仮装行列で町中をねり歩く風俗が盛んだった。

七月の半より暴瀉の病にまさりし急症やむもの多くこれあり、こは老少をいはず、即時兆し、吐瀉甚しく、片時の間に、取詰めて、投薬すべからず、死後総身赤くなるもの多し、その中には麻疹の後、食養生懈《おこた》りて再感せるもありしとか、又霍乱の類もありと聞けり、銭湯、風呂屋、髢頭舗《かみゆひどこ》更に客なし、云云、両国橋畔の夜舗、七月半は更に燈燭を点ずることなく、納涼避暑の輩かつてなし、云云、八月の半より、町々木戸に斎竹を立て、軒に奉燈の提灯を釣り、鎮守神輿獅子頭をわたし、神楽所をしつらへて神をいさめ、この禍を禳《はら》ふといへり、後には次第に長じて、大いなる車楽《だし》を曳渡し、伎踊《おどり》ねり物を催して街頭をわたす、此風俗一般なり（『武江年表』）

コレラの時代別呼称と出典（流行年表）

◎江戸時代

① 文政五年（一八二二年）第一次コレラ流行

コロリ（当時広く使用される）

見急（ケンキュウ）（対馬）

コロリまたは横病（芸州）

鉄砲（豊後）

三日コロリ（浪華）
コックリ（浪華）
コレラ（以下の訳名より、コレラの原名が通用した。）
酷烈辣（コレラの音訳）
胆液病（コレラモルブスの意訳）
冷徹液（コウデベストの意訳）
（以上は、桂川甫賢、大槻玄沢、佐々木中沢らの訳名によった。）
霍乱（英医合信＝ホブソンの『内科新説』）（絞腸痧と同一の症とする。）
抽筋証（英医合信の『内科新説』）
印度霍乱（梅谷左門と梅谷慊堂）（インヂセブラークロープのオランダ名の意訳）
虎狼痢（コラウリ）　緒方洪庵は、虎狼痢の字を当て、これを説明して「コレラモルビュス邦俗之をコロリと謂ふ、称呼の似たるを以て、今仮に虎狼痢の字を用ふ、『萬病回春』に以㆓濕霍亂㆒爲㆓虎病㆒の語あり、拠る所なきにあらず」といっている。
○死者三千人（長州）（大槻玄沢『天行厲気揮霍撩乱症襍記』）
○死者数千人を下らず（佐々木中沢『壬午天行病説』）

② 安政五年（一八五八年）第二次コレラ流行
○死者約三万人（『嘉永明治年間録』江戸の八月中の死者のみ。）
○京都の死者二千七百四人（新宮涼庭『コレラ記事』巻下）
その他、「死者数」の各説
○四万一千二百三十四人「男女併せて、武家二万二千五百五十四人、町家一万八千六百八十人と云ふ。」（『橘黄年譜』)

○二万八千四百二十一人「安政五戊午の秋コレラ病盛に行れ、之が為に死せる者、江戸のみにて男女併せて二万八千四百二十一人なり」(洋書調所撰『疫毒予防説』)

○二万八千余人「八月朔日より九月末迄、武家市中社寺の男女、この病に終れるもの凡そ二万八千余人」(『武江年表』)

○十万三千八百人「八月廿六日まで凡拾万三千八百余亡死の書上」(『関東御取締御出役より御触書』)

○二十六万八千五十七人(「諸宗寺院死人書上写」、小鹿島果編『日本災異志』)

○二十三万八千八百三十二人(『男女死出廼旅路帳』順天堂大学山崎文庫所蔵・左挿図参照)

○当時、コレラを「暴瀉病」または「コロリ」といった。

コレラと有名な病人

(1) 安藤広重(江戸後期の浮世絵師)は死去。
(2) 横井小楠(幕末・維新期の政治家)
(3) 山東京山(江戸後期の戯作者、山東京伝の弟)は死去。
(4) 柳下亭種員《りゅうかていたねかず》(江戸後期の戯作者)八月二十一日に死去。
(5) 五代目柄井《からい》川柳(江戸後期の川柳家)は死去。
(6) 三世・清元延寿太夫《きよもとえんじゅだゆう》(邦楽清元節の家元)は死去。
(7) 杵屋六左衛門(江戸長唄の家元)も死去。
(8) この他にも力士、俳優、花魁《おいらん》まで、当時の有名人が多数死んだ。

③ 文久年(一八六二年)第三次コレラ流行

痧病――幕府が設けた洋学の研究・教育機関、洋書調所(蕃書調所を改名)で編訳した『疫毒予防説』には、「コ

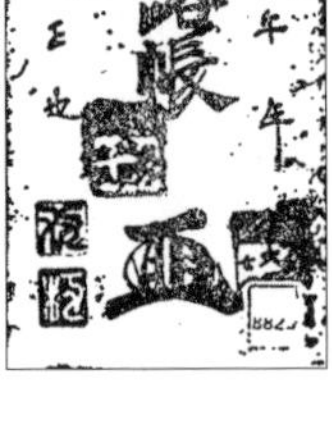

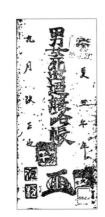

レラとは元来吐瀉病の義にして、近時流行する悪病、世俗のコロリと称するものは、西土にて亜細亜《アジア》コレラと云ふ、是れ亜細亜地方より起れる霍乱と云ふの義なり、『張氏医通』に番沙、『内科新説』に絞腸痧、『六合叢談《りくごうそうだん》』に痧病といふも、皆此病のことなり」といって、コレラに痧病の訳名を用いた。

○死者三万人以上――「今茲文久二壬戌の夏、麻疹大に行はれて、後再びコレラ病盛に行はれ、云云、其死に至るもの、先般の流行に比すれば、其幾倍なるを知らず、又之がために、全家悉く死亡し、嗣を絶やし、産を失ふもの挙げて算ふべからず」（洋書調所撰『疫毒予防説』）

④　文久三年（一八六三年）第四次コレラ流行

○死者一万五千人前後――「七月、暴瀉病少しく行はる、死亡の者、去年の半より少なし」（『武江年表』）

5　チフス

驚くべきことには、腸チフスの病苦を、われわれの祖先――古代人は、まったく知らなかった。

すなわち、「今日の腸窒扶斯《チフス》症に相当するところの疾病の流行は、古代に無くして、必ず近世（十八世紀）に始まりしものならん。」（富士川游『日本疾病史』二〇三頁）とある。

また傷寒や瘟疫と腸チフスとは、かならずしも、おなじ病気を意味するとは限らない。

わが国における腸チフスの流行は、古代の記録には見られず、近世に始まる。江戸時代には十二回の流行、すなわち延宝二年（一六七四年）、元禄六年（一六九三年）、宝暦十二年（一七六二年）、安永元年（一七七二年）、天明四年（一七八四年）、文化十三年（一八一六年）、文化十四年（一八一七年）、天保元年（一八三〇年）、天保七年（一八三六年）、嘉永五年（一八五二年）、文久六年（一八六一年）、慶応三年（一八六七年）の流行病は、急性熱病の流行であって、その病気の性質は腸チフスであろうかと思われるが、この症は、痘瘡、麻疹などと違って、身体の表面に現われる徴候が少ないから、これを鑑定するには、一定の医学知識を必要とするのに、医師が作成した記録が少ないため、現代から見て、それが腸チフスの流行だったという歴史的な資料に乏しい。つまり、腸チフスは古代にはなく、近代に始まる。

腸チフスの時代別呼称と出典

◎古代

前述のように、腸チフスは古代にはなかった。「今日の腸窒扶斯《チフス》症に相当するところの疾病の流行は、古代に無くして、必ず近世（十八世紀）に始まりしものならん。」（富士川游『日本疾病史』二〇三頁）

傷寒・瘟疫

「傷寒といひ、瘟疫《おんえき》といひ、共に熱性病を通称せるものにして、その内には急性熱性伝染病（たとへば腸窒扶斯、発疹窒扶斯、百斯篤等）をも含めることもあらん。しかれども、これを以て直ちにこれを今日の腸窒扶斯に当れりとはなすべからず。」（富士川游『日本疾病史』二〇一頁）

◎江戸時代

労役感冒
内傷感冒
陰証傷寒
瘟疫

「傷寒の内にても、労役感冒、内傷労役、陰証傷寒等と名づけられたるものは、これを腸窒扶斯の症に同じとするも不可なかるべしと雖も、近世支那の医家は、西洋医家が腸窒扶斯と名づくるところの症を瘟疫と称すること、『内科新説』に中国称㆓有㆑毒者㆒為瘟疫、無㆑毒者、統称㆓熱症㆒と記載せるにて明かなり。」（富士川游『日本疾病史』）

①　寛政年間（一七八九年〜一八〇〇年）

伝染性熱病「寛政年間、宇田川玄随、『西説内科撰要』を著はして、西洋の医説を伝へしも、伝染性熱病のことを説きたるは甚だ精細ならず」（富士川游『日本疾病史』）

厥陰の証（吉益南涯）

神経熱（中川修亭『傷寒発微』『傷寒厥陰証口訣』）

②　文化年間（一八〇四年〜一八一七年）

遷延神経熱

悪性腐敗熱

「文化年間、吉田長淑が訳述するところの『泰西熱病論』には、従来漢方医家が三陰症または労役感冒と称せるものを、西洋医方の遷延神経熱とし、瘟疫或は陰陽疑似《ぎじ》の症といひ、或は誤りて少陰下利と名づくるの類を、悪性腐敗熱となしたり。」（富士川游『日本疾病史』）

③　文化十三年（一八一六年）

神経疫「文化十三年、長崎災後、冬より翌年の夏に延いて、此疫大流行し、二三日の間に、妄語循衣の症を発す。……是れ神経疫なり」（新宮凉庭『療治瑣言』）

神経熱（新宮凉庭『泰西疫論』吉雄永民の序文）

④　文化十四年（一八一七年）

神経疫（新宮凉庭『泰西疫論』）

⑤　文久二年（一八六二年）

窒扶斯《チフス》（緒方郁蔵『療疫新法』）「その説に拠れば、こゝに窒扶斯といふは、従来腐敗熱、神経熱等と名づけられたるものにして、窒扶斯とは悪性伝染疫の義なりと云ふ。窒扶斯の称呼は、実に始めてこの時に現はれたり。」

（緒方郁蔵『療疫新法』、富士川游『日本疾病史』）

飢饉、腸チフスの時の発生率は七〇％

腸窒扶斯《チフス》とよばれる病気のうちに、昔の傷寒や瘟疫が含まれていたことは、その病症から推測される。古代の記録に腸窒扶斯の流行は見あたらない。江戸時代における腸窒扶斯の流行年は、つぎのとおりであり、腸チフス流行時の「飢饉」発生率は七〇％（江戸時代）の高率にのぼった。

① 延宝二年（一六七四年）
急性熱病の流行

② 延宝二年（一六七四年）
是の歳、諸国飢饉（『三貨図彙』『日本野史』）。

③ 元禄六年（一六九三年）
急性熱病の流行。

④ 元禄八年（一六九五年）
是の歳、陸奥弘前領が飢饉（『天明年度凶歳日記』）。

⑤ 宝暦七年（一七五七年）
是の歳、奥州飢饉（『武江年表』）。

⑥ 宝暦十三年（一七六三年）
急性熱病の流行。

⑦ 安永六年（一七七二年）
五月より六月にかけて、諸国で疫癘が流行し、人が多く死んだ。（『続皇年代略記』『泰平年表』『武江年表』）

⑧　天明四年（一七八四年）

「天明四年甲辰の春夏、府下（名古屋）外郭の細民、傷寒流行、一閭《いちりょ》一家病まざるものなく、皆業を廃し、戸を閉ぢて臥す、其前年府西の琵琶川決して邦内の半を害す、故に米価貴く銭百文に七八合に至り、病家皆飢ゆ、云云、閏正月より七月盡《じん》に至り、予が救療すること、凡そ百七十二人、薬数一万一千余貼、全癒するもの百六十八人、死者十二人、内小児疳症二人、極老のもの二人、傷寒の死症八人なり、此病所謂温病、瘟疫或は天行病、或は時疫と称するものなり」（浅野徽『傷寒論国字辨』）

この病気は、腸チフスであったと思われる。

「天明の大飢饉」——春夏の交、是の歳、春夏諸国で飢疫す（『武江年表』『日本野史』『北海道志』『明政間記』『一本続日本王代一覧』）。この年、諸国大飢饉、奥羽地方、死者数十万にのぼる。

⑨　文化十三年（一八一六年）

「長崎災後、冬より翌年の夏に延いて、此疫大に流行し、二三日の間に、妄語循衣の症を発す。医輩其初め何熱なることを知らず、『瘟疫論』、『傷寒論』を規則として発汗、或は下剤、胡附子抔を主とすれども、闔門相枕藉《ちんせき》して、重きものは七八日に斃る、医皆愕然として失錯す、云云、其翌年の七月、蘭舶入港して、布歛吉《プレンキ》の門人抜的乙《バテイ》なる者の客舎を叩きて、分離術を尋問し、談次此疫熱のことに及びしが、彼れ手を拍って曰く、是れ神経疫なり」（新宮凉庭『療治瑣言』）。

⑩　文化十四年（一八一七年）

急性熱病の流行。飢饉——（『米商旧記』）。

是の歳、加賀、能登及び三越《さんえつ》、五穀登《みの》らず（『米商旧記』）。

⑪　天保元年（一八三〇年）

急性熱病の流行。

⑫　天保二年（一八三一年）
是の歳夏、伊豆八丈島飢饉（『泰平年表』）。
⑬　天保七年（一八三六年）
急性熱病の流行。是の歳、全国が飢饉で、奥羽最も甚し（『古老実験』）。
⑭　文久元年（一八六一年）
急性熱病の流行。
⑮　慶応三年（一八六七年）
急性熱病の流行。（富士川游『日本疾病史』）
⑯　明治二年（一八六九年）（小鹿島果『日本災異志』）
是の歳、奥羽登らず（『按察府調書』）。

貧乏人と子供に集中した腸チフス

①　腸チフスの流行は、日本においても、ヨーロッパと同じく、古代には見られなくて、近世（江戸時代）から、腸チフスの流行ははじまった。

②　腸チフスは、貧乏人と金持ち、子供と大人では、かかり方と病死数とが違っていた。すなわち、腸チフスの犠牲者の多くは、貧乏人と子供であった。その原因は、栄養の多少と、体力の有無とにあり、それが、生死を分けた。

江戸時代の記録は、これについて、つぎのように述べている。

「此病富貴の人に少なく、貧賤の人に多し、又戦国或は凶歳に流行するは、衣食不給にして養生を失し、寒邪に襲はるゝなり」（本間棗軒『内科秘録』一四巻　元治元年）

「此病多く嬰孩及び少壮の人に在り、四十以上に在りては甚だ少し」（中川修亭『傷寒発微』一巻　文政十年序）

このように、腸チフス流行の犠牲者の多くは、社会的弱者である貧乏人と子供と虚弱体質の人たちであったという歴史的事実は、腸チフスの流行が、江戸時代の「人災」――社会福祉の欠陥という脆弱な側面を露呈している。

6　麻疹《ましん》（はしか）

正体不明の赤疱瘡

今は昔、正体不明の疫病が、欽明天皇の十三年（五五二年）に流行し、若死する人が多かった。しかもこの伝染病の病名は不明であった。また仏教が伝来し、大臣《おおおみ》の蘇我稲目は、寺をたて仏像を礼拝した。人々はこの正体不明の流行病が発生したのは、稲目大臣が外国から渡来した神を礼拝したために、国神の怒りを招いたからであると言った。

この流行病の病名については、『日本紀略』の一条天皇、長徳四年（九九八年）七月の条に「天下衆庶煩二疱瘡一、世號二之稲目瘡一又號二赤疱瘡一、無下免二此病一之者上云々」トアリ、池田晋はこれを引用して『治痘要訣』において、「稲目瘡は痘瘡であろう」といっている。赤疱瘡（アカモカサ）は赤斑瘡ともいう。

江戸後期の国学者・本居宣長は、「稲目瘡と名づけたるは、蘇我稲目大臣の事を思ひてなるべし、書紀の欽明の御巻十三年疫気（エヤミ）のおこりしこと考ふべし、赤疱瘡（アカモカサ）は今の世にハシカといふ瘡」であるといい（本居宣長『玉勝間』巻四）、屋代弘賢《やしろひろかた》もまた、この時の流行病は麻疹であったであろうとし、「アカモガサはハシカの古名なり、疱瘡をモガサといへる故に疱瘡に似て赤きといふ義なり、稲目瘡とは疫気にふれし瘡といへる意にやあらん」と説いている。（屋代弘賢『麻疹考』）

それから三十五年後の敏達天皇の十四年（五八五年）に、ハシカか痘瘡らしい流行病が、またはやった。すなわち、その年の春三月に、「屬《アタリテ》二此之時一、天皇與二大連一、卒患二於瘡一」・「又發レ瘡死者充二盈於國一、其患レ瘡者言、身如二被レ燒《ヤカレ》被レ打《ウタレ》被一レ摧、啼泣而死、老少竊相謂曰、是燒二佛像一之罪矣」（『日本書紀』巻二十）とあって、この時の流行病は身体に瘡（できもの）を生じ、そのうえ熱を伴う病状であると書きとめている。こういうわけで、ある者はこれを麻疹（はしか）なりとし、またある者は痘瘡（疱瘡、天然痘）であろうという。

日本書紀通證、巻二十五の九葉に「松岡翁曰く、此の痘瘡の流行に應じ、此の時世人、未だ痘瘡の名を知らず。故に驚き以って異となすなり、今按ずるに此、醫療本紀説にもとづき、舊事大成經に載す。それ痘は西戎の疾、瘡瘍の疫、故にその名を古に見ず。その症は、常にあらず。痘家諸書に言ふ、馬援、交趾に征きてより始る。此れ後漢の初に屬す。佛法の東漸と與に、相因りて、わが邦のこの瘡を患ふも又、西蕃の事、佛像來るより始る。けだしこの人その氣にあたる所、もって、これに傳染するなり。詎知る、これ、佛のこの殃を致すとて、佛を焼くの罪に非ざるなり吁」（『日本書紀通証』）とある。

そして当時、世間では、この流行病のできものの発生をもって、仏像を焼いた罪や罰ではないとする一派があった。他方、世の人々は、この痘瘡という流行病の発生原因は、仏像を焼くという罪に対する罰であるとし、また敏達天皇と物部守屋《もののべのもりや》とがハシカにかかったのは仏さまの罰があたったためだとし、仏教の因果応報の説をもって、流行病の発生を説明するに至った。

このように、赤疱瘡（はしか）の伝来は、天下の人心を二分し、国論の分裂と政争の激化を招いた。

流行病のはやったことが崇神天皇紀に初めて見え、ついで欽明天皇の十三年（五五二年）に流行病がはやった記事があってから、文武天皇の代の慶雲四年（七〇七年）まで、百五十余年の間に、流行病のはやったことは約十回であるから、十五年ごとに流行病がはやった割合となる。つぎに奈良時代以前の流行病が発生した年を示す。

① 崇神天皇五年

国内疾疫多く、民、死亡する者ありて、なかばにすぎなんとす。國内多二疾疫一、民有二死亡者一、且大半矣

② 欽明天皇十三年（五五二年）
国に疫気行なわれ、民夭残《ようざん》をいたす。國行二疫氣一、民致二夭殘一（十月百済聖明王仏像経論等を献ず。蘇我稲目向原《むくはら》の家を寺とす。）

③ 敏達天皇十四年（五八五年）
二月、国に疫気行なわれ、民死者衆《おお》し。國行二疫氣一、民死者衆（蘇我馬子、大野丘北に塔をおこす。物部守屋、塔・仏殿を焼き、三月仏像を堀江に棄てる。）

④ 文武天皇二年（六九八年）
三月、越後国疫す。四月、近江、紀伊二国疫す。（薬師寺成る。）

⑤ 文武天皇四年（七〇〇年）
十二月、大和国疫す。

⑥ 大宝二年（七〇二年）
六月、上野国疫す。

⑦ 大宝三年（七〇三年）
三月、信濃、上野二国疫す。五月相模国疫す。

⑧ 慶雲元年（七〇四年）
三月、信濃国疫す。夏伊賀、伊豆二国疫す。

⑨ 慶雲二年（七〇五年）
諸国飢疫す。

⑩ 慶雲三年（七〇六年）
閏正月、京畿、紀伊、因幡、参河、駿河諸国疫す。四月、河内、出雲、備前、安藝、淡路、讃岐、伊豫諸国、

飢疫己卯。天下諸国疫疾、百姓多く死す。始作二土牛一大儺

⑪　慶雲四年（七〇七年）

正月、諸国疫するに因り、使を遣して大祓す。（富士川游『日本疾病史』二五頁）

麻疹の時代別の呼称と出典（流行年表）

わが国にはじめて麻疹の流行の明瞭に史書に見えたのは、一条天皇の長徳四年（九九八年）であった。しかし麻疹が、これ以前に、わが国になかったとは断定できない。たとえば欽明天皇十三年（五五二年）の流行病は、長徳四年（九九八年）と同じく、麻疹であっただろうと推定され、そして麻疹は百済より入ってきたものだろうという説もある。

天平九年（七三七年）の疫瘡も麻疹であったという説がある。

「長徳四年（九九八年）麻疹の流行より、文久二年（一八六二年）麻疹の流行まで、凡そ三十有八回の流行あり。」

（富士川游『日本疾病史』一二七頁）

このように麻疹は、約二十三年ごとに流行をくりかえした。

また麻疹流行時の「飢饉発生率」は、七六％の高率を示した。この飢饉発生の高率こそ、「飢饉時の流行病の発生は、一種の歴史的必然である」ことを示唆している。

◎平安時代

赤斑瘡（『扶桑略記』）

①　長徳四年（九九八年）

稲目瘡・赤疱瘡「天下衆庶煩二疱瘡一、世號二之稲目瘡一又號二赤疱瘡一（『日本紀略』）（疱瘡を稲目瘡または赤疱瘡と世にいう。）

斑瘡（『百錬抄』）

○一条天皇でさえも、当時、大流行の赤斑瘡（ハシカ）にかかったほどである。
京師の男女、死者甚だ多し。（『扶桑略記』）

②　万寿二年（一〇二五年）
赤裳瘡（アカモガサ）にかかった有名人は、
⑴　後一条天皇（八月十三日）
⑵　左頭中将公成（八月十四日）
⑶　中納言室家（八月二十九日）（『小右記』）

③　長元二年（一〇二九年）
是の歳は飢饉で、七月に至って人多く死す。（『年代記抄節』）

④　承暦元年（一〇七七年）
この年、赤斑瘡（ハシカ）が流行し、死者は多数であった。
赤斑瘡にかかった有名人は、
⑴　白河天皇（『扶桑略記』）
⑵　白河天皇の皇后（『百錬抄』）
⑶　白河天皇の第一皇子の敦文親王（四歳）死去す。（八月六日）
⑷　親王、公卿以下、多数の庶民が死んだ。（『百錬抄』）

⑤　永保二年（一〇八二年）
是の歳大旱し、天下飢饉。（『扶桑略記』『百錬抄』『大日本史』）

⑥　寛治二年（一〇八八年）
是の歳飢饉。（『年代記抄節』）

⑦　寛治七年（一〇九三年）
赤疱瘡流行。（『中右記』）

⑧　嘉保元年（一〇九四年）
陽明門院禎子（八十五歳）は、赤疱瘡のため死去した。（『扶桑略記』）

⑨　天永元年（一一一〇年）
是の歳、夏秋の交、洪水飢饉。（『大日本史』）

⑩　永久元年（一一一三年）
正月、近日、赤斑瘡天下に流布す。（『百錬抄』）

⑪　大治二年（一一二七年）
夏、赤斑瘡流行す。（『中右記』）

⑫　大治四年（一一二九年）
伊予、土佐、加賀、稼穡《かしょく》登《みの》らざるを以て一年給復す。（『中右記』『長秋記』）

⑬　長寛元年（一一六三年）
赤疱瘡が大流行のため、三月二十九日、応保の年号を長寛に改めた。（『皇年代記』）

◎鎌倉時代
麻疹（はしか）。瘡（もかさ）、疹（はしか）すなわち、「この時代、梶原性全の『万安方』には、瘡疹の部門を立て、瘡をモカサと読み、疹をハシカと読み、また同人の著書『頓医抄』には、麩瘡にハシカカサの訓を附したるに徴して明かなり。」（富士川游『日本疾病史』一二三頁）

①　建永元年（一二〇六年）
元久三年四月二十七日、改元依二赤斑瘡一也（赤斑瘡のため改元す。）（『百錬抄』）

② 元仁元年（一二二四年）

四月十三日、近日、天下小兒、赤斑瘡多、有㆓其聞㆒（多数の子供たちが、赤斑瘡にかかった。）（『百錬抄』）

③ 安貞元年（一二二七年）

赤斑瘡流布（『吾妻鏡』）。このため、嘉禄三年を安貞元年に改元す。

④ 寛喜二年（一二三〇年）

是の歳、天下飢饉、人民餓死算無し。（『年代記抄節』）

⑤ 康元元年（一二五六年）

八月二十七日、近日、赤斑瘡流布、上下病悩す。（赤斑瘡の流行したありさま）

(1) 後深草天皇は九月五日、赤斑瘡にかかった。

(2) 雅尊親王は、九月二十五日、赤斑瘡のため死去した。

(3) 赤斑瘡のため、建長八年十月五日、康元と改元した。（『百錬抄』）

(4) 将軍・宗尊親王は、九月に赤斑瘡にかかった。

(5) 一般庶民の間に、赤斑瘡が大流行した。

(6) 北条時頼（三十歳）は、赤斑瘡のため、十一月、最明寺に出家した。多くの将士が、これにならって出家した。

⑥ 正嘉元年（一二五七年）

人民餓死は算無し。（『年代記抄節』）

⑦ 徳治二年（一三〇七年）

〇八日、赤斑瘡にかかって、鶴岡八幡宮の舞童など多く病悩す。（『鶴岡八幡宮社記録』）

◎南北朝時代

① 天授五年（一三七九年）

是の歳、天下大飢す。（『大日本史』『和漢合運』）

② 天授六年（一三八〇年）

四月二十九日、頃日、赤斑瘡流布（赤斑瘡の流行）。（『迎陽記』）

◎室町時代

① 応永十二年（一四〇五年）

ハシカ病「八月、此時天下一同ハシカ病」（『年代記残編』）

② 応永十三年（一四〇六年）

是の歳春飢饉。（『日本野史』『文政年代記』）

③ 永享十年（一四三八年）

是の歳は飢饉。（『日本野史』）

④ 嘉吉元年（一四四一年）

三月二十一日、近日、世人病悩、赤斑瘡也（民衆は、赤斑瘡に苦しんだ。）（『建内記』）

⑤ 文明三年（一四七一年）

二月より赤疹はやり人多く死す（『筒井家記』）

⑥ 文明四年（一四七二年）

是の歳、飢饉。（『日本野史』）

⑦ 文明十四年（一四八二年）

甲斐の飢饉。（『妙法寺記』）

⑧ 文明十六年（一四八四年）

六月三日、自二今春一疱瘡並瘀（ハシカ）以外增、七八十歳之者に至るまで病之、於二小兒一不レ及言也、極老者病氣大事也（子供はもちろん、老人の症状もひどかった。）（『多聞院日記』）

⑨ 延徳元年（一四九八年）

八月二十一日、改元、因三合厄及赤斑瘡流行也（赤斑瘡などのため改元した。）（『拾芥記』『親長卿記』）

⑩ 延徳二年（一四九九年）

甲斐の飢饉。

⑪ 永正二年（一五〇五年）

是の歳、天下の飢饉。（『会津八幡長帳』）

⑫ 永正三年（一五〇六年）

麻疹の流行。（『麻疹養生伝』）

⑬ 永正九年（一五一二年）

是の歳大饑、六七月に至って人多く死す。（『年代記抄節』）

⑭ 永正十年（一五一三年）

麻疹。（『妙法寺記』）

⑮ 大永三年（一五二三年）

稲摩（イナスリ）（『妙法寺記』）麻疹（ハシカ）をイナスリということは、この頃、関東、少なくとも甲州地方に行なわれたものらしい。

此の年、少童が疱をやむ、又イナスリを病む、大概はつるなり。（この年、疱やイナスリを病んだ少童は、たいがい死んだ。）

⑯ 天文四年（一五三五年）

是の歳の春、甲斐の都留《つる》郡大いに飢え、人民食を駿河富士郡に就く。（『妙法寺記』）

ハシカを労ひ、御薬進上、云云。（『御奈良院宸記』富士川游『日本疾病史』）

⑰ 天文五年（一五三六年）

是の歳、霖雨甲斐飢ゆ。（『妙法寺記』小鹿島果編『日本災異志』）

◎安土桃山時代

疹子、麻子。『医林集要』を引きて「此名二疹子一俗曰二麻子一」（曲直瀬道三『啓迪集』）

麻疹（曲直瀬玄朔『医学天正記』）

① 天正十三年（一五八五年）

是の歳は大饑、疫行し、餓莩《がひょう》相望み、民草の根を茹《ゆ》ず。（『日本野史』）

② 天正十五年（一五七八年）

麻疹の流行。（『本朝年鑑』）

◎江戸時代

① 慶長（一五九六年〜一六一四年）年間

瘡疹（『節用集』慶長板）

② 慶長十二年（一六〇七年）

御ひめハシカいで候よし、云云。（『輝資卿記』）

③ 慶長十六年（一六一一年）

中国、西国および信濃、上野、陸奥は凶年。（『譚海後編』）

④ 元和二年（一六一六年）

十月、麻疹の流行。（『武江年表』）

⑤ 元和五年（一六一九年）

是の歳、諸国の飢饉。（『武江年表』『続皇年代略記』）

⑥寛永（一六二四年〜一六四三年）年間

麻子、麻疹も同じ、ハシカ。（『病論俗解集』）

⑦慶安二年（一六四九年）

三月、麻疹の流行（『武江年表』）

⑧延宝（一六七三年〜一六八〇年）年間

麻疹（奈須玄竹『医方聚要』）

⑨貞享（一六八四年〜一六八七年）年間

麻疹、麩瘡とも云ふ、俗に呼ぶハシカ、麻豆とも云ふ。（岡本一抱『病名彙考』）

⑩貞享年間より後

これより後の医書には、すべて一様に麻疹の名称を用い、これ以外のよび名は廃れた。

⑪元禄三年（一六九〇年）

麻疹が流行す。（『国字医叢』『麻疹流行年度表』）

⑫元禄四年（一六九一年）

四月、麻疹の流行。（『武江年表』）

⑬元禄八年（一六九五年）

是の歳、陸奥、弘前領の飢饉。（『天明年度凶歳日記』）

⑭宝永五年（一七〇八年）

冬より麻疹の流行。（『武江年表』）

⑮宝永七年（一七一〇年）

是の歳の秋、大旱と大飢。（『続皇年代略記』）
⑯ 享保十五年（一七三〇年）
冬より翌年春に至り、麻疹の流行。（『武江年表』）
⑰ 享保十七年（一七三二年）
是の歳、山陽、南陸、西陸の三道、蝗虫と飢饉。（『泰平年表』『続皇年代略記』）
⑱ 宝暦三年（一七五三年）
四月より九月に至り、麻疹の流行、人多く死す。（『武江年表』）
⑲ 宝暦四年（一七五四年）
是の歳の秋、北海道飢ゆ。（『北海道志』）
⑳ 安永五年（一七七六年）
三月末より秋の始まで、麻疹流行して人多く死す。（『武江年表』）
㉑ 天明二年（一七八二年）
大納言さまも、かかった麻疹。
五月大納言様御麻疹、云云。（『教令類纂』天明の大飢饉）
㉒ 享和三年（一八〇三年）
四月より六月に至り、麻疹の流行、人多く死す。（『武江年表』）
㉓ 文政七年（一八二四年）
この年、春より麻疹流行、夏秋に至る。（『武江年表』）
㉔ 天保七年（一八三六年）
六七月より麻疹行はる。（『武江年表』）（天保の大飢饉――奥羽の餓死者十万人）

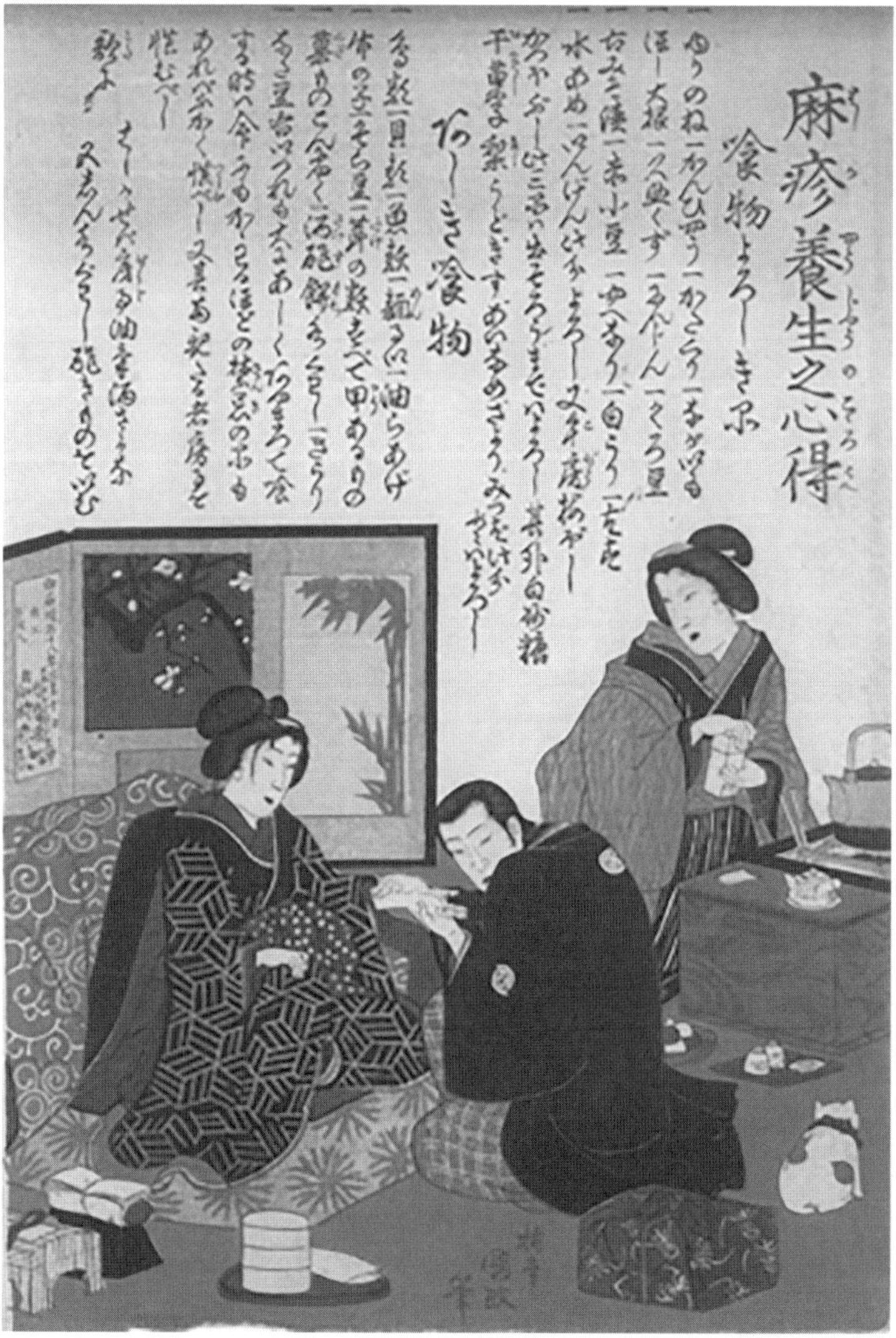

麻疹養生の心得（梅堂国政画）

㉕ 文久二年（一八六二年）
麻疹　七月より別して盛にして、命を失ふもの幾千人なりや、量るべからず。（『武江年表』）

7 風《ふう》疹《しん》

妊産婦の敵の「三日はしか」

「風疹」は妊婦の敵である。つまり妊娠の初期の女性が風疹にかかると、障害児が生まれる時もあり、用心が必要である。

この風疹は、「三日はしか」とも呼ばれるウイルス性伝染病であって、熱が出たり、リンパ節がはれ、からだに湿疹が出る。子供がかかると、二、三日で治り、一度かかると終生免疫ができる。しかし、妊娠初期の女性がかかると、目や耳、心臓に異常のある風疹奇形児を産む恐れもある。障害児の出生率は、妊娠一ヵ月の母親が感染した時は五〇％、二ヵ月では二、三〇％という。

そして風疹は大体、約十年の周期で二、三年続いて流行することが多いといわれる。

風疹と飢饉との相関関係

この風疹（三日はしか）の主な流行年と、飢饉との関係は、つぎのとおりである。なお、風疹は、鎌倉時代以後の記録に、三日病《みっかやまい》という病名でも登場した。

① 寛元二年（一二四四年）
五月十八日、前大納言家並《なら》びに将軍家御不例あり、凡《およ》そ近日、人毎《ごと》に悩乱し、世之《これ》を三日病と号す（『吾妻鏡』）。

五月六日、主上御不予《ごふよ》、近日天下の貴賤、両三日病悩し、一人も之《これ》を漏《もら》さず、世以《も》って内竹房と号す（『百錬抄』）。

② 応長元年（一三一一年）

三月、今月中旬自《よ》り、京畿諸道に疫病流行し、俗に三日病と称すと云ふ（『園太暦』）。

③ 天授四年（一三七八年）

七月、近日、三日病と号し、貴賤、此《こ》の難を免る之《の》者無し（『後愚昧記』）。

風疹が流行し、労働力も大いに低下した翌天授五年（一三七九年）は、運悪くも飢饉がおこって、「天下大いに飢えた」（『和漢合運』『大日本史』）と、当時の記録は述べている。なお対馬も、やはり飢饉に襲われた（『本州編年略』）。

この飢饉は、前にも述べたように、風疹の大流行による「労働力の低下」がその一因であった。以下の場合も、この「飢饉と風疹と労働力の低下」の関係は、原則的には大体同じである。

④ 応永十五年（一四〇八年）

六月、天下一同、三日病（『年代記残編』）。

この同じ年にも、やはり飢饉がおこった。

「是歳大飢」（『年代記抄節』）

これで、飢饉と風疹という流行病とが相関関係にあることが、さらによくわかる。

⑤ 正長元年（一四二八年）

四月十八日、頃天下疾疫、世俗三日病と称し、凡《およ》そ遺漏無し、古来未だかって有らず（『薩戒記』）。

この風疹流行の年は、また飢饉流行の年でもあった。それゆえ、飢饉の記録をつぎに述べる。

是《こ》の歳、天下飢饉（『勝山記』『日本野史』『皇年代略記』）。

是《こ》の歳飢饉、道殣相踵《どうきんあいつ》ぎ、諸国の窮民蜂起し、守護地頭も制する能《あた》わず、私《ひそか》に債負を行い除放す（『皇年代略記』『日本野史』）。

このように、風疹と飢饉は同時におこった。

⑥　寛正四年（一四六三年）

七月、三日病流行す（『蔭涼軒日録』）。

三日病が流行した二年前にも、やはり飢饉がおこっている。

是歳天下大飢（『日本野史』『如是院年代記』）。

『興福寺略年代記』は飢饉と流行病による「死」すなわち、餓死と疫死について、つぎのような悲惨な事実を伝えている。

「餓死数千人、疫死はその数を知らずとなす」。

⑦　安永八年（一七七九年）

秋末、庚子の春に至り、一種の疫疾有り（『保嬰須知』）。

これから四年後の天明三年（一七八三年）に天明の大飢饉がおこり、翌天明四年（一七八四年）には諸国も大飢饉で、奥羽地方は飢死者や疫死者が数十万におよんだ。

⑧　天保六年（一八三五年）

臘月(陰暦十二月)中旬より都下(江戸)風疹大に行はる、其初寒熱甚しく夫《それ》より周身赤癮を発し、恰《あたか》も麻疹の如く、不食咽痛、殆ど麻疹に似たり、軽きは一二日、重きも四五日にして快復せり、俗呼んで三日麻疹といふ、ハシカ風と称せり、翌年正月中は、最も盛にて貴賤とも患へざるなく、三月中頃までも発するものあり、五十年以前もかゝることあり、其時も三日ハシカ又はオセワ風など呼べりと、老人の話なり、是歳の疫には、大抵軽きは蔡氏直武湯を用ひ、熱梢ゝ甚しきは紫葛解肌湯にて大略は癒えたり、最も劇しきに、石膏を用いたり、桂麻にて邪気纏綿《てんめん》せしもの間々これを見たり（多紀元堅『時還読我書』二巻　天保八年成）。

この年、天保六年（一八三五年）は不作であった。しかも翌天保七年（一八三六年）は「天保の大飢饉」のため、奥

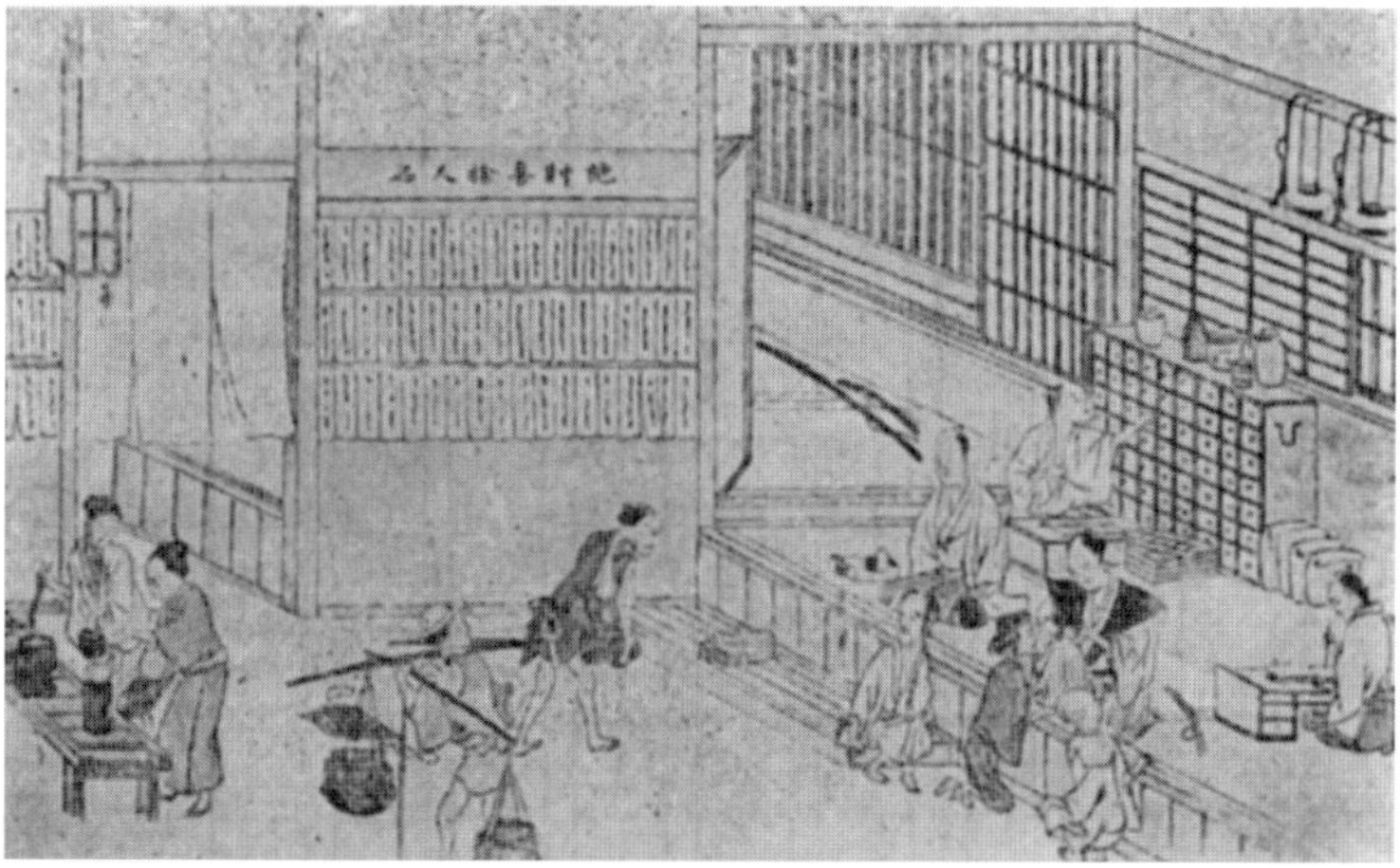

天保の飢饉・飢民救恤図（渡辺崋山画、天保7年、1836年。京都三条大橋南の河原に数棟のお救い小屋を建て、1480余人を救助、うち974人が死亡とある。右手の上下姿が病人の治療にあたる医師）

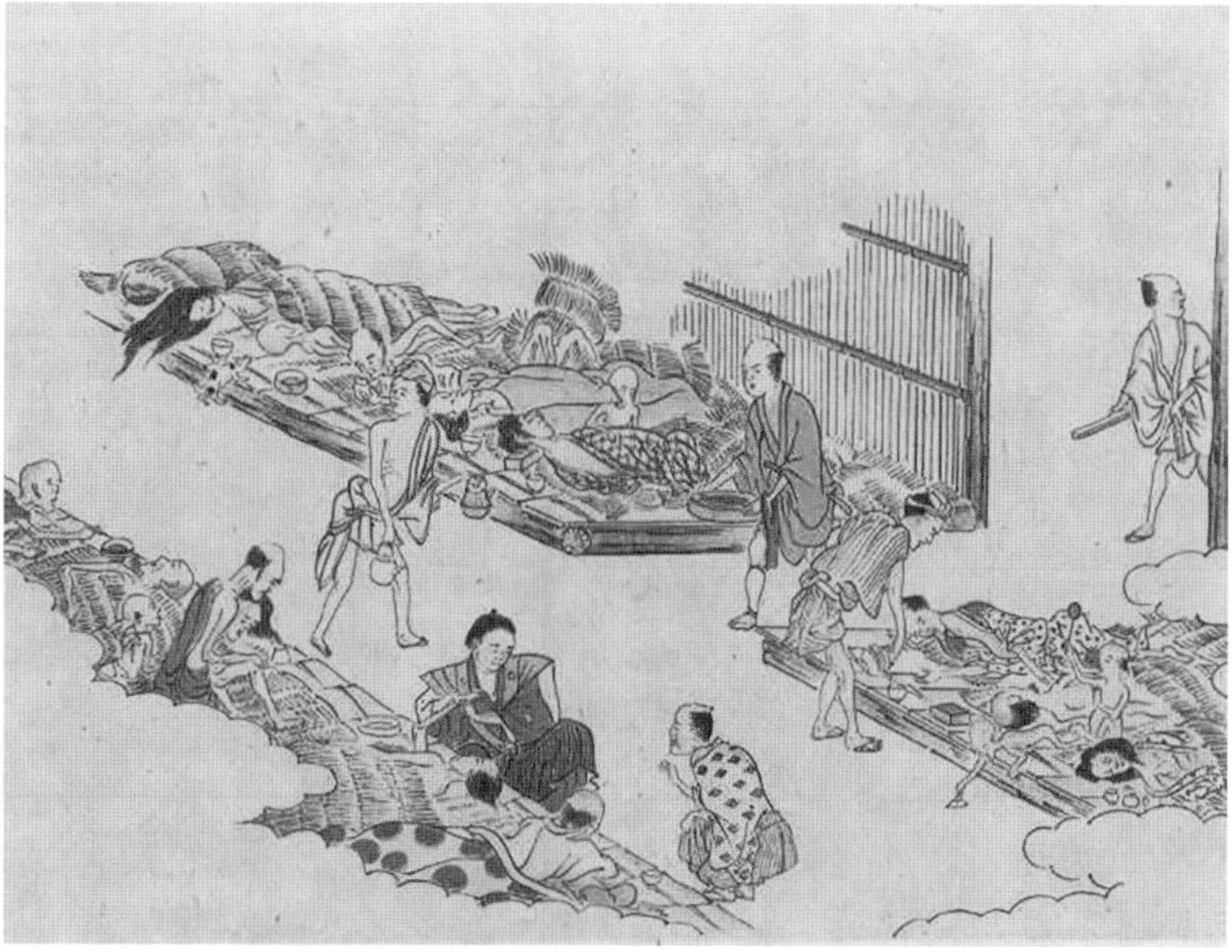

天保飢饉と流行病（中央の上下姿が治療にあたる医師）

羽の飢死、疫死者は十万に及んだ。「是《こ》の歳全国飢饉、奥羽最も甚し」(『古老実験』)。

以上述べたように、これらの歴史的事実は、「流行病の歴史は飢饉の歴史でもある」ことを明白に物語っている。なお天保八年(一八三七年)も、「全国が飢饉」(『古老実験』)であった。

8 痘《とう》瘡《そう》

痘瘡に襲われた平安貴族

痘瘡(天然痘)は、聖武天皇の時代の天平七年(七三五年)に九州北部にはじまり、大流行した、という記録がある。その後、明治時代までに、約百回の流行があった。

(注)「長い間人類の〝敵〟であり続けた天然痘は、昭和五十四年(一九七九年)十月二十六日、世界保健機関(WHO)がアフリカ・ケニアのナイロビで発表する『根絶宣言』で、公式に地球上からの消滅が確認される。」(《朝日新聞》一九七九年〈昭和五四年〉一〇月二六日)

藤原一族は、やがて摂政・関白などを独占して権勢をふるった。しかしながら、流行病の猛威のまえには、後に述べるように、ひとたまりもなかった。

天平七年(七三五年)夏から冬に至るまで、豌豆瘡《えんどうそう》にかかって、若死にする人が多かった。日本史に痘瘡の流行が書かれたのは、この七三五年が初めてである。

なお同年六月二十六日には、はやくも流行病の治療方法を、諸国の官府(役所)に下して、この恐るべき流行病をなんとかして食いとめようと一所懸命だった。

この七三五年の天然痘の流行は、はじめ筑紫(筑前・筑後の古称。転じて九州の異称)に発し、東方に蔓延して、ついに日本国中に大流行し、一人の子供が天然痘にかかれば、すぐさま一村に流行する有様は、裳（昔、腰から下にまとった衣）が地を曳《ひ》くようであったので、「裳瘡《もがさ》」といわれた。

それから二年後の七三七年、筑前（今の福岡県の北西部）の大宰府から、疫瘡（できものの流行病）が起こり、死者は、数えきれないほど多かった。日本史上二回目の天然痘の大流行である。

この奈良時代の天平九年（七三七年）の天然痘の流行で、光明皇后の兄の藤原氏四兄弟がほとんど同時に死んでしまった。その死んだ四人とは、藤原鎌足の孫たちで、北家《ほっけ》の祖の藤原房前《ふささき》（五十七歳）は四月に、京家《きょうけ》の祖の藤原麻《ま》呂《ろ》（四十三歳）は七月に、南家《なんけ》の祖の藤原武智麻呂《むちまろ》（五十八歳）は同じく七月に、式家《しきけ》の祖の藤原宇合《うまかい》（四十四歳）は八月に、いずれも天然痘のため、あいついで死亡し、このためさすが栄華を誇った藤原氏も、一時的に衰亡をきたし、重大な危機に見まわれた。もちろん天然痘の被害は、藤原氏だけではなく、天平九年（七三七年）の六月一日には「百官の官人、疫を患う」という非常事態を招いて、ついに廃朝（休日）とせざるを得なかったほどの猛威をふるった。そしてこの惨状を「是の年の春、疫瘡おおいに起こる。はじめ筑紫《つくし》より来れり。夏を経て秋に渉《わた》り、公卿以下、天下の百姓、あい継ぎて疫死するもの、あげて計《かぞ》うべからず。近代よりこのかた、いまだこれ有らざるなり」（『続日本紀』）と述べている。

なおこの天然痘と思われる疫瘡もしくは豌豆瘡《わんずかさ》・裳瘡《もがさ》については、昔から痘瘡と麻疹の両説があり、富士川游博士らはこれを「痘瘡または痘瘡と麻疹との混合流行ではないか」と述べている。

痘瘡の流行周期

痘瘡の「流行周期」は、つぎの（流行年表）によれば、奈良時代と平安時代の初期は、約三十年周期だったが、しだいにその周期は短縮され、後には約六、七年周期となり、ついには毎年絶えず小流行をくり返すようになった。

痘瘡の時代別の呼称と出典（流行年表）

◎奈良時代

①　天平七年（七三五年）

豌豆瘡（ワンヅカサ）（『続日本紀』）

裳瘡（モガサ。俗称）（『続日本紀』）

○疫瘡が広く天下に蔓延した。

「天平七年（七三五年）、大宰府管内諸国に疫瘡大いに起こり、百姓悉く臥したるが、その夏より冬に及びては、広く天下に蔓延した。」（『続日本紀』）

②　天平九年（七三七年）

疫瘡（『続日本紀』）

赤斑瘡「凡是疫病名二赤斑瘡一」（当時、朝廷より諸国司に下された官符）

傷寒豌豆病または腕豆瘡（典薬寮の勘申文）（これらの名称は、『病源候論』『千金方』など隋、唐の医書に出ず。）

○疫瘡が天下に流行した。

「天平九年（七三七年）にも同じく大宰府管内諸国に疫瘡行はれしが、この歳にも、この疫瘡は筑紫より東して京畿にまで波及し、夏より秋に渉りて、天下に流行して、公卿より百姓に至るまで、この疫瘡のために死亡せるもの勝《あ》げて計るべからざるほどなりき。」（『続日本紀』）

◎平安時代

①　延暦九年（七九〇年）

痘瘡の流行あり（『続日本紀』）。

豌豆瘡（ワンヅカサ）

裳瘡（モガサ）（俗称）

イモカサ（『栄花物語』）（俗称）

疱瘡（『日本文徳天皇実録』）

②　仁寿三年（八五三年）

◯疱瘡の流行（『日本文徳天皇実録』）

③　延喜十五年（九一五年）

皰瘡（『日本紀略』）

豌豆瘡

時行皰瘡　「当時の医書『医心方』には、『病源候論』及び『千金方』を引きて、皰瘡、豌豆瘡の名称を用ひ、『葛氏方』を引きて、時行皰瘡の称をも用ひたり〔『続日本紀』延暦九年の条下に垸豆瘡の文字あり。垸の字は、豌を誤れるなるべし〕。而して、この瘡の名、これよりのちの書には多く、皰瘡といひ、豌豆瘡の称呼は早く已にこの頃に廃れたり。」（富士川游『日本疾病史』六二頁）

④　承平年間（九三一年～九三八年）

皰瘡（モガサ）流行、人民疫死。

『倭名類聚鈔』には皰瘡の称呼を用ひ、これにモカサの仮名を附し、『唐韻《とういん》』を引きて、「皰防教反面瘡也、『類聚国史』云、仁寿二年、皰瘡流行、人民疫死皰瘡云毛此間加佐』と註せり。――中略――

皰瘡は医学上の称号なり。当時の俗は、これをモカサと云ひしこと、奈良朝以来異なるところなかりしが如し。『倭名類聚鈔』にも皰瘡にモカサの仮名を附し、『栄花物語』等の諸書にも、これをモカサといひたるにて知らるべし（富士川游『日本疾病史』六二頁）。

◎鎌倉時代

疱瘡
豆瘡
豌豆瘡（ワンヅカサ）（梶原性全の『万安方』は、これらにモカサの訓をつけた。）
赤斑瘡（『百錬抄』『吾妻鏡』）

◎室町時代
疱瘡・痘瘡（『後愚昧記』『花営三代記』）
イモヤミ・イモ（俗称）

◎安土・桃山時代
安土・桃山時代を経て、江戸時代に至る。

◎江戸時代
痘瘡（医師の用語）
痘疹（医師の用語）
イモ（俗称）
モガサ（俗称）
ハウサウ（俗称）
と、いわれた。
すなわち、
① 貞享三年（一六八六年）
痘瘡（トウサウ。俗に云ふモカサなり。）（『病名彙解』）

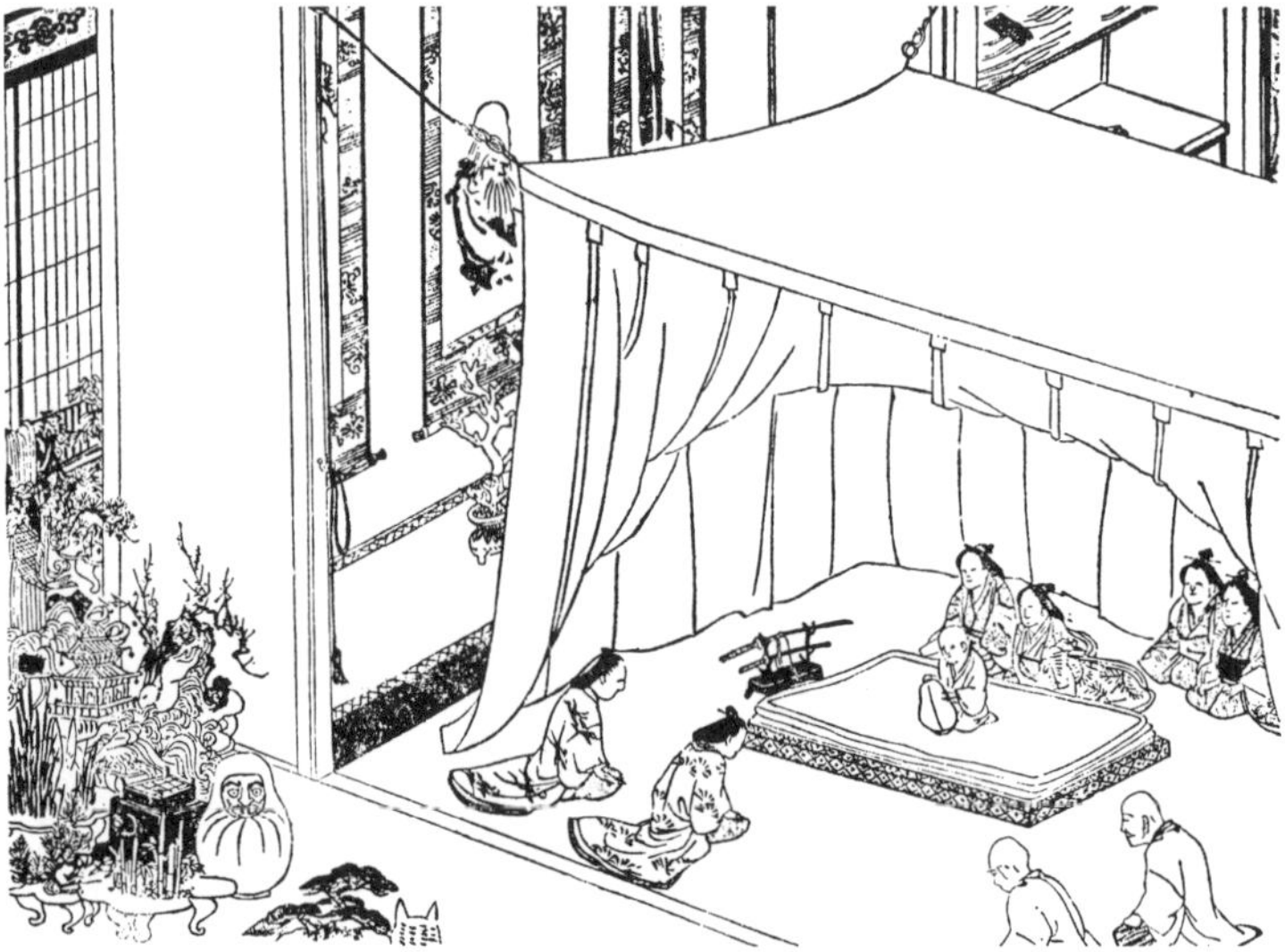
武家病室で「酒湯」の賀詞を受ける痘瘡患者
（石塚汶上『護痘錦嚢』所載）

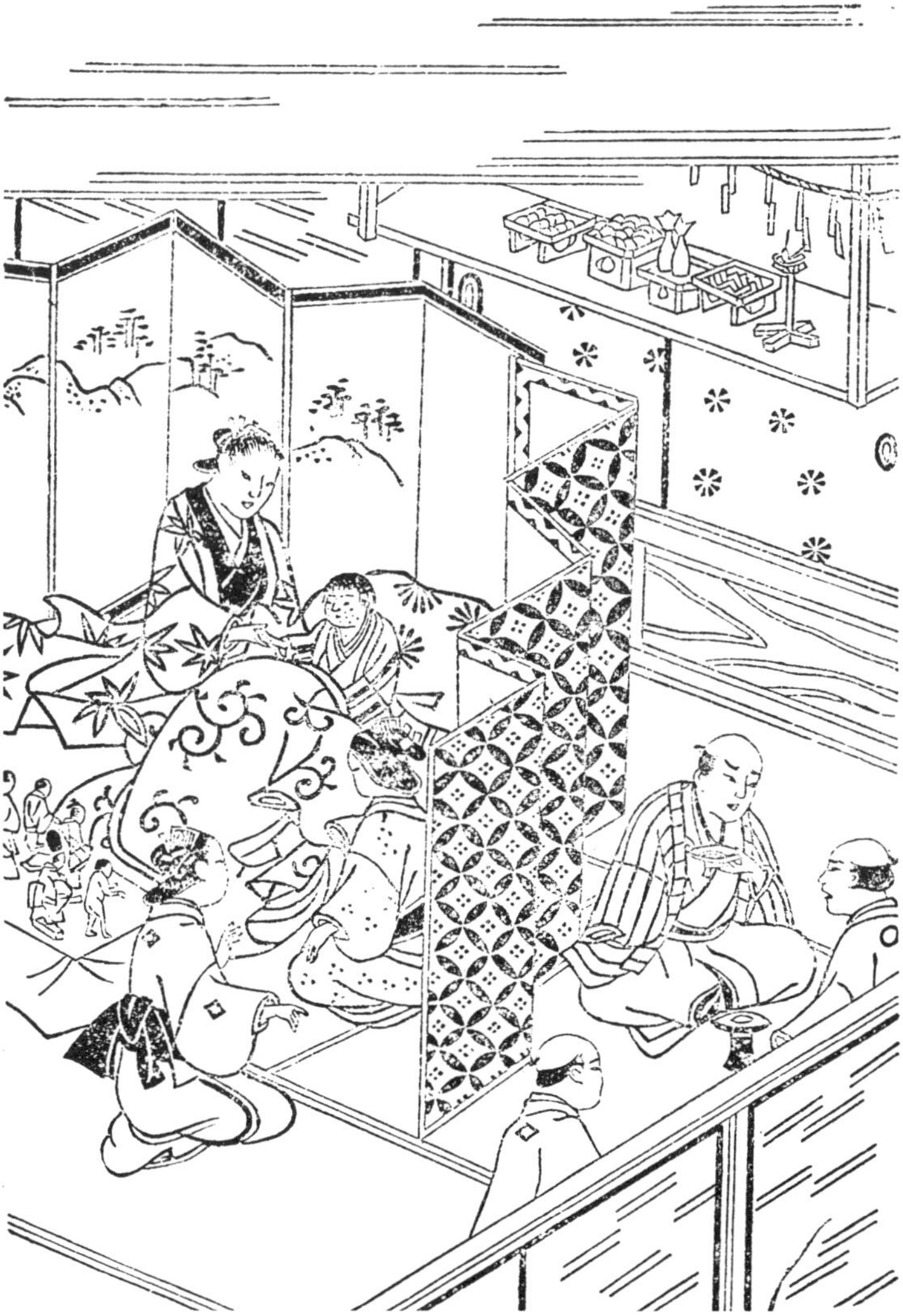

痘瘡患者の病室（『小児養育草』所載）

痘瘡（トウサウ、モカサ、俗に疱瘡と云ふ。）（『病名彙考』）

② 享保七年（一七二二年）

痘瘡（モカサ）、疱瘡（ハウサウ）、芋瘡（モカサ）（以上は寺島良安撰『済生宝』による。）

③ 弘化年間（一八四四年～一八四七年）

痂癩（フタカツタキ）弘化年間、山下玄門の『痘疹一家言』には、「『傷寒論』の痂癩は正しく疱瘡なるべし。フタカツタヰと訓ずるにも考ふべし」と述べている。

種痘法の伝来

九州の長崎に延享元年（一七四四年）、中国の医師、李仁山が来日して「種痘法」をおこなった。この李仁山を先生として、長崎の医師、柳隆元と堀江道元とが学び、種痘法をうけついだ。

9 梅毒

倭寇がもってきた梅毒

空高く「南無八幡大菩薩」の旗をひるがえして海上を駆けまわった日本の海賊集団――倭寇が、梅毒を日本へ運んだ史実について、触れてみよう。その時期は、三浦《さんぽ》の乱（一五一〇年）以後のことであって、明国の南部を、はげしく荒しまわった後期の「倭寇」が、日本の港の遊女に、恐るべき梅毒をうつし、それがやがて日本全国へ広がっていった。このようにして、日本の港々の遊女のいるところに梅毒あり、また東海道五十三次をはじめ、各街道の宿場、宿場の遊女のいる所には梅毒があった。すなわち日本の幕藩体制の整備、強化とともに、各街道が整備され、人馬の往来、物資の流通がますます盛んになっていくとともに、文明病ともいうべき、輸入された梅毒は、江戸時代において、ますます猛威をふるい、日本人の性生活を脅かした。まさに江戸時代において、文明と文化の花が咲く所に、梅毒の妖花も、つぎからつぎへと開花しつづけた。

鉄砲とともに広がった梅毒

日本に梅毒の伝来したのは室町時代後期の永正九年（一五一二年）であり、日本の種子島に鉄砲がポルトガル船によって伝えられたのは天文十二年（一五四三年）であるから、鉄砲より梅毒の方が三十一年早くやってきたわけだ。

西洋の悪魔的な文化の両横綱格の鉄砲と梅毒とが、ほとんど同じ時期に、日本に上陸して広がったことは、その後の日本史に大きな影響を与えずにはいなかった。

梅毒は、当時の人から唐瘡《とうそう》（トウカサ）とか南蛮《なんばん》瘡、楊梅《ようばい》瘡、綿花《めんけ》瘡あるいは天疱瘡と呼ばれた。梅毒を唐瘡というわけは、梅毒が中国の広東と琉球とからやってきたことを示唆している。そしてこの梅毒を海路わざわざ日本まで運んできたのは、かの悪名高い海賊の倭寇であった。これを楊梅瘡と呼ぶわけは、皮膚にできる小さな吹き出物の形が楊梅《やまもも》に似ているから名づけたので、日本ではさらにこれを簡単にして「梅毒」といった。これを綿花瘡というのも、やはりその形が似ているためである。『景岳全書』に「毒甚而大者、泛濫可レ畏、形如二綿花一、故名二綿花瘡一」というのは、このことを述べている。そしてこれを黴瘡《ばいそう》というのは「此瘡青黒瘡白、如乙物中二久雨一、而生レ黴之色甲」（『先醒斎筆記』）というわけからである。

我ガ邦ノ俗間及ビ医家、又コノ病ヲ湿・湿気・湿瘡・湿毒ト唱フルモノアリ。コレ当初該症ヲ以テ湿熱ニ因ルモノト信ゼシガタメナリ。一説ニ言フ「或謂、二百年前、此疾漸播二海内一、患者猶稀、故世人以為二穢悪疾均一レ癩、大嫌二悪之一、是以医人阿諛、謂レ湿者、為二俗士一諱レ之耳、本非二有レ拠而言一レ之、其後準縄等書船上来、其説遂痼云」（香川修庵『一本堂行余医言』）

梅毒と鉄砲が日本に初輸入されたことは、当時の戦国大名の驚異であるとともに、戦国時代を終わらせ、織田信長による天下統一を実現させるために、重大な役割を演じた。

戦国の名将にも梅毒にかかった人物が多く、たとえば関ケ原で西軍の悲劇の勇将として名声高かった大谷吉継《おおたによしつぐ》は梅毒（あるいは癩）で悩んだし、徳川家康の第二子結城秀康《ゆうきひでやす》も、梅毒のため鼻がおち、ついに絶命した。戦国時代に猛威をふるった梅毒は、江戸時代になってからも、さらにはびこっていった。

「三代将軍家光の時代、慶安三年（一六四八年）に船載された生薬のなかに、梅毒薬の土茯苓《どぶくりょう》（山帰来の根）が一三万八千七五〇斤もあったという。いかに梅毒が蔓延していたかがうかがえる。」（立川昭二『日本人の病歴』五四頁）

梅毒の最古の記録は、日本では永正九年（一五一二年）である。

永正九年壬申、人民ニ多ク瘡有リ、浸淫瘡ニ似タリ。是レ膿疱・飜花瘡ノ類ニシテ、稀ニ見ル所ナリ。之ヲ治スルニ浸淫瘡ノ薬ヲ以テス。……之ヲ唐瘡《とうも》・琉球瘡《りゅうきゅうも》ト云フ（竹田秀慶『月海録』）。

永正十癸酉、此年天下ニタウモト云フ大ナル瘡出デ、平癒スルコトナホ久シ。其形譬ヘバ癩人ノゴトシ（『妙法寺記』）。

と書き残されている。

江戸文化の底に咲く仇花

江戸中・後期の蘭医、杉田玄白（享年七十歳）は、花柳病とくに江戸時代中・後期の梅毒について、

彼是《かれこれ》慮り見るに、黴毒ほど世に多く然も難治にして人の苦悩するものなし。……兎角する内に年々虚名を得て、病客は日々月々に多く、毎歳千人余りも療治するうちに、七八百は黴毒家（梅毒患者）なり。如斯事《かくのごときこと》にして四五十年の月日を経れば、大凡《おおよそ》此病を療せし事は数万を以て数ふべし。今年七十といふに及べども、いまだ百全の所を覚えず（杉田玄白『形影夜話』文化七年、一八一〇年）。

杉田玄白ほどの名医も、梅毒の流行ぶりと、しかもその難治性をなげいている。

この恐るべき梅毒が、日本人の間に広く深く流行している有様を、江戸時代の外国人たちも、驚異の目で観察をくだしている。

幕末に来日したポンペは、売春と梅毒との因果を指弾しながら「このもっとも恐るべき状態がますます深刻に拡大しつつある」と記している（立川昭二『日本人の病歴』九六頁〜九七頁）。

梅毒が日本に最初に侵入したのは、十六世紀の初頭であった。梅毒は「多クハ売婦《バイタ》ヨリ伝染」（船越敬祐『黴瘡軍談』）した。異国からまず長崎の遊里などに侵入した梅毒は、貴賤男女を無差別に攻撃し、それから後、長期間にわたって、日本で猛威をふるった。

しかも徳川三百年間のすべてのありさまは、精神、形式、風情、色彩、歴史、系統などにおいて、花柳界と無関係のものはなかった。

天明（一七八一年〜一七八八年）の頃の吉原の遊女は、その前よりも、その後よりも、優れていたと思われる。江戸文化の花を咲かせた遊女のかげに、恐ろしい性病が、まるで芝居の黒衣《くろご》のように潜んでいるのは、まさに歴史の皮肉としか言いようがない。

10　労咳《ろうがい》（肺結核）

若い娘が多くかかった労咳

慶長十九年（一六一四年）十月に大坂冬の陣が起こったが、十二月には東軍（徳川方）と西軍（豊臣方）との和議が成立した。この慶長十九年（一六一四年）に江戸前期の仮名草子《かなぞうし》の作者・三浦浄心《みうらじょうしん》（永禄八年〜正保一年）は、江戸時代の初期の、庶民と結核との戦いについて、つぎのように書き残している。

見しは今、ろうさいはやり皆人煩《わずら》へり。さるほどにくすしたちはこの時花病《はやりやまい》をなほし、手がらにせんと術をつくし、良薬をあたへ給ふといへども治することかたし（三浦浄心『慶長見聞集《けいちょうけんもんしゅう》』慶長一九年、一六一四年）。

これから、江戸時代初期の肺結核つまり労瘵《ろうさい》が、なおしにくい流行病であったことがよくわかる。肺結核のことを庶民は、労咳・労瘵とよんでいたほか、肺労《はいろう》・伝屍《でんし》・労嗽《ろうそう》などいろいろの病名が使用されていた。

若い十六、七の女性の結核は、精神的な過労や憂鬱などの原因が多く、病状として盗汗《ねあせ》が出ることが、元禄五年（一六九二年、五代将軍・徳川綱吉の時代）に、つぎのように記されている。

男子より女子は親の寵愛深きゆゑに、いふままに育てあげ、嫁入りまへになれば、にはかに藝を教へ、性をため、氣を鬱し、思ふこと心にかなはず。嫁入しても姑の心をかね、夫の氣をとるゆゑに、おほくは十六七のころ、労咳のやまひをわづらふものなり。労咳の症はわれもしらず、そばよりも見つけず、いつとなく日をかさねて、顔ばせおとろへてうれへの色あり。哺時《さるのとき》(午後四時)より熱出《い》で、さらさらとさむく、經水《けいすい》(月経)來らず、盗汗《ねあせ》出で、痰・咳・不食などのかたちあらはるるものなり。右のうち一色《ひといろ》にてもあらはるることあらば、われと心をとりなほし、養生して、はやく医師を頼みて、盗汗出でぬまに、四花患門《しかかんもん》といふ穴《けつ》（つぼ）に灸をし給ふべし（艸田寸木子『女重宝記』巻一の「身の養生」、元禄五年、一六九二年）。

このように江戸時代初期においても、結核の早期発見を力説しているのは、相当に科学的で、現代的でさえあるが、治療方法として「灸」に頼るだけとは、いささか寒心の至りである。

「ろうさい節」の流行

陰気な病気の代表のような肺結核は、現代人にも江戸人にも、陰気という同一の印象をあたえている。その証拠として、慶長（一五九六年～一六一四年）のころ、「ろうさい節」がはやった（『昔々物語』享保一八年、一七三三年）。

「ろうさい節」という奇妙な唄の名前は、その陰気な節まわしが原因であったと思われる。この「ろうさい節」は、労瘵《ろうさい》（肺結核）の流行を反映して、百年以上も歌いつがれ、江戸の町ではやっていった。労瘵は慶長（一五九六年～一六一四年）にも流行した。「ろうさい節」も、約百年後の作家・井原西鶴（寛永十九年～元禄六年、一六四二年～一六九三年）の好色物のなかに、つぎのような姿で、再び登場して、肺結核の唄と病がともに「どっこい、おいらは生きている」ことを証明し、自己主張をした。すなわち、その一文を見ると「この御坊に昼夜脅かされて、ろうさいかたぎになりける」（西鶴『好色一代女』）とか「ろうさい一拍子あげて」（西鶴『好色一代男』）などというように、肺結核のろうさいは病気と唄の両方で百年後も、相変わらず活躍して、江戸時代の庶民を悩ましつづけた。なお労瘵《ろうさい》とは「ツカレテスリキレルの意味で、痩せ細りの病態からいったもの」（三田村鳶魚）であるが、労瘵には、労咳《ろうがい》すなわち肺結核のほかに、一種の神経病で、恋の病のたぐいを言ったり、気鬱症をさすときもあった。

恋の病と労咳

井原西鶴などから約百年後の寛政七年（一七九五年）に至って、津村淙庵の労咳に対する新説が登場した。それは「青少年の脾胃虚《ひいきょ》（消化機能の衰弱）から労咳（肺結核）になる」という説で、つぎのように記されている。

> 男女ともに、十五六歳より廿歳までの内に、労咳とてわづらふ事あり。誠の労咳にあらず。これは十五六より廿ごろまでは、食を喰ひ過るゆゑ、脾胃虚して食物脾胃にもたるるまま、疾を引出したまり、また咳をおこし、気むづかしく煩ふを大かたは労咳なりとて、労咳の療治のみするゆゑ、脾胃虚はなほらずして、日数をふれば、誠の労咳になりて死ぬるなり（津村淙庵『譚海』寛政七年、一七九五年）。

すなわち、消化機能の衰弱（脾胃虚）と労咳（肺結核）との相関関係を、江戸時代の後半においては、このように認識していた。

さらに江戸時代も後期に至ると、労瘵（肺結核やノイローゼ）の原因は、精神過労（心労）と房事過度（房労）と消化機能の衰弱（脾胃虚）の三つであり、このため労瘵が起こると思われていた。すなわち「労瘵は心労（精神過労）と房労（房事過度）によっておこる病気である。」（医師・原南陽『医事小言』文政三年、一八二〇年）とか「ぼっとりと気鬱を病み出し、食もはかばかしう咽《のど》にいかず、くらがりが静かでよいと労瘵かたぎに見せかける」（『心中大鑑』）などと、するどく観察されている。

なお労咳（肺病）は昔から猛威をふるい、やがて明治時代になってさえも、日本帝国の「亡国病」と呼ばれるほどに人々から恐れられた。

11　心臓病

外国人のみた日本人の心臓病

つぎに時代は一足とびに飛んで、江戸時代の末、幕末における日本人の心臓病の状況を、外国人がどう観察したかを見てみよう。

オランダの医師ポンペ（Johannes Lijdius Catharinus Pompe van Meerdervoort）は、海軍軍医として、安政四年（一八五七年）に来日し、長崎の養生所の教頭として、日本人に西洋医学を教えた。その著書に『日本における五年』がある。ポンペは、日本に胸部癘すなわち肺病、気管支疾患および心臓病が多いことを指摘するとともに、日本に心臓病が多い三大原因として、⑴強い酒の飲みすぎ、⑵熱湯にはいりすぎること、⑶法外な放蕩にふけることが、その主な原因であると観察している。すなわち、心臓病の多いことをまず述べた後、ポンペは、その原因について、つぎのように言っている。

「日本に心臓疾患がきわめて多い理由は主に何でも過度に濫用するからである。特に強い酒の飲みすぎが原因であり、またたび熱湯に入りすぎること、さらにまた法外な放蕩に耽《ふけ》ることがその主な原因であると思う。規則正しい生活をしていれば、日本の気候はオランダよりも心臓病にとって非常によくないということは決してない。」（ポンペ著、沼田次郎・荒瀬進訳『ポンペ日本滞在見聞記』「新異国叢書」10、一九六八年）

このようにポンペは、心臓病の予防法として、「規則正しい生活」をするよう力説している。現代と同じく、江戸時代においても、ガン、中風《ちゅうぶう》（脳卒中）と並んで、心臓病もまた日本人の死亡原因の上位を占めていたことと、外国人もこれらの病気に関心を持っていたことが、以上の記述からよくわかる。

「しゃく」は心筋梗塞か

江戸時代の庶民生活を述べた本などに、癪《しゃく》という病名が、しばしば登場する。たとえば「胸の癪がさしのぼり」（近松門左衛門『用明天皇職人鑑』）とか、「胸の責めさし込みて」（『耳袋』）とか述べてあるように、癪は胸の疼痛を意味する場合が多い。（第4章中扉図参照）『譚海』の癪の薬方のところにも、「癪の張薬、楊梅皮末・胡椒末・蕎麦粉、右目形《めかた》等分にして酢にとき、めし粒にて紙に付て、胸にはるべし。夫《それ》より胸へ差込事なし」とある。もちろん、これだけでは、はたしてどんな病気かは、わからないが、胸部の疼痛を訴える急性の病気としては、滲出性肋膜炎や心筋梗塞などが、まず頭に浮かんでくる。

12 中風《ちゅうぶ》（卒中・脳出血）

内に生じた風にアタル

昔、「風病《ふうびょう》」と呼ばれていた中風（脳卒中）の歴史は古く、その病名も、風病のほか、痱、卒中、中気などと多彩であった。遠く、平安末期に書かれた『医心方』では「中風」といっているが、江戸時代に至ると、中気・中風などと呼ばれた。

幕府の医師が、オランダ人から外科治術を学んだ貞享三年（一六八六年）に、中風（脳卒中）について、蘆川桂州は、

中ハアタルト訓ズ。風ニアタルナリ。真中風・卒中風・類中風ニ分《ワカ》ツ。皆体気虚弱ニシテ、栄衛調ハズ、或ハ喜ビ怒リ憂ヘ思ヒ悲ミ驚キ恐レ、或ハ労力ニ傷《ヤブ》ラレ、真気耗散シ、腠理《ケノアナ》密ナラザルニ因テ、風邪虚ニ乗ジテ入リ、中風ニナルナリ。真中風ハ真ニ風邪ニ中《アタル》ナリ。類中風ハ中風ニ類スルモノナリ。卒中風ハ卒然トシテ暈倒《ウントウ》シ、人事ヲシラザルナリ（蘆川桂州『病名彙解』）。

と述べている。江戸中期の医者で、貝原益軒に学んだ香月啓益《かつきけいえき》（明暦二年〜元文五年、一六五六年〜一七四〇年）は、同じく中風について、これより十三年後の元禄十二年（一六九九年）に、

中風ノ症、真中・類中ノ二ツアリ。近時ノ中風ハ、気体虚弱ノ人、或ハ酒食過度シ、或ハ七情ノ大過ニ因テ、真気耗散《ゴウサン》シテ、邪虚ニ乗ズルナリ。卒《ニハカ》ニ倒仆《タフボク》シテ、口眼喎斜シ、口噤ジテ、語ラズ。痰沫ヲ吐シ、或ハ食物ヲ吐出シ、人事ヲ知ラズ、中風急証多クハ退《ヒイ》テ後、手足不遂、或ハ言語蹇渋スル（香月啓益『牛山活套』）。

この香月啓益の先生の貝原益軒（享年八十四歳）は、父や兄の存斎から医学と漢学を学んだが、名著『養生訓』を正徳三年（一七一三年）に完成させた。

そして『養生訓』のなかで、益軒は、つぎのように述べている。

中風は外の風にあたった病気ではない。内に生じた風にあたったのである。からだが肥えて色が白く気の少ない人が、四十歳を過ぎて気の衰えた時、七情の悩みや酒食の損傷によってこの病気がおこる。いつも酒を多く飲んで、胃腸がそこなわれ、元気がへり、内熱が生じているから、内から風がおこって、手足がふるえ、しびれ、麻痺し、思うようにならず、口がゆがんで物が言えない。これはみな元気が不足するからである。だから若く気の強い時はこの病気はない。もしまれに若い人におこった時は、かならず肥満して気の少ない人である。この病

気は下戸《げこ》にはめったにない。もし下戸でこの病気になったら、肥満した人か、または気の少ない人である。気血が不足して力がなく、麻痺し、しびれるのである。肥えて色の白い人、酒を好む人はふだんから用心するがよい（貝原益軒『養生訓』）。

このように貝原益軒は、ふとった人と、酒飲みとが、中風になりやすいと、江戸時代にすでに指摘している。

中風は、江戸時代でも死因の上位

中風の民間療法は、江戸後期にもいろいろと行なわれた。例えば、中風の薬は、「青松葉五匁を酒五合へ入れ煎じ、その酒ばかりを飲むべし。目口つりゆがみ、年へたる中風にても、治する事神の如し。」（津村淙庵『譚海』寛政七年、一七九五年）とある。

ただし、青松葉の薬酒が、本当に中風に利くかどうかは、保証のかぎりではない。しかし、少なくとも、一種の気休めにはなったかもしれない。

江戸後期の俳人・小林一茶（享年五十八歳）は、文政三年（一八二〇年）の十月十六日に中風となり、やがて手紙で「大根おろしのしぼり汁にて、半身不遂《ふずい》は癒《いえ》候へども、いまだもとのごとくの足に成かね候」と悲痛の念を訴えている。

そして中風との闘病生活をよんだ作品として、

初雪に一の宝の尿瓶《しゆびん》かな

という一句に、雪の信濃が生んだ俳人・一茶の晩年の病苦が、冬の初雪にたくして、きれいに詠みこまれている。

幕末期の有名な医学者・緒方洪庵は、中風について、つぎのようにすぐれた説明をした。

脳脊髄の左側に病あれば右身麻痺痙攣を発し、右側にあれば左身患証を生ず。これ神経始て出る所において、左右互に相叉して、右に出るものは左身に循《めぐ》り、左に出るものは右身に行けばなり（緒方洪庵『病学通論』）。

このように、脳のなかで、右側に障害（病）があると左側の半身麻痺をおこすし、逆に、脳の左側に障害（病）があると、右側の半身麻痺をおこすと説明している。
そして江戸時代においても、現代と同じように、中風（脳卒中）はやはり、死因順位の上位を占めていた。

13 精神病

時代別の呼称と特徴

精神病の歴史は、日本人とともに古い。平安時代初期の弘仁年間（八一〇年〜八二四年）に成立したとされる仏教説話集の『日本霊異記』や、平安後期、嘉承（一一〇六年〜一一〇八年）以後、間もなく成立した説話集の『今昔物語集』を読むと、精神病の話が数多くある。また皇族をふくむ王朝貴族の日記や物語をみると、彼らのなかに精神異常者が多かったことがよくわかる。

各時代の精神病の特徴は、つぎのとおりである。

① 古代——共同体との違和による狂《たぶ》れ
② 中世——まったく超自然的存在の憑依すなわち霊などがのりうつることによる物狂《ものぐる》い
③ 近世——人と人との間にある気の違い、すなわち気違《きちが》いであると認識されるようになった。

気違いとは、対人間関係におけるちぐはぐであると考えられるようになった。別の言い方をするならば、精神、つまり心・気の乱れとしてとらえられ、乱心・乱気ともいわれた。

江戸時代の癲狂・癇症について、蘆川桂洲の『病名彙解』（貞享三年、一六八六年）は、つぎのように述べている。

癲狂《テンキヤウ》　俗ニ云フキチガヒナリ。癲ト狂ト少ク異《コト》ナルコトアリ。入門ニ云フ、多ク喜ブヲ癲トシ、多ク怒ルヲ狂トス。喜《ヨロコブ》ハ心ニ属ス。怒《イカル》ハ肝ニ属ス。

癇症《カンシャウ》　俗ニ云フクツチガキナリ、癲癇《テンカン》ト連《ツラネ》テモ云ヘリ。大人ノヲ癲《テン》ト云ヒ、小兒ノヲ癇ト云ヘリ。ソレ癇症ハ時ニ作《オコ》リ、時ニ止ム。ソノ癲狂ノ心ヲ失《シツ》シテ妄《ミダ》リニ作《オコ》リ、久ヲ經《ヘ》テ癒《イエ》ザル者ト、モト一類ニアラズ（蘆川桂洲『病名彙解』）。

江戸時代には、古医方の大家の香川修庵が、精神病を最初に正確に取り扱った医師の一人である。すなわち

①　癇――驚・癲・狂の総称。

②　驚――いわゆるひきつけを主症とする小児の大疾。

③　驚癇――神経症やヒステリーで、大人や婦人にもみられる。

④　癇――てんかんで大発作をおこす。

⑤　狂――今日の「精神分裂病」であって、錯乱状態のある狭義の精神病である。「剛狂（緊張型）と柔狂（破瓜型）とがあり、剛狂は治しやすく、柔狂は治しがたい」（香川修庵『一本堂行余医言』巻五、文化四年、一八〇七年）と言っている。

香川医師は、昔日本でよく見られた「狐憑《つ》き」も、みな今日の精神病、つまり江戸時代における狂症であって、世間の人がいうような「野狐《やこ》の祟りなどではない」（香川修庵『一本堂行余医言』巻五）と書き残している。そして現在いうところの被害妄想・誇大妄想・感情荒廃・強迫観念・自閉・不眠・幻想・抑鬱などは江戸時代の「狂」という狭義の精神病の各症状が、それぞれ示しているなどと、当時から、すでに鋭く観察している。

それから十年後の文化十四年（一八一七年）に薩摩藩医の喜多村良宅は、香川修庵の精神病学説をさらに前進させた。すなわち精神病の原因について、先天的な遺伝性のものと、後天的な原因によるものの二つに分けて、

「狂癇には、遺伝するものがあり、また幼時に大驚したり、成人して精神過労や抑鬱・憂愁からおこるものがあり、婦人は大産後に気血が調わないで発症する」

と記し、さらに自分の患者について、精神病の実例として、

「松本侯の家臣細川金助の妻は、狂を患い、発熱・頭痛し、言語は錯乱、まるで鬼のようになり、内藤侯の十七歳になる娘は狂を患い、日夜喋喋とし、眠ると不安になり、怒って床をうち、器物を投げ、罵り声をあげ、いたるところを走りまわり、四年にもなる。あるいは、赤坂町の近江屋某の妹は、家難にあって心労し、鬱々として一室にとじこもり、人を避け、泣き悲しみ、自殺しようとし、人が自分を捕えにくると云《い》い、身体は痩せ衰え、悪寒と発熱をくりかえし、食べなかったり、大食したりする。——（以下省略）——」（喜多村良宅『吐方論』）

と、診察した精神病患者たちの病状や療法などについて、いろいろな角度から正確にくわしく書いている。

てんかんとヒステリー

さらに二年後の文政二年（一八一九年）の六月に、阿波で一揆がおこり、十二月に、陸中の南部領では農民の打ちこわしが勃発した年であるが、この年にまた、精神病の本が書かれた。それは「幕末の動乱期」に頻発した精神病の実態を、つぎのように述べて、精神病の発生の社会的な背景について、一大警告を行なっている。すなわち狭義の精神病を「癲狂」と規定した医師の土田翼卿は、

「昔はこの病気は少なかったが、近世になるとこれを患うものが多く、あたかも連染するようだ。おそらく、太平が久しく、貴賤ともに思慮・嗜欲を節せざるからだ。」

と述べ、

「癲狂は言語障害があり、中風のようになり、なかでも白痴のようになる者は予後不良である。」

と指摘している（土田翼卿『癲癇狂経験編』）。

この陸奥出身の名医・土田翼卿は、さらに「癇」すなわちてんかんと「癲」すなわち神経症やヒステリーについても報告し、精神病患者五十七人の症例をあげている。

○精神病患者五十七人の内訳（土田翼卿『癲癇狂経験編』）

	男	女
狂	7	10
癲	21	17
癇		2
計	28	29
10代	7	6
20代	8	6
30代	6	7
40代	4	5
50代	2	4
不明	1	1
計	28	29

（立川昭二『日本人の病歴』二二五頁）

その内訳の症例中から、男女精神病者の悲惨な三例をつぎに引用する。

① 白井某、年二十一二。狂ヲ発シ、昼夜寝ズ。喚呼、妄走シ、水火ヲ避ケズ。悲喜笑罵シ、親疎ヲ弁ゼズ。家人拘制スル能ハズ。縶《シバ》リテ室ニ置ク。飲食過度ニシテ、大便秘ス。

この精神病患者は「狂」というから、「多く怒る」方に分類されるわけである。

② 深沢氏の長子、年二十一二。癲ヲ発シ、三月余、驚悸シ、寝ル能ハズ。惑惑トシテ居ルコト安カラズ。人ノ隙ヲ窺ヒテ、死ヲ欲スルコト数次、幸ニ之ヲ救フ。縶リテ之ヲ室ニ置ク。

この深沢氏の長子の精神病患者は、「癲《テン》ヲ発シ」たというから、気の毒にも大発作をおこすてんかんであったと思われる。

次は美女の狂人で、狂する時は、男の倍の力を発揮した実例を見よう。

③ 浅見氏ノ室、年三十四五。狂ヲ発シ、二年余。昼夜臥セズ。悲喜常ナク、或ハ東西ニ呼走ス。ソノ劇スル時ニアタリテハ、力男子ニ倍シ、数人ニテ制ス能ハズ。飲食過度ニシテ、大便秘シ、白沫ヲ吐キ、日ニ二、三合許《バカ》リナリ（土田翼卿『癲癇狂経験編』）。

なお二年後の文政四年（一八二一年）にも、精神病（癇症）を近世病といった。江戸後期の名君の松浦静山《まつらせいざん》も、その著『甲子夜話《かっしやわ》』のなかで、精神病について述べている。一方、現代から見ても、「江戸時代末期のように社会的変動が増大していく時期には、人びとの精神的不安・葛藤《コンフリクト》・欲求不満《フラストレーション》がエスカレートしていく過程で、精神病質者が顕在化していったにちがいない。」（立川昭二『日本人の病歴』一三九頁）という見方もある。

このようにして、明治維新の前後は、庶民の精神的な不安と不満とをますます助長し、精神病患者の増加を招いた。ようするに、精神病と明治維新とは、時代の精神的不安が関わりを持っていたといえるであろう。

14　婦人病

間引きと堕胎が大流行の江戸時代

女性の受難が極点に達した江戸時代は、いまわしい堕胎と間引き（嬰児殺し）が、封建的な矛盾を反映して大流行であったが、その罪の意識に女性が悩まされた結果、水子塚が多く建立されて、現在でもその一部は残っている。間引きと堕胎の大流行については、江戸前期に来日したイスパニア人ドミニコ会の宣教師ルイス・フロレス（Flores, Luis ?年〜一六二二年、?年〜元和八年）は、日本で布教に従事していた時に、なんと「二十回も堕《おろ》した女性がある」（『日欧比較文化』）と聞いて、びっくりしている。また鎖国すこし前に日本にやって来た宣教師コリャードは、堕胎について、日本のある女性信者の告白を次のように記している。

わたしの夫は意地の悪い者なれば、わたしをうつ、たたくによって、その子をもうけぬためとて、身もちになってより、腹をひねってその子をば堕《お》ろしまらした。

わたしらは貧人至極《しごく》でござれば、六人の子をもちまらしたが、それを育つるようもござらいで、懐胎になるまいため、からくりもいたしまらする。一度は懐妊になってから、薬を用いて六月の子を堕《お》ろし、一度また産の時分に、子を踏み殺して、腹中から死んで生まれ申しまらしてござる（宣教師コリャードCollado,dliego『懺悔録』、宝永九年、一六三二年）。
それから三十六年後の寛文八年（一六六八年）二月に、徳川幕府は、農民と町人に倹約令を出しているが、封建的な将軍や大名に搾取されて貧乏だった当時の農民や町人は、堕胎のための劇薬を呑んだり、間引きをくり返したりして、家族の飢えをかろうじて凌ぐという悲惨な生活であった。堕胎薬の使い方は、つぎのとおりであった。

「挿し薬の方、古血下しとも又子腐り薬《ぐさ》とも云ふ、檳榔子《びんろうじ》五分粉にして薄荷の煎じ汁少々、水銀少々右の丸薬の先きに付け、大きさ三分程の丸さにして、産門に押し入れて、一時ばかり置くなり。一さしにて子は腐りずる〳〵になり下るぞ。」

という、目もあてられない有様であって、堕胎に失敗して悶絶したまま絶命する妊婦も、あとを絶たなかった。

産前の八症・難産の七症

これより二十二年後の元禄三年（一六九〇年）江戸中期に来日したドイツ人医師のケンペル（Kaempfer, Engelbert 慶安四年〜享保一年、一六五一年〜一七一六年）が長崎のオランダ商館医師となったこの同じ年に、日本では、お産の心得と養生とを、わかりやすく説明した本が出版されて、広く読まれた。その本には、産前の病気の八つの症状や、難産について、つぎのとおり詳しく書かれている。すなわち産前の病気の八症は——

懐妊の内あしくすれば、さし出る病症は、胎動（はらいたむ）・胎漏（血下る）・子煩（身ほめく）・子懸（むねへつき上る）・胎水（身むくむ）・子癇（てんかんのようにやむ）・子淋（りんびょうごころ）・子瘖（物いわれぬなり）、大《おお》かたこの類なり。

また恐るべき難産の七症は

月たらずして堕つる半産（流産）、片手まず出る横生（よこご）、足まず出る逆産（さかご）、臀《いさらい》まずあらわるる坐産、産婦のはらわた先ず出る盤腸産、子のいただき見えて生まれかぬる碍産（げさん）、片こうべ片もも現わるる

側産（稲生恒軒『いなご草』元禄三年、一六九〇年）

というこれらの七症が、難産の場合に見られると書かれている。

妊婦の心得

江戸時代の中期から後、若い女性に、お産や妊娠の心得をわかりやすく個条書きにして説明した解説書には、妊婦の心得がつぎのように述べられている。

一、懐妊の間は、立居しげく働き、足を屈《かが》めて臥《ふ》すべし。身もち気随にして足を伸ばし臥すときは、腹の内の子肥《ふと》りて、産、大儀《たいぎ》なるものなり。座敷を歩きたもうべし。

一、懐妊の間に、高き所の物を、手を伸ばして取るべからず。重き物を持つべからず。つまずき転ぶべからず。これをそむけば、小産（しょうさん・流産）して、腹の内の子死するなり。

一、懐妊の間は、舌たるもの（しつこいもの）、熱きもの、食すべからず。これを食えば、生まれたる子の頭《かしら》に、瘡（かさ）・腫れものできるなり。

一、懐妊五カ月ののち、房事しげければ、生まれたる子、疱瘡おもきものなり。医書に、胎を結べる後、一時の楽しみを恣《ほしいまま》にすれば、その胎動揺し、子まさに成らんとするに至って禁ぜざれば、その子風疾多し。これを胎疾と云う、とあり。

一、懐妊の時、物に驚きおそるること多ければ、生まるる子かならず驚風（きょうふう）をわずらうものなり。

一、懐妊のうち、毎月いつものごとく経水来たりて、産することも有る事なり。これを垢胎（くたい）という。懐妊ののち、数月して大血（おおち）下りても、平産する事あり。これを漏胎（ろうたい）という。（艸田寸木子『女重宝記』第三巻「懐妊の巻」元禄五年、一六九二年）

徳川将軍の寵を一身に受けた愛妾が、うっかり高い所の紅葉の一枝をたおろうとしたのが原因で流産した話は、前述の「懐妊の間に、高き所の物を、手を伸ばして取るべからず」のいましめを破ったためであって、この妊娠心得の重大さをよく示している。

婦人病の民間療法

これと同じころ、元禄十三年（一七〇〇年）に、婦人病の民間療法の秘法も公開されており、またこの年に徳川幕府は、一方では捨子を厳禁しているという注目すべき事実も存在し、婦人病や出産、堕胎、捨子など一連の社会的な婦人問題への関心が、官民ともにたかまっていることを如実に示している。

その婦人病の民間療法と薬については、つぎのような薬と治療方法とが書かれている。

（婦人病の薬）

女人陰門（女子生殖器の外陰部）つねにほひあしきをいやす薬
女人陰門はれいたむ時の薬
女人陰門かゆき時の薬
女人陰門冷えて気味あしき時の薬
女人陰門かさの薬
女人陰門久しくやぶれていえざる時の薬
女人陰門くさびらの如くになりたる時の薬
女人陰門のびいづる時の薬
女人陰門湿気ありて強くかゆき時の薬
女人麻（淋）病の薬
女人陰門ただれたる時の薬

ねたましき女人をなほす薬の事
腰気のさしくすり
男に交はり陰門破れたる時の薬
（婦人病の民間治療法）
女人陰門へ蛇入りたる時の事
女人かい虱の事
月水流しの方
月水の伸べ縮め自由にする事
女人陰門療治心得の事

（『男女御土産重宝記』元禄十三年、一七〇〇年）

この『男女御土産重宝記』が出版された年に生まれた江戸中期の産科医の賀川玄悦（元禄十三年～安永六年、一七〇〇年～一七七七年）は、若い時、隣の畳屋のおかみさんが、片手のまず出る横生（よこご）という難産にぶつかったのがキッカケで、分娩の手術を研究・開発し、苦心の末、名著『産論』を完成した。

江戸中期の思想家であるとともに医師でもあった安藤昌益（元禄十六年～宝暦十二年、一七〇三年～一七六二年）は、幕藩体制の矛盾と封建制の搾取機構とを痛罵しているが、一方では医師の立場から、独特の妊娠・分娩論を、つぎのようにするどく展開している。

然るに世々の医、産術の治方を魯愚《ろぐ》の老婆に任せ、己れは拙知の推量を以て妄に催薬のみを与え、其の妙序を知らず、母子倶《とも》に之れを殺すこと多く愚罪の至りなり。故に此の産人の道は、医たる者、自然人道の妙序を明《あか》し、自身手を下して難産を救うべき要道なり（安藤昌益『統道真伝』、立川昭二『日本人の病歴』）

江戸時代も後期に至ると、すぐれた家庭医学書が出現し、産前産後の病気についての救急法が挿図入りで説明されている。たとえば天保三年（一八三二年）、天保の大飢饉の年に出版された平野重誠の『病気須知《びょうきしゅち》』は、当時の社会不安にともなう病気に対するいわれない心配を解消し、世間一般の評判もかなりよかった。
しかし婦人が、お産と婦人病の不安と恐れから解放されるのは、さらに長い医学的研究と努力とが必要であった。

15 脚気

江戸煩い・大阪腫れ

江戸煩い・大坂腫れの奇病といわれた江戸時代の脚気《かっけ》は、「銀シャリ」による、ビタミンB_1の欠乏症である。脚気の原因は、食生活の変化、すなわち半搗米《はんつきまい》から精白米《せいはくまい》への変化にあった。

このほか、奸商の隠匿米、古米あるいはカビ米の精白米を食べたことが、脚気の引き金となった。岡崎桂一郎は、『日本米食史』（昭和五年）で、つぎのような原因を指摘している。そのひとつは、海運がひらけ、湿気のある奥羽米や越後米が江戸・大坂に回送され、長い航海中に風雨にさらされ、不完全な倉庫に長年貯蔵されたこと、また備荒策として越年貯蔵された古米あるいはカビ米を市民に供給し、あるいは札差《ふださし》の制によって不良の隠匿米ができたこと、一方、千石篵《せんごくどおし》などの発明で精白法が容易になり、さらに米搗《こめつき》業者や奸商は精白をやりやすくし、また目方をふやすため、水をまいた米を白米とした。こうして、もっとも条件の悪い貯蔵不良のフケ米などと呼ばれる不乾燥米を精白した白米が、実は人びとの常食となり、脚気発生の引き金となった、という（岡崎桂一郎『日本米食史』、立川昭二『日本人の病歴』一八七頁）。

幕末になっても、脚気は盛んに流行した。十四代将軍の徳川家茂《いえもち》（二十一歳）でさえも、長州征伐のため大坂へやって来たとき、慶応二年（一八六六年）七月に、脚気で陣没したほどであった。

そして幕末から明治に至るまで、脚気は結核とともに、当時の二大国民病として人びとから恐れられた。

16　囚人の病気

牢疫病と湿病（皮膚病）

江戸後期の蘭学者、高野長英は、蛮社の獄で永牢の処分を受け、天保十年（一八三九年）に小伝馬町《こてんまちょう》の牢屋に入れられたが、その残酷きわまる体験を、つぎのように書き残した。

頃しも五月中浣《ちゅうかん》の事なれば、暑気旺盛なるに、取わけ今歳は暑さ強く、高楼に登り、窓戸を開き、納涼するだに凌ぎ兼ぬるに、況《まし》て日光も透射せず、風気も流通せぬ、陰鬱の処に、数十人鱗次《りんじ》充填してあることなれば、其熱さ堪へがたく、病人の臭気、汚穢の諸物一種異様の臭気となり、牢内に散満するものから、其臭さ譬へん様なく、久しく此中にあらんには中々存活せんとは思はれず、さる上に、昨日迄も健かにありし人の、今朝は病に斃れて死するもあり、今朝迄も歌ひつ笑ひつ余念なくありし人の、御用の声と諸共に、出る間もなく、一片血煙となり消へゆくもあり（高野長英『鳥の鳴音』）。

例えば、高野長英の入れられた小伝馬町の牢屋敷は、湿地の上に建てられていたうえ、空気の流通が悪く、しかも日光も獄舎に入らず、またときどき多数の囚人を収容したから、ひどく非衛生的であった。

江戸時代の牢内は、日光も入らず、通風、換気、温度、湿度、囚人の定員などいろいろな点で、きわめて非衛生的であったため、囚人の多くは、牢疫病や湿病にかかり、高野長英も指摘しているように、牢内で病死する囚人が跡を絶たなかった。

17　つつが虫病

貧農の命を奪うつつがむし病

江戸時代の農民の命まで奪った恐るべき病気として、越後、秋田、米沢などに恙虫病《ツツガムシ》があった。

約二百年前の上杉藩の時代に今の山形県の南部、中央を最上川が蛇行しながら北流していた。その最上川の両側に、鮎貝村、畔藤村などが、その当時は繁栄していた。

（この）鮎貝村・畔藤村・田尻村・石那田村・広野村の最上川沿岸一帯は、氾濫の迂回水で大きな被害をうけ、土砂におおわれ、つねに雑草が繁茂し、茫々たる草原であった。ここに、いつの頃からか毒虫が猖獗をきわめ、土地の農夫たちが草刈りにいくと、これにさされて高熱を出し、命を失うものが多かった、という。ことに八月頃がもっとも危険で、たとえば天保七年（一八三六年）八月十三日と安政三年（一八五六年）八月二十六日には、荒砥の陣屋の番士までがこのために死亡している。土地の者はこれを「ケダニ」と呼び、病河原に近づくことを恐れたが、ここには身の丈《たけ》をこえる葦《あし》や茅《かや》が密生し、たやすく牛馬の飼料を得ることができるため、危険を冒して足をふみ入れ、この病毒にたおれるものが跡を絶たなかった。これに苦しんだ人びとは、毒虫を神に祀って難をのがれようと願い、万延元年（一八六〇年）六月二十六日、小さな祠堂を造営した。

「毛谷大明神」と呼ばれるこの小祠は、いまでも往時の病河原の一画にのこっている（『荒砥町誌』昭和二十九年、二二三頁）。

このように当時の農民は、生活のため、そして、牛馬の飼料を得るために、文字どおり命がけで農業に従事し、しかも多数の貧農が、農作業中にそのかけがえのない一命を奪われていった。この地方を通過した運の悪い旅人も、まきぞえを食って、やはり絶命した。その恐ろしさを、今日までも伝える言葉として「恙無《つつが》きや」という挨拶の一句が、日本中に今なお残っているほどである。

しかもこの恐るべき恙虫病《つつがむし》が、現代においてもまた、復活の兆候が見られるとは、やはり心配な話である。

『病草紙《やまいのそうし》』より②

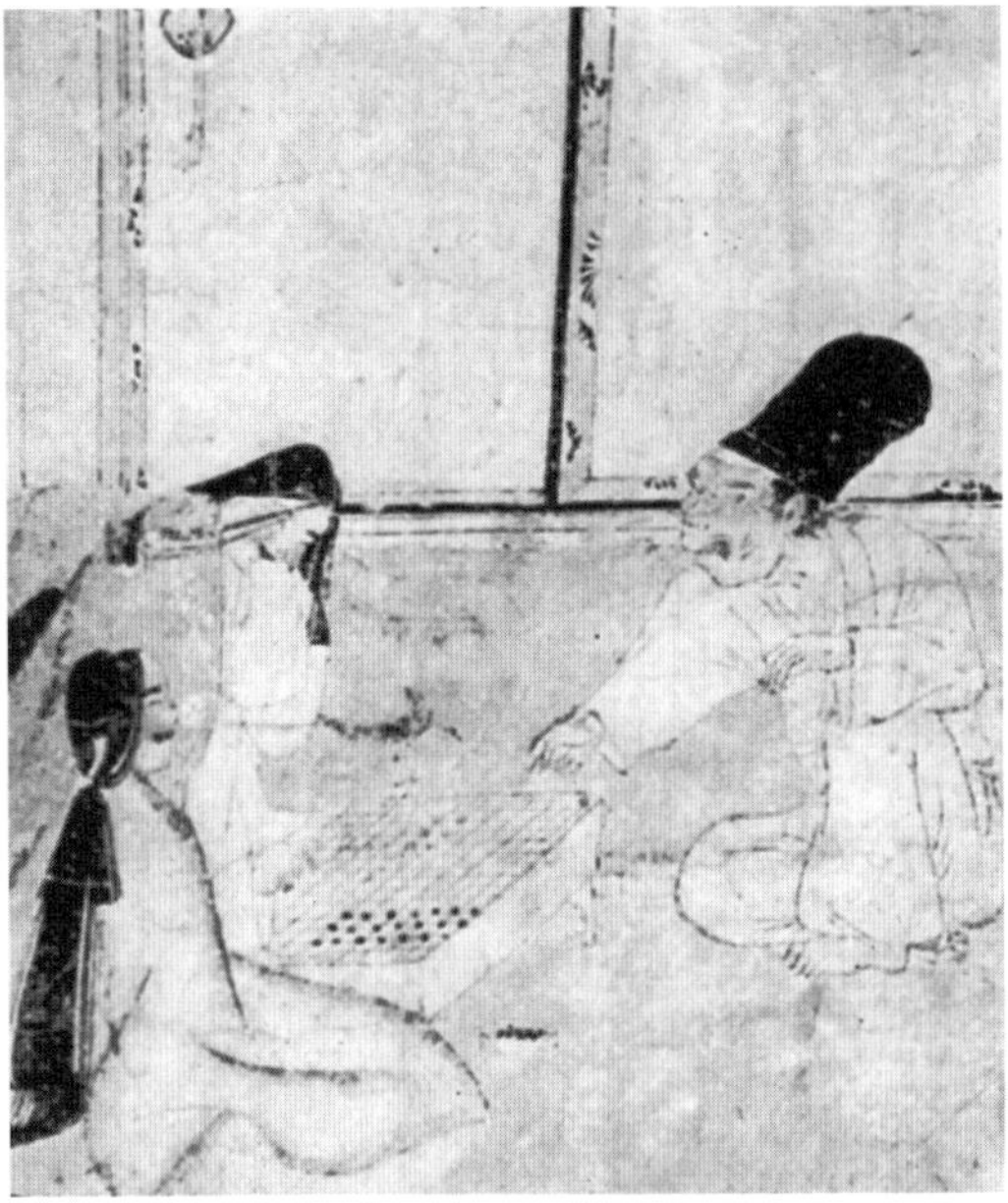

庶民の風病

ちかごろ（近頃）男ありけり、風病によりてひとみ（瞳）つね（常）にゆる（動）ぎけり、厳寒にはだか（裸）にてゐたる人の、ふる（震）ひわなな（戦慄）くやう（様）になむありける

本図の病気もまた口喎、眼球震盪、手足の不随意運動など、いずれも中枢性神経疾患の症状をそなえたもので、あるいは「パーキンソン氏病」ではなかったかと推測される。（服部敏良『日本絵巻物全集』Ⅵ　61頁）

第3章——社会世相と病気

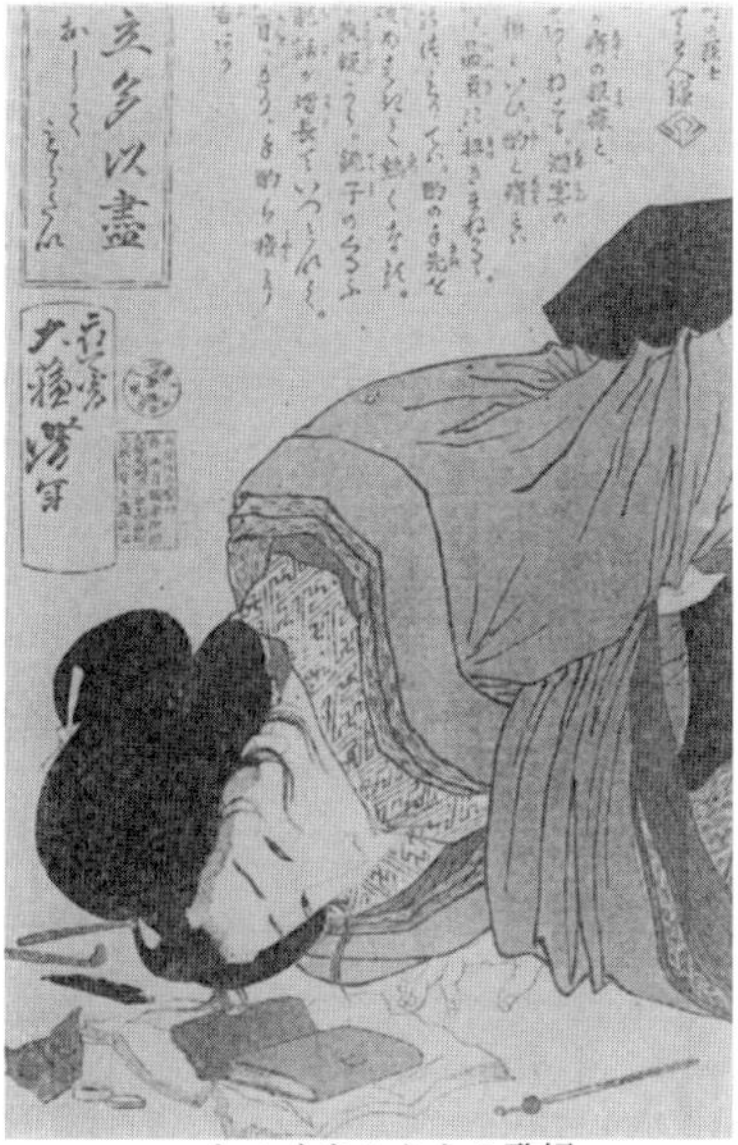

しゃくをこらえる酌婦

1　社会変動と疫病の流行

社会変動の導火線となった流行病

まず最初に、日本の流行病についてざっと概観してみたい。

仏教伝来と流行病の関係について述べれば、欽明天皇の十三年（五五二年）に、百済の聖明王が仏像経論などを献じ、仏教が日本に伝来した。（注・仏教伝来五五二年説、（壬申説）は『日本書紀』による。このほか、仏教伝来五三八年説（戊午説）は『上宮聖徳法王帝説』『元興寺縁起流記資材帳』による、がある。）

そのころ正体不明の流行病の稲目瘡《いなめがさ》（ハシカ）も伝来し、この仏教とハシカの流行とが関係があると思われたために、当時の重大な政治問題と化し、仏教反対派と賛成派との決定的な対立を招き、政争は激化を続けたが、結局は、仏教賛成派の主張が通った。これは外国から伝来した流行病（ハシカ）が、日本の社会に大きな影響を及ぼした、初期の一例である。

その後、織豊時代に、海外から梅毒と鉄砲が伝来した。梅毒の流行は日本に多大の影響を与えた。信長の敵将には、梅毒の人もあったかと思われるが、幸運にも信長は、梅毒にもかからず、有利に戦いを進めることができた。信長は、梅毒の日本渡来の三十一年後に伝来した鉄砲をも、その戦術に巧妙にとり入れ、天下統一をほぼ達成した。

さらに幕末には海外からコレラが渡来し、約三十万人の死者を出した。この外国コレラの大流行は、排外的な国民感情を強く刺激し、「攘夷論」に火をつけた。そして日本の社会は、激動期を通過して、江戸幕府は打倒され、幕府打倒の政治的口実に使われた「攘夷」は、「開国」へと、その政治的スローガンを劇的に塗り変えていった。

医術と仏教とのかかわり合い

飛鳥時代の五八五年六月に、蘇我馬子は重病におそわれた。そして天皇に奏して、仏に祈禱した。僧侶の医を兼ねることは、端をこれに発している。

やがて六〇二年冬の十月に百済の僧の観勒《かんろく》が来朝し、暦書、天文、遁甲《とんこう》（忍術）、方術（神仙の術）などの書を献じた。この時、諸生（学業を修めるもの）三、四人を選んで、百済の新知識の僧、観勒について大陸の新しい学問を学ばせた。そして、百済の神仙の術を、山背臣日立《やましろのおみひたて》が学んだ。観勒は僧侶であって、医術にも通じていたと思われる。

このような医術と仏教との関わりあいの背後には、しだいに盛んとなりつつある仏教の隆盛という時代背景があった。すなわち、

五三八年仏教伝来、百済聖明王、仏像・経論等を日本に献上（戊午説、『上宮聖徳法王帝説』『元興寺縁起流記資材帳』）

五五二年、百済、仏像・経論等を献ずる。（壬申説、『日本書紀』）

こうして、おそらく欽明天皇の時に正式に日本に入った仏教は、ようやく盛んになり、ことに推古天皇の時に、厩戸皇子（聖徳太子）があつく仏教を尊信なされてから、ますますその勢力を増大した。

新羅征討が頓座した背景

聖徳太子（敏達三年〜推古三十年、五七四年〜六二二年）は、朝鮮渡来の文化を通じて、朝鮮との関係も深かった。新羅征討と遣隋外交の推進者は、はたしてだれであったか。そこには聖徳太子の外交方針と、新羅征討の積極的な主張者であった大臣・蘇我馬子の大きな存在があった。

聖徳太子の同母弟である来目皇子《くめのおうじ》を将軍とする新羅征討軍が、推古天皇十年（六〇二年）に編成された。しかし日本将軍の来目皇子が翌年、推古天皇十一年（六〇三年）に、北九州で病気のため急死したから、新羅征討は中止された。

聖徳太子の行動と思想は、新羅征討の中止という政治的英断と、遣隋外交の積極化という歴史的な新展開をする。

新羅征討計画の中止は、厩戸皇子の生涯にとって、大きな転換であった。これより後、聖徳太子の生きているうちは、新羅征討の計画は再び実施されず、新羅征討軍が新編成されるためには、じつに聖徳太子が死去した翌年（推古天皇三十一年、六二三年）まで、（聖徳太子の平和政策のため）新羅征討軍の再編成の延期を、余儀なくされたのである。

仏教医学と仏教文化

聖徳太子（享年四十九歳）は、推古天皇三十年（六二二年）に、斑鳩宮《いかるがのみや》で死んだ。病名などは、今となっては不明であり、『日本書紀』はただ、「斑鳩宮に薨《みまか》りましぬ。」と述べている。太子は死後に、河内の磯長《しなが》、すなわち今の叡福《えいふく》寺《じ》に葬られた。

「太子には四人の妃があった。その一人の膳《かしわでのと》刀自《じ》子郎女《このいらつめ》は、太子と前後して病気になり、太子に一日さきだって死んでいった。太子を葬った磯長墓には三つの棺があり、太子と、膳郎女と、太子の母の間人《はしひと》皇女とが同じところに眠っていたらしい。」（岡田章雄・豊田武・和歌森太郎編『日本の歴史』第二巻二九頁）

仏教立国を志した聖徳太子は病死したが、彼によって、わが国にタネをまかれた仏教医学や、仏教の文化と芸術などは、法隆寺や中宮寺のある飛鳥《あすか》いかるがの里で、りっぱに花を咲かせ実を結んだことは、その後の歴史がハッキリと示している。

皇太子の病死と藤原氏の陰謀

皇位継承争いに、藤原氏は政治的な黒幕であるとともに、また巧妙で積極的な演出家の役割をも果たした。

聖武天皇の夫人の安宿媛《あすかべひめ》（藤原不比等の三女）は、神亀四年（七二七年）閏九月、玉のような男児を出産した。この男児を基王《もといおう》というが、名前が伝わらないから、一説には、それは某王の意味であるともいわれている。

皇子出産に藤原一族はもちろん、父親の聖武天皇も大喜びであった。そしてこの皇子と同じ日に生まれた赤ん坊には布・綿・稲が与えられた一方、王臣から藤原家の資人《しじん》・女孺《にょじゅ》に至るまで、臨時の禄を賜わるとともに、大赦が行なわれた。

藤原氏の系統から、聖武天皇に次ぐ天皇が続いて出ることが、これで確実となったわけであった。皇子の立太子が、誕生からわずか一カ月後の神亀四年（七二七年）十一月に発表された時には、祝宴が盛大に催され、文武百官から多数の賀辞が奏上された。

しかしこの赤子の皇太子は、最初の誕生日も迎えないまま、翌神亀五年（七二八年）突然亡くなったから、藤原一族の悲しみは大きかった。

やがて藤原氏は、まきかえしの新戦術を立てた。それは、聖武天皇の夫人の安宿媛を皇后の地位につける政治的な運動に火をつけたことである。

天平元年（七二九年）長屋王《ながやおう》の変《へん》という、藤原氏の政治的な陰謀が見事に成功した後、光明皇后はようやく実現した。この後、聖武天皇と光明皇后とをかついだ藤原氏は政治権力の確立に成功して、前代未聞の全盛期を迎えた。すなわち北家房前《ふささき》は八省の卿《けい》の筆頭の中務卿《なかつかさきょう》で参議にすすみ、南家武智麻呂《むちまろ》はまもなく右大臣、そして京家兵部卿《ひょうぶきょう》麻呂と式家式部卿宇合《うまかい》は、新たに制度として確立された参議制に新参議として加わった。こうして「太政官の重要ポストはすべて藤氏四卿によって独占された。」（岸俊男『光明皇后』一二頁）とある。

このように藤原氏は、皇太子の病死に災されながら、逆境を乗りこえる藤原一族の強運は、光明皇后を突破口として一族の繁栄をはかるとともに、やがて、聖武天皇を父とし、光明皇后を母とする、藤原系の孝謙天皇（女帝）擁立へ、磐石の布石を置くことに成功した。

光明皇太后の病気と仲麻呂の乱

光明皇太后は、天平宝字二年（七五八年）の秋、五十八歳のときに病臥したから、その平癒を祈って、殺生禁断や官《かん》奴碑《ぬひ》・紫微中台《しびちゅうだい》奴碑の放賤従良《ほうせんじゅうりょう》が行なわれた。

それから二年後の天平宝字四年（七六〇年）、光明皇太后は、三月ごろから再び病気となったから、宮中での大般若経の転読、天神地祇への祈禱、京内六大寺での誦経《ずきょう》、五大寺への薬物の施入などの病気対策が行なわれたが、薬石効なく、同年六月七日に、その華麗な六十年の生涯を終った。

強力な支持者だった光明皇太后の病死によって、太政大臣だった藤原仲麻呂（慶雲三年？～天平宝字八年、七〇六年？～七六四年）は、大きな政治的打撃を受けた。

すなわち、有力な味方だった光明皇太后を病気によって失った藤原仲麻呂は、宿命の政敵・道鏡の進出に脅威を感じたので、天平宝字八年（七六四年）に都督四畿内三関近江丹波播磨等国兵事使の要職に就任して、待望の武力を握り、ついに謀反にふみ切った。

称徳天皇（孝謙天皇の重祚）は、藤原仲麻呂一家の官位を剥奪するとともに、官物を没収し、仲麻呂の追討を厳命した。藤原仲麻呂は命からがら近江まで逃げのびたが、そこで捕まって、妻子や一族郎党とともに斬刑に処せられた。

このようにして、死んだ光明皇太后の病気は、生ける藤原仲麻呂の謀反死とともに、道鏡の盛運を招いて、その社会的、政治的な影響力は、非常に大きかった。

2 「やまい」

業平の病恨歌

美男で有名な在原業平《ありわらのなりひら》は、平安初期の名歌人である。六歌仙の一人として知られ、阿保親王《あぼしんのう》の第五子で、在《ざい》五《ご》中《ちゅう》将《じょう》・在中将といった。

近衛将監・蔵人などをへて貞観七年（八六五年）右馬頭《うまのかみ》となり、八七五年、右近衛権中将となる。元慶三年（八七九年）に蔵人頭《くろうどのとう》となったとも伝えられる。政治的には不遇だったが、その原因は、藤原氏への権力集中のためより、在原業平の二十代後半から三十代前半期にかけての行動にあると考えられ、これが業平伝説を生んだと思われる。ハンサムで放縦不羈、情熱的な和歌の名手だった。『伊勢物語』の主人公といわれる（八二五年〜八八〇年）。

業平の辞世の歌に、つぎのようなものがある。

○病気して弱くなった時よめる

ついに行く道とはかねて聞きしかど
　昨日今日とは思はざりしを

（『古今和歌集』十六　哀傷。また『伊勢物語』にも見られる。生死は一瞬である。）

糖尿病に悩まされた藤原一族

そして藤原道長の一族には糖尿病が多かった。このことは「糖尿病は遺伝的である」という今日の学説を、歴史的事実で裏書きしている。この時代の日本の貴族は、西洋では「帝王病」といわれた飲水病（糖尿病）に多くかかった。過度の飲酒と美食・多食に情緒不安という精神的原因が重なり、運動不足が加わったためと考えられる。これら糖尿病の原因は、現代ではますます増加している。

才女清少納言の「やまい」論

清少納言は、平安中期の女流文学者である。和漢の学に通じた才女で、紫式部と並び称せられ、一条天皇の中宮で後に皇后を称した定子《ていし》に仕えて寵遇を受けた。彼女の生没年は不詳だが、康保三年（九六六年）ころ生まれ、治安・万寿年間（一〇二一年〜一〇二七年）に没したらしい。彼女の著者『枕草子』は、宮廷女性の病気について、つぎのように述べている。

　やまひは

胸。物祟《もののけ》。脚気《あしのけ》。唯そこはかとなくもの食はぬ。十八九ばかりの人の、髪いと麗しくて、長《たけ》ばかりすそふさやかなるが、いとよく肥えて、いみじう色白う、顔あいぎやうづき、よしと見ゆるが、歯をいみじく病《や》みまどひて、額髪もしとどに泣き濡らし、髪の乱れかゝるも知らず、面《おもて》赤くて抑へ居たるこそをかしけれ。八月ばかり、白き単衣《ひとえ》、なよらかなる袴よきほどにて、紫苑《しおん》の衣の、いと鮮明《あざやか》なるを引き懸けて、胸いみじう病めば、友達の女房達などかはるぐ〵来つゝ、「いといとほしきわざかな。例もかくや悩み給ふ」など、事なしびに問ふ人もあり。心がけたる人は、誠にいみじと思ひ歎き、人知れぬ中などは、まして人目思ひて寄るにも、近くも得寄らず、思ひ歎きたるこそをかしけれ。いと麗しく長き髪を引き結ひて、物つくとて起き上りたる気色も、いと心苦しくらうたげなり。うへにも聞し召して、御読経《みどきょう》の僧の声よき給はせたれば、訪人《とぶらひびと》どもゝ数多《あまた》見来て、経聞きなどするもかくれなきに、目をくばりつゝ読み居たるこそ罪や得らんと覚ゆれ。（清少納言『枕草子』）

このように一代の才女・清少納言は、『枕草子』のなかで、病気を見事に美文化して書き残し、後世のわれわれにも深い感銘を与えた。そしてこの『枕草子』は、『源氏物語』と並び称せられる国文学上の名作となった。

つぎにこの『枕草子』が、『徒然草』や『花月草紙』などを通じて、後世にあたえた影響を一見したい。

　さて枕草子の後世に及ぼせる影響を見るに、伊勢、源氏の如く著しくはなかったが、然し決して軽視すべからざるものがある。徒然草は蓋《けだ》しこれより出でたものと思はれる。降って江戸時代のはじめの犬枕《いぬまくら》、犬の草紙、当世犬の草紙などは、全くこれに擬し、更に花月草紙《かげつそうし》も範をここにとってゐる。尚《な》ほ又風俗文選、鶉衣《うずらごろも》などの俳文百花賦、百蟲賦の如きも亦《また》枕草子に得るところがあったことゝ思はれる。（高柳光寿『類聚伝記大日本史』第十五巻女性篇　四五頁）

多情・和泉式部の「瘡の歌」

平安中期の女流歌人の和泉式部（天延二年〜長元七年、九七四年〜一〇三四年と推定）に関して、現在まで伝わっている歌は少なくないが、世間の注意を特に引いたのは、瘡（できもの。しゅもつ。かさ）の歌であった。

「さて瘡の歌と云ふのは、式部が或る時瘡を病み、日向諸県郡《ひゅうがもろかたぐん》の法華嶽寺の薬師如来に平癒を祈願したが、少しも験《げん》がないので『南無薬師諸病悉除《しつじょ》の願立てゝ身より仏の名こそ惜けれ』と詠ずると、夢の中に『村雨はたゞひと時のものぞかし己が身のかさそこに脱ぎおけ』の返歌があって、忽ち難病が平癒したと云ふのである。」（柳田国男稿『和泉式部伝説』。高柳光寿『類聚伝記大日本史』第十五巻女性篇　九二頁）。

勇将・源頼光と土蜘蛛

源頼光《よりみつ》（天暦二年〜治安一年、九四八年〜一〇二一年）は、平安中期の武将で満仲《みつなか》の子である。勇ましく強いことで有名であり、左馬権頭《さまのごんのかみ》に昇った。土蜘蛛《つちぐも》退治の伝説や、大江山の酒顛童子《しゅてんどうじ》征伐の伝説は有名である。

土蜘蛛は、神話伝説による大和朝廷に服従しなかったという辺境の民で、竪穴住居に居住していた人々の蔑称であり、「土雲」や「土蜘」とも書く。また能楽の曲名でもあり、それによれば、源頼光の病床へ妖怪の土蜘蛛が僧形《そうぎょう》で現われるが、頼光に斬りつけられ、葛城山に追いつめられて退治される。

余談だが、後に江戸時代の天保十四年（一八四三年）に歌川国芳《くによし》の描いた錦絵が、政治的風刺画として幕府に睨《にら》まれ、罰せられた。すなわち頼光を徳川十二代将軍家慶《いえよし》になぞらえ、閣老水野越前守が、天保の改革を行なったので、当時幕政に苦しむ民衆を怪物で表現し、閣老を四天王にたとえたというわけだ。

▲源頼光公館土蜘作妖怪図（天保十四年）一勇斎歌川国芳が畫ける錦絵に、頼光病臥なして四天王是を守護し、様々の怪物頼光をなやますの図は、当時幕政に苦しむの民を怪物なりとし四天王を閣老なりと、誰いひふらしけるともなく、其筋の聞く所となりて、既に国芳は捕縛せられ、種々吟味せられしが、漸くにして言訳からくも免

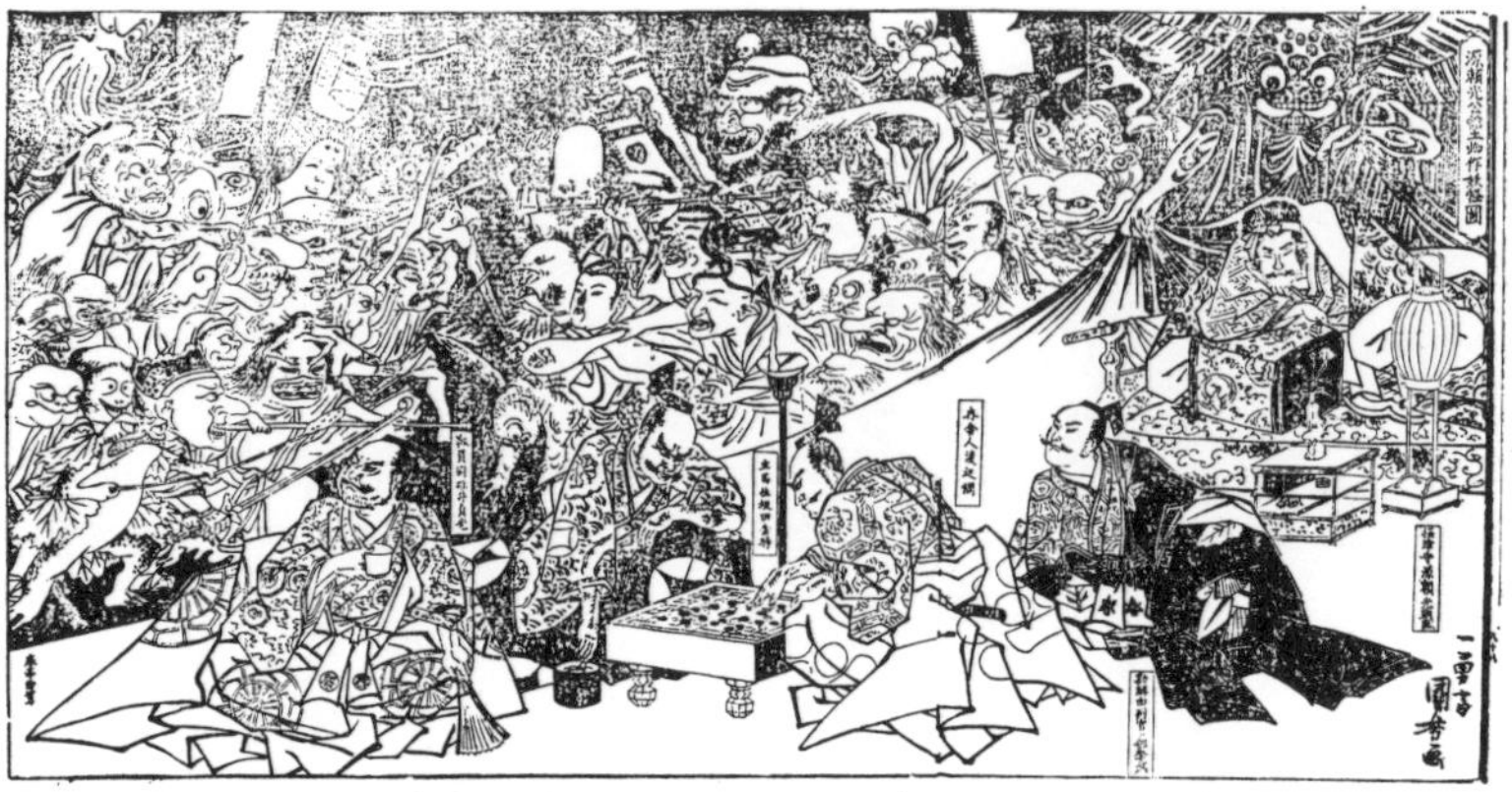

源頼光が病魔・土蜘蛛に悩まされる図（江戸時代の発禁錦絵）

罪せられしといふとは『浮世絵師系伝』の記事なるが、『浮世絵畫人伝』には左の如くあり

天保十四年の夏、源頼光土蜘蛛の精に悩まさるゝ恠異《かいい》の図を綿絵にものし、当時の政体を誹毀《ひき》するの寓意ありとて、罪科に処せられ、版木をも没収せられたりき、其寓意と云へるは、頼光を徳川十二代将軍家慶に比し、閣老水野越前守が、非常の改革を行ひしを以て、土蜘蛛の精に悩まさるゝの意に比したりといふにありき

（『浮世絵畫人伝』）

当時玉蘭無貞秀も亦国芳の頼光四天王図に摸倣したるものを描きて出版せしがため、貞秀及び版元等関係者四名は過料五貫文宛に処せられ、販売せし絵草紙屋は売得金《ばいとくきん》没収の上、過料三貫文に処せられたりと『浮世絵編年史』にあり（宮武外骨『筆禍史』）

このように源頼光を悩ました病魔は、民衆の心のなかに長く語りつがれ、英雄伝説として残った。

平家滅亡を早めた疫病

現代ではそれほど恐ろしくない「流行病」も昔は頻発し、しばしば社会不安を招いた。そして例えば〝平家滅亡〟の一因とさえなった。

治承三年（一一七九年）七月、平家一族の人望を一身に集めた平重盛《しげもり》（享年四十二歳）が歿した一カ月前に、銭病《せんびょう》という妖病が流行している。

翌治承四年（一一八〇年）、諸国の源氏が蜂起した。四月に源頼政、八月に源頼朝、九月に源義仲が、平家に対してつぎつぎと兵をあげた。この源頼朝が挙兵した同じ八月に、水痘（ヘナモト）という病気が流行している。

そして平家の大黒柱ともいうべき平清盛（享年六十四歳）は、養和元年（一一八一年）二月に熱病のため死去したが、この年は天下に流行病がはやったばかりではなく、旱魃、飢饉、餓死、兵乱が続くという大変な時代で、病魔も平家政権の土台を根底からゆすぶり始めた。

　養和元年（一一八一年）「天下飢饉、旱魃、餓死、疫癘」「天下は飢饉であって、旱魃と餓死と流行病とが、世にはびこった。」（『皇年代記』）

平氏が西国に敗走し、木曽義仲が入京する一年前の寿永元年（一一八二年）の正月には、平氏の根拠地である京都は「流行病」と飢饉に苦しみ、平氏は軍事的な戦い以前に、病気と栄養失調のため、最初から源氏は平氏より、断然有利な地位を占めていた。

源氏に味方した「流行病」と「飢饉」の疫飢両将軍、ここに平家が敗れ、源氏が勝った、秘密の有力な原因がある。

　寿永元年（一一八二年）正月、京師飢疫、盗行㆑火、嬰児棄㆓道路㆒死骸満㆓街衢㆒（『百錬抄』）。五月二十七日、改元、依㆓三合、兵革、飢饉、疾疫㆒也（『皇年代記』）

寿永元年（一一八二年）「正月、京都は飢饉と、流行病が盛んであった。赤ん坊を道ばたに棄て、道は死体でいっぱいだった」（『百錬抄』）「五月二十七日、年号を改めた。戦争と飢饉と流行病のためである。」（『皇年代記』）

そして文治元年（一一八五年）三月、おごる平氏は滅亡し、同年十一月に、源頼朝は守護・地頭設置の権限を獲得し、天下の実権を握った。

夢窓国師の長寿法

夢窓国師《むそうこくし》（疎石。建治元年〜正平六・観応二年、一二七五年〜一三五一年）は、鎌倉後期・南北朝時代の臨済宗の禅僧で、

伊勢の人である。後醍醐天皇の知遇を得、後に足利尊氏の帰依を受け、安国寺利生塔《あんこくじりしょうとう》の造立に協力し、また延元四年・暦応《りゃくおう》二年（一三三九年）天竜寺の開山となった。足利直義が天竜寺造営の資を得るために、興国二年（一三四一年）、中国の元に派遣した貿易船を天竜寺船というが、この天竜寺船の派遣を建議した。また彼は造園技術にもすぐれた才能を発揮した。また門下を夢窓派といい、五山文学の中心をなした。著書に『夢中問答集』『夢窓国師語録』などがある。

夢窓国師の書たるものに、人は長生せんとおもはゞ嘘をいふべからず、嘘は心をつかひて少しのことにも心気を労せり、人は心気だに労せざれば、命長きことうたがふべからずとあり、鉄拐仙人《てっかいせんにん》の賛《さん》に、仙人は不養生せず、腹立てず、物ほしがらず、それでなが生とあり。（『雲萍雑志』二）

なお、天海《てんかい》大僧正は百四十歳の時、「恬淡《てんたん》（心がやすらかで無欲なこと）緩慢（きびしくないこと）これが私の延寿の法である」と語った。

「物事にこだわらず、タバコ・酒はほどほどに、睡眠・休養たっぷり、趣味は囲碁・将棋、園芸・庭いじり程度にとどめておくこと」が、現代長寿の秘訣である。これなら、今流行の心身症にもならないはずである。

「厚生省が日本全国で百歳以上の長寿者を調べた結果を発表したが、その住んでいる所は圧倒的に農村地域で、職業も農林業が過半を占める。言わずもがなのことながら、大都会地の長寿者などゼロに等しい。」（《日本経済新聞》「春秋」昭和五六年〈一九八一年〉八月十一日付）

このように、昔の、夢窓国師の長寿法であった「ウソを言わぬこと」と、現代の「物事にこだわらず、ストレスを持たぬこと」という、今昔二つの長寿法は、表現こそ違うが、根本に共通したものを持っている。「病は気から」とは、やはり永遠の真理ではなかろうか。

3　乱世に拍車をかけた疫病

応仁の乱と疫病流行

　鎌倉時代から室町時代にかけて繰り返された動乱は、異常気象の続発に伴う社会不安を背景としており、なかでも応仁の乱（一四六七年～一四七七年）は、数年間続いた飢饉と疫病流行の末に起きた内乱である。
　この当時の、疫病流行の有様は、古記録によると、つぎのとおりであった。
　「文明三年（一四七一年）二月より、赤疹はやり人多く死す。」（『筒井家記』）
　「文明九年（一四七七年）此年、云々、少童疱をやむこと大半にこえたり。」（『妙法寺記』）
　このように応仁の乱によって起きた流行病の赤疹と疱瘡とは、戦乱下の民衆を苦しめたばかりではなく、応仁の乱による京の都の荒廃に、さらに拍車をかけ、社会変動に大きな影響を与えた。

疱神を撃退する為朝

　昔から、戯文俗説に、疱神《とうじん》のことは見られる。その後も、曲亭馬琴の『椿説弓張月』には、為朝御宿《ためともおやど》と書いた札を貼《は》って、疱神の侵入を防ぐという俗伝から、源為朝《ためとも》が疱神を叱り退けるという記事がある。なお幸田露伴は、つぎのようにいう。

　八丈島大島なんどの海中の離れ島には由縁《ゆかり》無くて疱《もがさ》の伝はること無くて有りしより、云ひ出したることにやあらん。八丈島は蓋し借字なり。八郎をハチヤウというやうに発音するより、八郎島の八丈島となりしにて、八丈島は本邦に疱《もがさ》の渡りて後も、長く犯さるゝこと無くて有りしなるべし。サヽラ三八郎《さんぱちろう》と鎮西八郎《ちんぜいはちろう》と関係ありや無くやは知らねど、三八郎宿の貼札もまた痘神をして戸《こ》に入らざらしむといふ俗伝あり。山東京伝の稲妻表紙《いなずまびょうし》に、其の記事見えたり。京伝馬琴相続きて痘神の事を書けるもをかし。痘《もがさ》大に行はれたるよりの事なるべし。(幸田露伴『洗心録』)

海中の離れ島に痘瘡が渡来せず、それから八丈島と鎮西八郎為朝と痘瘡の三題話が誕生したとは、なんとも面白いことである。

弟たちを血祭りに上げた源頼朝の怪病

源頼朝は、平清盛から生首を執念深く欲しがられ、狙われたが、幸いその首を守りきることができた。しかしさすがの源頼朝も、目に見えない大敵の脳出血には勝てなかった。ただ彼は、脳機能の破壊程度に正比例して、鎌倉に恐怖と粛正の嵐をまき起こした。まず実弟の源義経と源範頼《のりより》を血祭りにあげた。さらに彼の重臣間に権力闘争の運命を準備したまま死去した。その結果、源氏は三代にして断絶し、北条氏に政権は移行した。

北条氏の独裁政治をほぼ確立した鎌倉中期の武将、執権・北条時頼《ときより》は、当時流行した赤痢のため出家した。彼とともに多数の武将が、彼を慕って、やはり僧侶となった。また四代将軍だった九条頼経《くじょうよりつね》(享年三十九歳)は康元元年(一二五六年)八月十一日京都で死んだ。このように流行病(この場合は赤痢)が支配階級を直撃して、政権の交替を促進したり、一般民衆の大量死を招来して、社会不安を呼びおこし、生産力を低下させ、その後の社会変革や倭寇の活躍、社会の動揺などを来した。

この当時、社会不安を鎮める役割の僧侶階級が、鎌倉時代の医学と医療との独占に成功していた。そして平安時代の貴族奉仕に終始していた医療も、武家政治の下で一般庶民にようやく開放され、新しく民間の開業医が出現した。

足利尊氏と室町将軍の平均寿命

足利初代の将軍・足利尊氏（享年五十四歳）は、不覚にも毒虫に刺された傷口が原因で、それから癰《よう》が悪化して死去した。頼山陽は、その著『日本外史』のなかで、「官軍、足利氏の喪に乗じて、所在並び起る」と、尊氏の死をチャンスとして、官軍が一斉に奮起した有様を述べている。このようにたった一人の病気や病死がもたらす社会への影響が、どれほど多大であるかは、いまさら述べるまでもない。

江戸、室町将軍と鎌倉執権職の平均寿命

江戸将軍	室町将軍	鎌倉執権職
家康（七五）	尊氏（五四）	時政（七八）
秀忠（五四）	義詮（三八）	義時（六二）
家光（四八）	義満（五一）	泰時（六〇）
家綱（四〇）	義持（四三）	経時（二三）
綱吉（六四）	義量（一九）	時頼（三七）
家宣（五一）	義教（四八）	長時（三五）
家継（八）	義勝（一〇）	政村（六九）
吉宗（六八）	義政（五八）	時宗（三四）
家重（五一）	義尚（二五）	貞時（四一）
家治（五〇）	義稙（五八）	師時（三七）
家斉（六九）	義澄（三二）	宗宣（五四）
家慶（六一）	義晴（四〇）	熙時（三七）
家定（三五）	義輝（三〇）	基時 —
家重（二一）	義栄（三九）	高時（三三）
慶喜（七七）	義昭（六一）	貞顕（五六）
		守時 —
平均　五一・四	四〇・二	四七・四

しかし尊氏の死を契機として南朝は、北朝＝足利政権が自壊するまで急追できなかったとはいえ、一時は、北朝の勢力に大損失を蒙らせ、反対派の南朝の武将を力づけるには役立ったのである。

将軍・足利義政も、永享三年（一四三一年）難病に苦しんだ。僧の能允《のういん》が彼を治療して、効果をあげた。仏教と医学とは、当時、密接な関係を持ち、仏教の慈悲心は、医学の面でも十分に発揮された。今日でも外科では、よく「鬼手仏心」などという。この言葉からも僧医の医療仏心の精神が、医師社会のなかで生き続けていることがわかる。

その後、世は戦国時代に突入し、金創医が栄えた。戦国時代の武将、甲斐の武田信玄と越後の上杉謙信とは、川中島で何回も激突した。しかし皮肉にも両雄は、共に戦場では死なず、武田信玄は胃癌で憤死し、上杉謙信は上京を目前にして脳出血で急死し、戦国時代の社会へ大きな影響を及ぼした。

漁夫の利を得た織田信長は、やがて天下を統一し、華麗な安土桃山時代という、つぎの新時代の幕を開いた。

室町将軍・足利氏の平均寿命は、四〇・二歳であって、鎌倉執権職の平均四七・四歳、江戸将軍の平均五一・四歳に比較して、かなり短い。

この原因は、室町将軍・足利氏には施政の志が乏しく、毎日毎晩のように、酒と女と宴会にふけり、いたずらに快楽を追及しすぎたため、自分で健康を害したことから、短命に終ったわけであろう。

仮病を使った信長

信長の母は、弟の信行《のぶゆき》を溺愛した。信行は、折あらば、うつけ者の兄の信長に取って代わろうとしていた。母に後押しされた弟信行の野望はほとんど成功しそうに見えたが、兄の信長は、永禄元年（一五五八年）仮病を使い、母に「家を信行にゆずりたい」と言ってやった。母は喜んで、早速これを信行に話した。信行は、兄の信長の仮病とも知らず、急いで信長の病室に入ったところを斬りつけられた。

廊下までようやく逃げのびたが、勇将・池田恒興《つねおき》に最後のとどめを刺された。（頼山陽著『日本外史』）

時代は異なっても病気が人間の運命を狂わしたり、歴史の進路を変えたりすることは、よくあることだ。

しかし、仮病を使ってまで強引に歴史を逆転させてしまった信長のマキアベリ的天才ぶりには、舌をまく。

信玄のライバル・上杉謙信の死

上杉謙信のライバルだった武田信玄は、ガンで天正元年（一五七三年）急死したが、その死を深く秘して最大の軍事機密とした。しかし謙信はそれを北条氏政《うじまさ》から聞いて、信玄死去の秘密を知った。謙信は、ちょうど食事をしていたが、驚きのあまり箸を捨て、飯を吐き出し、「信玄は英雄である。関東の弓矢柱を失った」と嘆いた。英雄は英雄を知るとは、この事であろうか。

謙信・信玄二将の批評

信玄死なれし事を深く隠したるに、北条氏政泄《も》れ聞きて謙信の許《もと》に告げやられけり。謙信は春日山にて湯漬飯を食せられしが、これを聞き打驚きて箸を捨て飯を吐出し、「英雄とは此の人なり。関東の弓箭柱を失ひたり」とて惜しまれけり。信玄は将略の謙信に及ばざる故に、高野の成慶院にて大威徳明王の法を修し謙信を呪詛せられし。其の文、今に高野山に伝はりけるといふ。（湯浅常山『常山紀談』巻之七）

天正六年（一五七八年）三月、北陸諸国の兵は、謙信の檄文に応じて雲集した。謙信は自ら親しく閲兵して天下への大志を述べ、将《まさ》に出兵進撃しようとしたその時、三月十五日の出兵の二日前に病気（中風）がおこり、二日病んで死んだ。享年四十九。ライバルの信玄の死より五年後に、このようにして謙信は急死した。

謙信は〝脳出血〟で死んだという説に対し、一説には、「謙信は死ぬまえに血を吐いた」といわれており、〝胃潰瘍〟という説もある。しかしいずれにしても、無茶な酒の飲みっぷりが、彼の急死を招いたといえよう。とにかく、強敵の上杉謙信が脳出血で死んだことは、織田信長にとっては、目の上のたん瘤《こぶ》がとれた感じで、信長の天下は、一段と基礎が固まったといえよう。なお今も昔も、脳出血は、北陸や東北地方に多い。この脳出血の〝東高西低〟の浮き彫りにされた地域性は、各地の大飲と塩食の生活がその一因であろう。

4　天下の動向を決するもの

天下の命運を変えた蒲生氏郷の病死

天下分け目の一戦といわれた「関ヶ原」の前のことである。石田三成と、上杉の家来の直江兼続《なおえかねつぐ》とが、謀略をめぐらして、蒲生氏郷を毒殺したという謎めいた不思議な話が、湯浅常山の『常山紀談』にある。

石田三成・直江兼続密謀の事

石田三成、或雨夜のつれ〴〵なりしに、直江を近附け私語《ささや》きけるは、「卑賤より出でゝ天下を治むるは大丈夫の志なり。われ豊臣家の恩深し。太閤かく世におはしまさん中は思ひ立つべからず。されど終には旗を揚げ、天下を取らばやと存するなり。其の時徳川家父子をば如何して討亡すべき。武略を廻らし給はらんや」と語りしに、直江これを幸とや思ひけん。「これこそ志す所に候へ。されども徳川父子関八州を領して、且つ蒲生氏郷といふ勇将に親しみあり。輒《たやす》く勝つべからず。先づ氏郷を滅し、（上杉）景勝に会津を賜はりなんや。然らばわれ景勝に謀りて旗を揚げ、われ先陣して師《いくさ》を出すべし。其の時西国の諸将達をかたらひ押寄せて、関東を討亡すべきよ」とこま〴〵相謀り、終に氏郷を毒害し、後秀行八十万石の地を削りて、会津を景勝に秀吉賜はりたるは、此の謀より事起ると言へり。（湯浅常山『常山紀談』巻之十一）

また蒲生氏郷の毒殺説について、頼山陽は『日本外史』のなかで、つぎのように述べている。

石田三成、因つて其の異心あるを譖《しん》（わるくちをいう）し、これを毒す。疾作《おこ》り、起たず。（頼山陽『日本外史』）

最初に述べたように、曲直瀬玄朔の『医学天正記』の記事により、根強い「毒殺説」も、否定できる。前述の名医・曲直瀬玄朔の診察の結果などからみて、蒲生氏郷は〝ガン〟で死んだと考えられる。

蒲生氏郷は、天正十八年（一五九〇年）小田原攻略の功により、陸奥国会津四十二万石に封ぜられ、のち九十一万石に加増された。したがって蒲生氏郷の癌による病死は、小にしては会津九十一万石の、大にしては天下の運命を変えたことは、その後の日本史の動きが、よく示している。

秀次切腹の原因は「ノイローゼ」と「喘息」か

無益な殺生を好んだ殺生関白の豊臣秀次は、安土桃山時代の武将で、母は豊臣秀吉の姉である。天正十九年（一五九一年）秀吉の養子、ついで関白となった。秀頼の出生後、秀吉と不和を生じ、高野山に幽閉され、自殺を命ぜられた（永禄十一年～文禄四年、一五六八年～一五九五年）。この秀次の悪行は、彼の「ノイローゼ」的性格か「喘息」（曲直瀬玄朔『医学天正記』）が、その一因だったとも考えられる。

「朝鮮征伐」のとんだ「おみやげ」

世に「朝鮮征伐」といわれた慶長の役では、病人をなおすはずの侍医まで、戦陣のがんこな皮膚病になやまされた。当時、出陣の軍船は、慶長二年（一五九七年）七月一日、順風を待つため、（壱岐の）風本《かざもと》に船泊りを重ねていた。軍奉行・太田一吉《おおたかずよし》の侍医と従軍僧を兼務していた慶念《けいねん》は、さあ風呂に入ろうとすると、その湯がにごっていて不潔であったから、入ろうか、どうしようかと迷ったが、瘡《かさ》（できもの）がかゆかったから、思いきって風呂に飛びこんで、つぎのような歌をよんだという。

かざ本のふろはさながらしよくせ（濁世）なれ
水もろ共にすまじとぞおもふ
慶念

「侍医も兼ねた坊さんが瘡（できもの）にかかっていて、かゆくてたまらぬから濁った風呂に入った、という。その風呂にまた、次から次と兵たちが入ったであろう。」（原田種純『朝鮮の役物語』）

ちなみに、この「朝鮮征伐」（文禄・慶長の役）をきっかけとして、明や朝鮮の新しい医学や薬が日本に紹介された。

八丈島へ医薬を送り続けた宇喜田秀家の愛妻

関ヶ原の戦いでは大坂方の謀主であった宇喜多秀家《うきたひでいえ》は、備前国（岡山県）で生まれた安土桃山時代の武将であって、豊臣秀吉に養われ、岡山の領主であり、五大老の一人でもあった。慶長五年（一六〇〇年）関ヶ原では武運つたなく敗れて八丈島に流謫《るたく》され、明暦元年（一六五五年）ついに死んだ（一五七二年～一六五五年）。

「奥方は、生生代代、島の者に、食糧、医薬、衣料の幾分かを、送り続けてくれと遺言しました。この奥方の言い残した、流人の良人や、従った者たちへの思いやりは、信義厚く守られました。」（『日本経済新聞』昭和五三年二月一日夕刊　中里恒子「心を打った男たち」）医薬をめぐる戦国愛妻秘話である。

秀吉と家康の保証つき天下の和中散

豊臣秀吉が、朝鮮から、和中散《わちゅうさん》の薬法を伝来し、徳川家康が慶長十六年（一六一一年）これで腹痛をなおしたというが、この真相は、大体つぎのとおりである。

この和中散は、風邪や時候あたりの名薬であった。近江国は栗太《くりた》郡・梅ノ木村の名物で、江戸時代、諸国に売薬として流布した。

「天下茶屋和中散本舗の一枚刷によれば、豊臣秀吉が三韓帰陣の後、ある年疫病が流行して庶民が苦しんだ時、朝鮮伝来の薬法を同家の祖、津田宗本に伝えたものだという……。

ところで、現存する梅ノ木和中散の遺構は、慶長十六年（一六一一年）に徳川家康が野州永原に陣した時、腹痛を起し、侍医・本間泰庵《ほんまたいあん》が奨める大角家《おおすみけ》の秘伝薬を服用して忽ち全快したので、その功をめで和中散の名を与えたのだという。

これは片や秀吉、片や参観交代の東海道口という地を利用して家康をかつぎ出したのではないかとも想像される。」（宗田一『日本製薬技術史の研究』一二二〜一二三頁）江戸時代の有名な薬の流通革命である。

豊臣氏の滅亡を招いた秀吉の好色

秀吉は、女遊びが度を過ごし、房事過度のための衰弱症と労咳のため死んだという。よく「英雄色を好む」というが、秀吉の〝好色〟は単に自分の命を縮めたばかりか、妾の淀君と正妻の北の政所《まんどころ》（高台院）の対立を生み、淀君の子の秀頼支持の石田三成派と、秀吉の妻・北の政所支持の徳川家康派との争いは、慶長五年（一六〇〇年）天下分け目の「関ヶ原の一戦」にまで発展した。そして元和元年（一六一五年）大坂夏の陣で大坂城は落城し、豊臣秀頼（享年二十三歳）とその母の淀君（享年三十九歳）は自殺し、豊臣氏は滅亡した。

このように秀吉の好色は、身から出た錆とはいいながら、自分の命を縮めたばかりか、正妻と妾の女の戦いにつけこんだ徳川家康の一大謀略に翻弄《ほんろう》されて、肝心の豊臣家まで亡ぼしてしまった。

梅毒防止のため喫煙者がふえる

日本でタバコが広まったのは、「そのころコセ瘡《がさ》という病気が流行し、漢方でも施す術がなかった。ところが、タバコを喫《の》む人にはこの煩《わずら》いがないといわれたので、人々が盛んにタバコを喫むようになった」（『翁草』）といい、このコセ瘡は、ポルトガル人によって伝えられた梅毒であったといわれる。

アメリカ大陸からヨーロッパにもたらされた恐るべき性病の梅毒は、コロンブスによって伝えられた。その梅毒をインドから東南アジア・南中国にポルトガル人が運んだので、これを広東瘡《カントンそう》とか楊梅瘡《ようばいそう》と明国ではよんだ。広東瘡と呼んだわけは、梅毒が、明の広東地方のマカオから流行しはじめたからであった。

梅毒の唯一の「秘薬」は、土茯苓《どぶくりょう》（山帰来《さんきらい》の根、英語ではChina root）だから、わが国にも土茯苓は盛んに輸入された。

「わが国でこの病気が流行しても、もとはその治療法がなかったので、手足がきかなくなり、目鼻が腐《くさ》り、重症のものは山野に棄てられたが、この土茯苓を用いるようになったので、病人も山から帰ることができる。まことに良薬である。そして、そのもっとも良質のものは阿媽港《アマ》（マカオ）の産で、広東産のもの、交趾《コウチ》・東京《トンキン》産のものがこれにつぎ、台湾産のものは下品《げぼん》である。」（『和漢三才図会』）

とある。

ポルトガル人のフロイスは、「われわれのあいだでは、人がmulaにかかったらそれは常に不潔なこと、破廉恥《はれんち》なことである。日本では、男も女もそれをふつうのこととして、少しも恥じない。」（フロイス『日欧文化比較』）と驚き、『日葡辞書《にっぽじしょ》』を引くと「ヨコネ――鼠蹊部《そけいぶ》に生ずる腫物、すなわちmula」と記してある。

大坂夏の陣の勝敗を決した虫フンの薬効

天下を狙う徳川家康は慶長十九年（一六一四年）十月に秀頼と淀君のいる大坂城を攻め、翌元和元年（一六一五年）五月、大坂城は落城し、豊臣氏は滅亡した。

これより以前、織田信長と徳川家康の連合軍が、武田勝頼と戦った長篠の戦いで、信長は新兵器の鉄砲を使用し、また三段がまえの三千挺《ちょう》の鉄砲隊の新戦術を創案し、有名な武田の騎馬隊を打ち破ったが、これに用いた火薬は大変な量であった。当時の火薬は、まだ黒色火薬で、その製法は、木炭と硫黄と硝石とをまぜて造っていたが、かんじんの硝石の国産品はなく、中国やタイからの輸入に依存する貴重品であった。

この戦いの二十年後、国産第一号の硝石が誕生したが、これに虫が一役買っているのである。加賀藩は五箇山の秘境で隠密裏に製造し、慶長八年（一六〇三年）、加賀硝石と称して家康に献上した。その方法は『陽精顕秘訣』によると、雑草類を刈りとり天日に乾燥させ、人尿をかけて湿らせ、これに蚕のフンを混ぜて、堆肥のようにする。次に縁の下を深さ三十～六十センチ掘り、堆肥を十五センチほど敷き込む。その上に土を入れ再度堆肥を加える。これを繰り返し、床板につかえるほどに仕込む。こうして七、八年放置すると地表に白い結晶が出てくる。これが硝石で、その後は毎年得られる。（渡辺武雄「虫の薬効　太古から」《日本経済新聞》昭和五五年八月六日）

これら蚕のフンなど昆虫の薬効を利用した、火薬の原料である国産第一号の硝石が誕生したのが慶長八年（一六〇三年）であり、徳川家康は、これから製造した火薬を、十二年後の元和元年（一六一五年）、大坂夏の陣に使用して、大坂城を陥落させ、豊臣家を滅亡させたことは、冒頭に述べたとおりである。

このほかにも蚕のフンには、いろいろな薬効があった。たとえば、「蚕《さん》プンは漢方薬では蚕砂《さんさ》といって高血圧、動脈硬化に効く。成虫、幼虫ともに約十八種の薬効があるとされている。」（渡辺武雄「虫の薬効　太古から」《日本経済新聞》昭和五五年八月六日）などという事実も、やはり特筆大書さるべき蚕の薬効であろう。

家康の薬好き

知らない人は意外に思うかも知れないが、家康は、薬の知識が豊富で、自分で薬を調剤するほど素人ばなれしていた。可愛がっていた孫の家光が大病にかかった時、家康の薬でなおったというほどの腕前だったという。

この家康の薬好きは、若い時からで、戦国たけなわの頃はもちろん、（大坂夏の陣でも）「霍乱《かくらん》よけの薬を調合し、笠の内側に入れて持ち歩く陣中薬の先鞭をつけた。これは蜂蜜で練りかためたという。」（渡辺武雄「虫の薬効　太古から」《日本経済新聞》昭和五五年八月六日）この薬好きな家康（享年七十五歳）も、ライバルの豊臣家滅亡に安心したものか、大坂夏の陣の翌年に、薬石効なく癌で急死している。

豊臣家の滅亡を早めた加藤清正の脳出血

豊臣家の忠臣・加藤清正（享年五十歳）が慶長十六年（一六一一年）急死してから以後、徳川家康は、自分に反対する武将のうち、恐ろしいと思う者はいなくなり、それから三年後の慶長十九年（一六一四年）十月、大坂冬の陣が勃発し、家康は大坂追討を命じた。

翌元和元年（一六一五年）五月、大坂城は陥落し、豊臣氏は滅亡した。結局、清正の脳出血は、豊臣家滅亡の前兆となったといえる。

さて勇将・加藤清正が、朝鮮から持ち帰った「清正人参」は、洋食などによくでるセロリーのことである。昔から清正をはじめ、英雄豪傑や美女才媛に愛用されたセロリーは、催淫作用が強い。

またセロリーのほか精力を強くする食物には、ニラやネギがある。ニラは一名、起陽草《きようそう》ともいわれていた。ニラを食べると、男性のシンボルの陽物が自然と起立するからである。ショウガ（生姜）もまた媚薬として効果があったといわれている。

5　幕藩体制下の流行病

本物以上の影響を与えた家康の遺訓

重病で死を覚悟した時、家康は外様の大名を召して、つぎのように告げたという。すなわち、「天下は一人の天下にあらず、天下の天下なり」ということで、

「もし将軍の政道その理にかなはず、億兆の民艱困《かんこん》することもあらんには、誰にてもその任にかはるべし。天下は一人の天下にあらず、天下の天下なりと聞けば、たとひ他人天下の政務をとりたりとも、四海安穏《あんのん》にして、万民その仁恩《じんおん》を蒙らば、これ元より家康が本意にして、いささかも憾《うら》みおもふことなし。」（『続武家閑談』『徳川実記』）

と述べるとともに、なお最後に信頼していた近臣に対しては、

「年老いてもかたの如く不学なり。されどただ一句の要文をおぼへて、是を朝夕心にとめ、天下一統の大業をなしつれ」

と言い、それは

「あだに報ずるに恩を以てす」（『岩淵夜話』）

という、きわめて仁君的な、教訓の一句であった。

なお家康の遺言状とか、書き置きとかで、これは確かにそうだというものはない。あの有名な「人の一生は重き荷を負ひて遠き路を行くが如し」などは、広く世人の話題にのぼっているし、家康の自筆と称するものが世に伝わって

いるが、どれも皆もちろん偽物である。

『東照神君御遺訓』などと称する書物も、後人の偽作にすぎない（桑田忠親『徳川家康』二八二頁）。

先に述べた家康の遺訓として伝えられている、

「人の一生は重き荷を負ひて遠き路を行くが如し、急ぐべからず。不自由を常とおもへば不足なし、心に望みおこらば困窮したる時を思ひ出すべし。堪忍は無事長久の基、いかりは敵と思へ。勝つ事ばかり知りて負くる事を知らざれば害其身に至る。おのれを責めて人をせむるな。及ばざるは過ぎたるに勝れり。」

は、遺訓といっても、死に臨んでのものではなく、慶長八年（一六〇三年）正月十五日に書かれたと言われているが、実は後世の偽作である。しかし皮肉なことに、内容的には、この偽作の遺訓は本物以上に、彼の処世の方針と成功の秘訣とを明瞭に示している。

朝鮮人参の薬物謀略

九州の細川家は、豊前・豊後（福岡、大分県）三十万石の大名であった。この細川家は、キリシタンの訴人《そにん》に、大量の人参湯《にんじんとう》を一度に飲ませて、その薬効によって一時的狂人とし、幕府の疑いを解くことに成功した。すなわち、

島原（の乱、一六三七～八年）の前の事なりしにや、細川家の長臣南条大膳、恨をふくむ故ありて、細川家を傾《かたぶ》けん事を謀りけるに、其の比《ころ》深くひそかにする事ありて、泄《も》れたれば細川家の禍たる事を知りたりければ、まづ切支丹の事訴へけり。江戸より南条を召す。細川家驚きたれどもせん方無し。松野、「我にまかせられよ」とて囚人《めしうど》たれば厚き板にて詰牢《つめろう》（罪人を監禁するためのいたって狭い牢）を造り、医者一人に密謀を云ひふくめ熊本より出づるに、天気を待つとて処々に舟をとゞめ、日を経る内に人参の入りたる薬を与へ、朝夕の食物まで人参湯にて飲食させけり。南条は気の鬱したる上、人参数百斤飲みたりしかば、心狂乱したりけり。松野江戸に打具《うちぐ》し至りて、「南条は数年狂気の者にて候」とて出しけり。切支丹訴《うったへ》の事を問はるゝに、「狂言（気ちがいじみた言葉）

のみなり。とく熊本に帰すべし」とて松野に返されぬ。此の謀《はかりごと》たゞ医一人のみ知りたりと云へり。（湯浅常山『常山紀談』巻之十九）

幕藩体制を支配した精神病将軍

初期の徳川家は、「天才と狂人とは紙一重である」の諺どおり、きわめて精神病的な遺伝が濃厚であった。また躁鬱病質の徳川将軍も時々出現し、朝令暮改の政治的な混乱を招いた。

徳川一族をいろどる精神病者の群像としては、つぎのように、徳川家康の曽祖父の信忠、父の広忠、長男の信康、六男の忠輝、孫の三代将軍の徳川家光、忠長、徳王丸、曽孫の綱重のほか、犬公方とあだ名された五代将軍の徳川綱吉がいた。これらの精神病者のほかにも、母方の伯父の水野信之や甥の勝成などにも、精神病者や、精神病質者が輩出した。ことに三代将軍家光は、精神病の周期を二回も繰り返した。この家光は、精神薄弱であったとか、弟忠長の亡霊にたたられて、恐怖性の神経症にかかっていたとかいう説もある。

五代将軍徳川綱吉は半狂人だった。さきに述べたように、犬公方の徳川綱吉に対する評価は極端に分かれており、ほめる者とけなす者との対照がハッキリと区分されている。

例えば、綱吉の第一の側近だった柳沢吉保は、当然のことだが綱吉を弁護する側であって、そのため『憲廟《けんびょう》実録』をわざわざ書きあげて、綱吉を聖人扱いした。これに反対する論者の一人は、『東叡山通夜《つや》物語』を書き、夢に托して、綱吉の悪政をこっぴどくこきおろした。

明治になってからも、歴史家の重野安繹《しげのやすつぐ》博士が、綱吉を不世出の名君と讃える一方、医学界の権威者の入沢達吉《いりざわたつきち》博士は、綱吉に対して「偏執狂、とくに憐獣狂」という病名を与えた。

評論家の徳富蘇峰は、「始め善く、中悪く、終り益々悪し」と述べ、最後は半狂人であったと断定した。（『近世日本国民史』）このような半狂将軍の幕藩体制下、ついに一人の忠臣も出現しなかったという。

流行病予防の「幕府のお触れがき」

飢饉に流行病はつきものである。何故なら、飢饉の時は、まず第一に、気候が悪いからである。これが身体に悪い影響をおよぼす。

第二に、食物が極端に不足するため、いろいろなイカモノを食って、腹をこわしがちである。『備荒録』は、享保十八年（一七三三年）十二月、これが対策を、つぎのように述べている。

① 桃の葉の湯に入ること
② 黒砂糖を生姜汁で呑む
③ 蜜柑の黒焼や、紅梅の黒焼を服用すること
④ 貧乏人が食物を採るため深山幽谷へ行く時は、焚火で身体を十分に温め、瘴癘《しょうれい》（風土病）を払うのが一番必要なことだ。

同じ享保十八年に江戸幕府から、町奉行へ、流行病予防のための小冊子を〝お触れがき〟として渡し、各村へ配った。幕府は、飢饉につきものの〝流行病〟には、特に気を使った。

幕府の予想どおり、飢饉の後、享保十八年には江戸の町でも流行病がはやった。

幕府は、すぐに施薬を行なった。それと共に、〝流行病〟に関する、つぎのような緊急の〝達〟を、注意事項として、江戸町内に配布した。

享保十八辛酉年飢饉之後時疫致流行候処町奉行へ板行の御本御領所村々へ被下候写左之通

一、時疫流行御薬を用ひて其煩をのがるべし（御薬は御施薬なり）

一、時疫には大粒なる黒豆を能《よ》くいりて一合甘草一匁水にてせんじ出し時々呑てよし

一、時疫には牛房をつき、だき汁をしぼり茶碗に半づゝ二度飲て其上桑の葉を一握ほど火にて能《よ》くはぶりきいろに

なりたる時茶碗に水四盃入二盃にせんじて一度に飲て汗をかきてよし若し桑の葉なくば枝にてもよし

一、時疫には茗荷の根と葉をつきくだき汁をとり度々呑てよし

一、時疫にはねつことの外つよくきちがひのごとくさわぎてくるしむには芭蕉の根をつきくだき汁をしぼりて飲てよし

一、一切の食物の毒にあたり又いろいろの草木きのこ魚鳥獣など喰ひ煩ふに用て其死をのがるべし

一、一切の食物の毒にあたりくるしむにはいりたる塩をなめ又はぬるき湯にかきたて飲てよし但草木の葉を喰て毒にあたりたるいよ〳〵よし

一、一切の食物の毒にあたりてむねくるしく腹張痛には苦参を水にて能《よく》せんじ飲食を吐きだしてよし

一、一切の食物にあたりくるしむに大麦の粉をこうばしくいりて白湯にて度々飲でよし

一、一切の食物にあてられて口鼻より血出てもだへくるしむにはねぎをきざみて一合水にてよくせんじひやしおきて幾度も飲べし血出やむまで用てよし

一、一切の食物の毒にあたり煩ふに大つぶなる黒大豆を水にてせんじ幾度も用てよし魚にあたりたるには弥《いよいよ》よし

一、一切の食物の毒にあたり煩ふに赤小豆の黒焼を粉にしてはまぐりの貝に一つ程も水にて用べし獣の毒にあたりたるには弥よし

一、菌《タケルイ》を喰あてられる忍冬《にんどう》（スイカズラ）の茎葉をも生にてかみ汁を呑てよし

右之薬方凶年之節辺土のもの雑食の毒にあたり又は凶年の後疫病流行する事あるが為に簡便方を撰ぶべき旨依被仰付諸書之内より到二吟味一出也

享保十八辛酉年十二月　望月三英

丹羽正伯

編者曰　饑歳には時候悪く殊に種々の悪食をなす故腹中あしくなる道理なり然る時は時気を避け腹内の掃除をするを肝要とす疫気を避るに桃の葉を刻《きざ》みて浴し或は黒砂糖を生姜汁にて呑蜜柑の黒焼紅梅の黒焼を服すべし又飢民食物を探るに深山幽谷に入る時は焼火にて身体を能《よく》温め瘴癘を掃ふを第一とす（『備荒録』『飢饉日本史』）。

疫病と流言飛語

天明（光格天皇時代の年号。将軍は徳川家治・家斉、一七八一・四〜一七八九・一）年中、碑文谷《ひもんや》の仁王に七日間参籠（神社・仏閣などに昼夜籠居して祈願すること。おこもり）するか、または断食などをすれば、何病でも全快するという流言が行なわれた。しかも大流行で、参籠する人が急に増えたので、後になると仁王門の下に人びとは身を置く所もない有様で、病人小屋といって長さ七、八間の小屋が二、三ヵ所もできたという。「多数病人罷居《まかりお》りしが、全快の有無は知らず、是又いつとなく歩みけり」と江戸時代の随筆『宝暦現来集《ほうりやくげんらいしゅう》』に書いてある。

寛政八年（一七九六年）六月九日、「朝の風にあたると、傷寒の病を受ける」という流言があり、この病などを起こす悪い気を防ぐには「松葉、その人の年の数、手一束に切り、一夜酒にひたし用ゆ」、「戊亥の年の人は、山椒五粒、梅干一つ茶にて煎じ用ゆ」という予防法のほか、

傷寒(注)は風のかはりに来たれども
　また吹きかへすいせの神風

の歌を、墨継この通り切れぬよう、赤い紙に書いて家の出入口に貼ればききめがあるといわれた。（注＝傷寒は昔の病名。今のチフスの類である）

寛政十一年（一七九九年）三月のはじめ、疱瘡《ハシカ》が流行しだしたが、そのまじないとして、たらよう（多羅葉すなわち多羅樹の葉）へつぎのように文字を書き、〇印の所へは灸をすえて川へ流せばよいという流言が飛んだ。

○麦殿は生れながらに○はしかして
もがさ（ほうそう）○の跡は我身なりけり

江戸時代、大久保の表番衆町にあった浄土宗の妙竜山・正受院のなかの小さな阿弥陀堂に、恐ろしげな閻魔大王とうす気味の悪い奪衣婆《だつえば》（三途の川のほとりにいて、亡者の着物を奪い取り、衣領樹《えりようじゆ》の上にいる懸衣翁《けんえおう》に渡すと伝えられる鬼婆）の古めかしい木像が祀られてあった。以前から、子供の咳にご利益があるという評判があったが、幕末の世情ようやく騒然としてきた嘉永年間（一八四八年～一八五三年）、米使ペリーの黒船騒ぎの前後から、世情の不安を反映したせいか、にわかに評判が高くなり、参詣人も日ましに増え、六の日を縁日として特に押すな押すなの繁昌ぶりを示した。

これに伴って、いろいろな流言も行なわれ、肝心のご利益については、たんに子供の咳にききめがあるばかりではなく、大人の病気や願いごとにも、たいそうご利益があるという噂が高かった。昔はなんとなく人気の少なく淋しいような所だったが、今は昔、たいそうな繁栄ぶりで、お線香を売る人や、名物の粟餅団子を売る店などが立ちならび、厨子の内はもちろん外までも参詣人が奉納するお線香で一杯で、またお線香の紫の煙は境内に、いつでもたなびいている。布や紙で作った幟には、大きく達筆で、「三途川の老婆王」と書かれ、堂内一杯に善男善女が満ちあふれ、信者はそれぞれ「南無阿弥陀仏」と唱えながら、大きな木魚をポクポクと無心に鳴らしつづけていた。

このように突然に信仰が流行し、たとえばお江戸の日本橋や四日市にあった翁稲荷《おきないなり》や、浅草は新堀端にある、太郎の稲荷なども急に繁昌しだした。（中島陽一郎『デマ戦争』七三頁～七五頁）

流行病に伴って発生する流言飛語の多くは、群衆心理につけこんだ医学的無知から発生するものが多いが、しかしその被害は大きいから、やはり医学的な知識と事実を常に公表するとともに、流言飛語の温床である〝社会不安〟の下では、誰もがきわめて暗示にかかりやすい状態だから、医学関係者や当局は、強力に世論をリードして、流行病による〝社会不安〟をできるだけ早く克服しなければならない。

疱瘡神への対抗策は一本の杓子

日本人を昔から悩ました疱瘡神という病神への対抗策として、小児安泰の祈願のため、杓子《しゃくし》を利用した有名な一例は、越前（福井県の東部）にある湯の尾峠の孫杓子《まごじゃくし》である。「孫杓子」の「孫」とは、孫嫡子のこじつけである、という説もある。要するに、越前・湯ノ尾峠にあった茶店の主人が、むかし疱瘡神と約束をかわし、子々孫々に至るまで末ながく疱瘡の病気にかからないという保障をしてもらったので、希望者に守護の札《ふだ》を出すことにしたという、蘇民《そみん》将来《しょうらい》すなわち仏教で疫病除けの神の名系統の平凡な由来談を伝えている。（『地名辞書』）

疱瘡からの守り神の正体は、古びた一つの杓子であって、寛政十一年（一七九九年）の、幕臣・佐野越前守の書状によれば、もと佐野家の所蔵した杓子を、同国の日吉家に譲ったが、日吉家はこの杓子を越前の湯ノ尾峠にあった峠の茶屋に伝えた。そして、この「峠の茶屋がその版画を発行することになったのであるという。」（『祠曹雑識十二』）

なお不思議なことには、この杓子は、これより十数年前の天明年中（一七八一年〜一七八八年）に、すでに江戸に持って行かれて、駒込七軒寺町の海蔵寺の境内にまつられ、信者もかなりあったらしく、「長徳四年（九九八年）越前・湯ノ尾峠において、疱瘡神安倍晴明《あべのせいめい》に逢ひ験を示し、永く湯尾嶺頭に跡を垂れたまふ。本地《ほんじ》は東方薬師如来」（『十方庵遊歴雑記』五篇の中）という由来まで生まれた。しかもなお奇妙なことには、一方では、本山湯ノ尾峠がやはり前と同じく守り札を出しているというのに、他方ではこの神様の引っ越しの理由として、越前領主の若君が、天明（一七八一年〜一七八八年）の頃、疱瘡によって死去されたので、「国君の家族をも守護し得ぬ孫杓子ならば益なしと、社壇破却の上、神主もろともに国を追い払われ、それより江戸駒込の鰻縄手の寺へ遣って来た」（『十方庵遊歴雑記』二篇の下）と噂されていたことである。

柳田国男は、これについて、つぎのように述べている。

「誠に取留めもない話ではあるが、自分の注意するのは、湯ノ尾峠が箱根碓氷と同じく、古来の官道の衝に当って居たことが、肥前のチゴツキの厭勝《えんしょう》に杓子を立てゝ千人の眼に触れるといふことゝ、何かの関係がありさうに見える点である。今一つは、――（中略）――小児安泰の祈願と、特に縁が深さうに見える点である。」（定本『柳田国男集』第四巻、二四六頁〜二四七頁）

杓子は、言うまでもなく、飯をよそうに用いられている。したがって農耕民族である日本人の間に培われてきた米を神聖視する信仰心は、やがて病神（疱瘡神）に対する対抗策として、神聖な杓子をかつぎ出したのであろうか。また広島の杓子に見られるように、この場合の杓子もまた、病を召し取る（飯取る）という切なる願望を秘め、このような寓意を杓子に託しているのであろうか。そして、幕藩体制下の流行病はもちろん、一般の病気の恐ろしさにも気付いてはいるが、〝病的な健康の恐怖〟とそのもたらす悲劇とについて、世人はまだ十分に認識していないのであった。

6　暴政下のひずみ

ゴッタ煮のインチキ薬で牢死者続出

今まで述べたように、囚人が病気になっても、牢内では、ろくな治療も受けられない様子を、江戸後期の画家で思想家であり、また藩政家でもあった渡辺崋山は手紙で、つぎのように書き送っている。

常州無量寺住持、年五十、五六日前牢熱相発し、先づ六ケ敷《むつかし》き形に御座候へ共、牢医更に骨折り申さず、唯々口先にて何のかのと申し候へ共、牢内をきたながり候間、入って脈を診し候を厭ひ、押外《おさえそと》にて帰ること多し、薬は四五百人も一処に煎じ候故、疹《しん》の薬も、風の薬も、熱の薬も、一鍋にて、偶《たま》ま分け候ても、薬方面倒がり間違ひ致し、旁《かたがた》重病にても、牢医の薬を給《たべ》るもの牢内にはこれなく、大抵売薬に御座候、右の通り故、追々《おいおい》大病に

も赴き申し案ずべき事、人を思へば、身を思ふ、甚だ気の毒千万に存じ罷在《まかりあ》り候。（渡辺崋山の手紙）

このように牢医は、牢内に入って病にかかった囚人の脈をみるのを、牢内はきたないからと嫌がって、外から形式的にみて帰るという無責任さに加えて、薬は四五百人分も一所で煎じるから、疹《しん》の薬も、風の薬も、熱の薬も、一つの鍋で煎じるという出たら目ぶりだし、囚人の病人たちは牢医の薬より、売薬で間に合わせるという結果、病気はだんだん悪くなり、大病人となるという気の毒な実情だった。幕末の安政五年（一八五八年）から慶応三年（一八六七年）まで、年に千二百人から二千人にのぼる牢死者があったほどの大惨状を呈した。なお当時の収容者は、日に平均六、七百人であった。

徳川幕府が、狙いをつけた囚人を、計画的に牢屋のなかで、「一服盛って殺したか、どうか」は、ハッキリしないが、しかし、そういう噂があったことは、火のない所に煙は立たないという諺を、少なくとも、われわれに思い出させずにはおかない。

牢内の囚人は、もとより一般社会から隔絶しており、その実情をもって、江戸時代の一般社会を推測することは無理であろう。しかし、こういう特殊な社会を生み出したところに、そしてまた、この特殊な社会にも、徳川幕府の人権無視の特徴が強く現われているといえるのではなかろうか。

火の気が牢内にはないから、冬季に人数が少ない時は、寒さにおかされ、また自然と湿気を受けて、多数の病人が出るが、大勢の囚人が入っていれば、人間の体温で、寒気も湿気も防げるから、片牢に囚人たちを押しこめておく方が、冬にはよい。

しかしながら、夏はこれと正反対であった。すなわち盛夏のむし熱い時期には、囚人の着物などにも垢がつきやすく、そのうえ湯水も使いにくいうえ、通風の悪い牢内は、涼しい風も入りにくいので、夏の真っ盛りは、とても我慢できない。そこで牢役人も気をきかせて、毎年暑い土用のうちは、囚人を病気から守るため、牢内の鞘（外鞘）に出して、昼のうちは涼ませてやる。「しかし、この程度ではなかなか暑気を凌ぎがたいので、自然大病人も出て病死をする。」（石井良助『江戸の刑罰』一二〇頁）という悲惨な有様であった。

牢内の一畳に十八人詰めという極限の過密人口のため、囚人が悪事もしない仲間を殺し、「病気」と称することも珍しくなかった。

牢内の人口減らしのため、仲間の囚人を殺し、しかも役人がそれを見殺しにしたとは、人権無視も甚だしい暴挙といわざるを得ない。

囚人療養所を非人が作る

病気の囚人を入れるところを、溜《ため》といって、浅草（田甫《たんぼ》）と品川（鈴ケ森の近く）にあった。浅草の溜は非人頭の車善七が、品川の溜は非人頭の松右衛門がそれぞれ自費で作り、あずかっていたので、溜のことを非人溜ともいった。溜の主な仕事は、①囚人が重病になったとき、一時加養のために、あずかること、②十五歳未満の幼者が遠島刑《えんとうけい》に処せられたとき、十五歳まであずかること、の二つであった。

非人溜（江戸時代の囚人療養所）について、町奉行より、若年寄の有馬兵庫守へ、享保三年（一七一八年）に差し出された覚書は、つぎの通り、溜《ため》と牢屋との違いを強調している。すなわち、
溜《ため》と申し候は、長屋作りに候。惣板敷《そういたじき》にて畳を敷き、炉《ろ》も内に有之《これあり》、夜中は有明《ありあけ》（有明行灯《ありあけあんどん》、夜通しつけておく行灯《あんどん》）も所々に有之、昼夜とも煮焼いたし（昼夜ともに煮焼きができ）、茶たばこ薬までも給申度時分、心の儘《まま》に被下（茶、煙草、薬なども飲みたいときは心のままにくれるし）、寒風の節は焚火にもあたり居《お》り、風呂も幾度も入《はいれ》、第一牢屋と違い、格子一重《ひとえ》にて晴々《はればれ》と致し吹ぬき候に付、悪敷香曽《あしきかおりかつ》て御座無候《ござなくそうろう》て、奇麗《きれい》に御座《ござ》候《そうろう》云々《うんぬん》」

と書き、したがって、溜は牢屋とは違い、囚人の健康のためにとくによく、病人などの養生には溜の方がよいと述べている。

若年寄・有馬兵庫守は、享保三年（一七一八年）にこの町奉行からの覚書を読んで、ふつうの囚人を、好待遇の溜へ

送るのはけしからんと考えて、この時に、病人と行き倒れと無宿は、今までどおり溜にあずけてもよいが、ふつうの囚人を溜へ送ってはいけないと厳命した。

江戸時代の安楽死――安楽死の実行者も乗船した高瀬船の悲話

島流しは遠島のことで、江戸時代には「流罪《るざい》」といわれた。

関西の流人は大坂に集めて出船したが、京都の流人を大坂へ送るには、高瀬船に乗せて京都町奉行の同心が守護して送るのである。罪科がきまって島へ流されるときは、京都では牢屋敷に親戚の者が呼び出されて、当人に引き合わせたうえ、ながの暇乞いをすることを許された。

この物語を小説にしたのが、森鷗外の有名な『高瀬舟』である。

この高瀬船に乗せられて遠島を言いわたされた罪人に、つきそいの役人が、人殺しの大罪を「どうして犯したか」と質問する。

この罪人は、その問いに答えて、「兄弟は西陣に傭はれて、空引《そらびき》と云ふことをしてゐたが、給料が少くて暮しが立ち兼ねた、其内、同胞が自殺を謀ったが、死に切れなかった、そこで同胞が所詮助からぬから殺してくれと頼むので、殺して遣ったと云った。此話は『翁草《おきなぐさ》』に出てゐる。」（森鷗外『高瀬舟縁起』）

江戸時代においても、すでに「安楽死」の思想があり、その実行者が処罰されたことは、われわれに古くて新しい社会的な医事問題を提起したともいえよう。

このように、死にかかっていて、しかも死にきれずに苦しんでいる人を、死なせてやる、即ち殺すということは、安易に杓子定規で解決できる問題ではない。もし身近なところに病人がいて、死にそうになって断末魔の苦しみに、もがいている。それを助ける方法は全然ない。その苦しみを、そばで見ている人は、どう考えるであろうか。たとえ相当な知識人でも、どうせ死ななければならない人なら、その苦しみを長くさせておくことなく、早く死なせてやる方が親切ではなかろうかという感情が必ず起こるだろう。この時、病人を安楽死させるため、麻酔薬を与えるのが、良いか悪いかという疑問が生ずる。たとえその薬は、病人を即死させなくても、薬をやったため、病人の苦痛をやわらげる代りに、彼の死期を多少、早めるかもしれない。したがって薬を与えないでおいて、みすみす病人を苦しませながら、放置しなくてはならない。「従来の道徳は苦ませて置けと命じてゐる。しかし医学社会には、これを非とする論がある。即ち死に瀕して苦むものがあったら、楽に死なせて、其苦を救って遣るが好いといふのである。これをユウタナジイといふ。楽に死なせると云ふ意味である。高瀬舟の罪人は、丁度それと同じ場合にゐたやうに思はれる。」（森鷗外『心の花』第二十巻第一号、大正五年一月「高瀬舟縁起」）

このように安楽死は、常に、古くてしかも新しい問題である。

幕府の暴政・鉱山病死

暴政にあえぐ江戸時代の天保期（一八三〇年〜一八四三年）の坑夫は、平均寿命がわずか三十歳であり、坑夫になってからはたった七年しか生きられないという惨状を呈した。

佐渡奉行を、天保期（一八三〇年〜一八四三年）に十四年間もつとめた川路聖謨《としあきら》は、その日記のなかで、彼が在職中に見聞した恐ろしい事実をつぎのように述べている。

坑夫になって七年の寿命を保つものはいない。いずれも同じ病気で、咳をして、煤《すす》のごときものを吐いてついに死ぬ。これは石州その外の金銀山でもすべて同じである。油煙が自然に鼻口へ入り、さらに腹や脳までもいぶり、骨がかれるからである。……坑内へ入るものは、日の目も見ないから、色青く、石の粉が全身にかかり、燈火の油煙でとてもこの世の人とはみえない。いずれも三十ぐらいで死んでいく。（川路聖謨の日記『島根のすさみ』）

と暴露し、さらに、佐渡金山の坑夫の生活について、聖謨は、「佐渡では男は二十五歳になると賀の祝をするが、それは金掘大工（坑夫）で三十歳をこえるものが稀れで、二十五歳になると普通の六十歳と考えるからだ」と書き残し、また同じく、佐渡金山の坑夫は、「とてもこの世の人とは見えず、いずれも三十ぐらいで死んでいく」と批判しているから、まことに、この世の生地獄であった。

なお、これより約百年前の宝暦六年（一七五六年）の状態を参考までに見ると、熟練した大工（坑夫）の寿命は、天保期当時は七年であったというのに、さらに約その半分近くの三年か五年の短命であったというから、じつに悲惨な実情であったことがよくわかる。すなわち――

銀山の坑内で働く者たちは、金銀の毒気のある石の埃、あるいは灯油の煙を吸い、三十歳から先は短命で、三年ぐらいしか生きられない。とくに風抜の穴がないところでは、陰気がこもり、生気が絶え、また金銀銅山の瘴気《しょうき》（熱病を起こさせる山川の悪気）にふれた病人は、躰《からだ》が黄ばみ、咳が出て、痰が粘くなり、熟練した大工（坑夫）は五年か三年のうちに病死する。（佐渡金山の記録『佐渡四民風俗』宝暦六年、一七五六年）

この世の生地獄のような佐渡金山の坑夫の生活を脅かすものとしては、金銀の毒気のある石の埃と燈油の煙を吸うことがあった。なかでも悲惨な場所、地獄のなかの生地獄の悪所は、風抜きの穴がないところであって（これは江戸時代の牢屋における囚人の生活も同様であったが）、陰気がこもり、生気が絶え、たとえ鬼をもひしぐ元気な坑夫であっても、やがて体が黄ばみ、咳と粘っこい痰とが出て、わずか三年か五年のうちに悲惨な職業病で横死をとげた。

大塩平八郎の乱と疫病流行

天保の大飢饉（一八三三年～一八三七年）は、半世紀前の天明期に次ぐ気候悪化の非常時であり、流行病、飢饉、百姓一揆、打ち壊しなどが頻発した。大塩平八郎は、庶民の苦しみを救おうともしない悪政に激怒して天保八年（一八三七年）反乱を起こした。

この時代背景となった天保六年（一八三五年）から天保八年（一八三七年）までの疫病の流行状態は、つぎのとおりであった。

「天保六年（一八三五年） 臘月（陰暦十二月）中旬より都下（江戸）風疹（三日はしか）大に行はる。」（『時還読我書』）
「天保七年（一八三六年） 春夏の際、湿疫大に行はれ、老壮を問はず、沿門闔戸疾まざるものなし、外熱内寒のなす所、皆饑荒陰雨の為なり。其証、発熱、悪風、汗出、頭重痛、四肢疹疼、転側し難く、或は煩躁、大便漏泄、是れ温邪の湿を挾む候なり。」（『橘黄年譜』）「六七月より都下（江戸）麻疹行はる。」（『武江年表』）
「天保八年（一八三七年） 丙申（天保七年）の歳、年穀、不レ登、道殣《どうえい》相踵《つ》ぐに至る、丁酉（天保八年）の春月より疫邪盛に行はれ、秋末に至りてやゝ止む、其証前年より行はるゝものと大約相同じくして、少陽病《しょうようのやまい》殊《こと》に多し、なれども貧賤の人は、多く下痢など、虚候を兼ぬるもの尠《すくな》からず。」（『時還読我書』）

米艦が密輸入し攘夷論に火をつけたコレラ

江戸時代のコレラはすぐ死ぬため、鉄砲とかコロリとか呼ばれて、世間の人々から、ひどく恐れられていた。わが国第二回目の大流行である安政五年（一八五八年）には、江戸だけで八月の一カ月間のコレラ患者一万二千五百人、また向こう、三カ年を通じてじつに三十万もの死者を出したといい、感染者は文字どおりコロリ、コロリと死んでいったから、俗にこれをコロリ（虎狼痢）と称した。予防法のほとんどない当時としては、病魔の横行にお手あげだったわけだ。

この年八月、幕府は暴瀉病（コレラ）の救済方を諸国に配布した。また同年出版の『頃痢（コレラ）流行記』に、つぎのようなポンペの養生法を掲載した。

一、胡瓜西瓜未熟ノ杏子桃等相用候儀堅禁候事
二、人々裸ニ而必ズ夜気ニ触不申様心掛可申夜分決而衣類覆ハズ寝入申間敷候事
三、日中暑気ニ触レ余リ心労之仕事致間敷候事
四、諸堕弱ノ行殊ニ酒呑候儀モットモ害ニ相成候事

五、若シ下痢相覚候ハヾ直様療養ノ手当致シ猶予致問敷候事

これよりさきに安政五年（一八五八年）七月、アメリカの新鋭艦「ミシシッピー号」が中国からやって来て、長崎にコレラを密輸入した。たちまち西国、中国を経て、畿内、東山道、関東その他全国に波及し、このコレラは翌安政六年（一八五九年）、さらには翌翌年の万延元年（一八六〇年）までも、流行を続けた。

於二出島一一千八百五十八年七月十三日。此両三日中、出島市中とも、一時に下痢且追々吐きかゝり申候、右患病の者既に昨十二日、一時に三十人相煩、将又亜墨利加蒸気船「ミシシッピー」に於ても右様の腹病多人数御座候につき、右病気は究めて流行のものと奉レ存候、右は他国にても項日多分発り申候、隣国唐土にても、諸街市海岸にはコレラ・アシアティカ（病名）流行仕、右につき日々死失多人数御座候由、依レ之、出島に罷在候欧羅巴人どもにつきては、右下痢、殊の外変症仕、真実のコレラ病に不二相成一様防方可レ仕儀に御座候、云云（和蘭医官ポンペ・ファン・メールデルフォールトが長崎奉行所に上りたる書）〔注・この文の最初の、一千八百五十八年七月は、わが安政五年五月に相当する。〕

このように三十万の死者を出した外国渡来のコレラは、排外的な国民感情を強く刺激し、「攘夷論」に火をつけた。オランダ海軍将校カッテンディーケは、江戸幕府・海軍伝習所のお雇い外人教師であったが、その回想録『長崎海軍伝習所の日々』のなかで、このときの「いきさつ」をつぎのように述べている。

八月長崎にコレラ病が勃発して、沢山の犠牲者を墓地へと引きずって行った。世間では、僧侶が患者にこの病気は井戸に毒が投入されたために罹《かか》ったのであると吹聴し、この機会に乗じ、市民に対し外人排斥の思想を焚きつけているとの噂があった。（カッテンディーケ『長崎海軍伝習所の日々』）

コレラ流行の元凶は下水道の不備

恐れられたコレラの予防対策として、なぜ下水道が有効かというと、コレラ流行は、「汚水溜りから出た汚水が上

水として使う井戸水や川水を汚染していた」のが原因であった。

欧米では十九世紀に、コレラに悩んで、近代下水道の建設に着手した。欧米の十九世紀すなわち日本の江戸時代において、同じくコレラに日本も悩みながら、下水道建設では欧米に立ち遅れた理由は二つあった。その一つは日本の都市の財政難であった。その二は屎尿《しにょう》の問題があった。日本では昔から農家の肥料として人間の屎尿が使われていたから、この大事な屎尿を、みすみす下水道に流すのは、それこそ勿体ない話であった。これら二つの理由のために、コレラ予防対策として有効な近代下水道の建設も、日本は欧米より約百年遅れてしまったのである。

乞食はコレラが飯の種

安政の大コレラの後、頭の良い乞食がコレラを飯の種にして、だいぶん稼いだという。すなわち――

「安政の大コレラの後、白い着物をきて、頭に三角の紙をつけ「どこへ行こうか」と暗にコレラになって強迫的に銭を貰って歩いた。質《たち》の悪いものである。」（岡本綺堂『乞食』）

こういう時事問題を仕組んだ便乗商売は数多く現われたが、それらはみな一時的で、長続きはしなかった。

江戸時代においても、疫病対策には手を焼いていたとみえ、つぎのような話がみえる。

「コロリの疫病神を攘《はら》うには、軒に八ツ手の葉を吊るして置くが好いと云い伝えられた。八ツ手の葉は天狗の羽団扇に似ているからであると云う。」（岡本綺堂「半七・かむろ蛇」）

コロリを防ぐに、天狗の羽団扇《はねうちわ》に似た八ツ手の葉を用いるとは、まったく気休めもいいところだが、一面、コロリ（コレラ）予防の効果的な方法が、当時は無かったことを雄弁に物語っている。

7　町人文化と花柳病

浮世絵に見る麻疹の社会的生態

さて〝麻疹〟（はしか）という病名の由来は、「のどがいらついて、ハシカきよりの名である」ということが普通の説であるが、般尸迦《ハシカ》という鬼のなすわざの病気であるから、ハシカというという説も、そのとおりかどうかは別として、昔から伝えられている。江戸後期の戯作者・式亭三馬の書いた『麻疹戯言《はしかげげん》』という本は、小冊ではあるけれども、一つの病気だけを一冊の本にしたという意味でも、まれな著述であり、また麻疹が、江戸時代にどれほど広く流行したかということが、この本を読むとよくわかる。

麻疹《はしか》は徳川氏の時に当りて、折々激しく行はれしと見え、多く浮世絵を覧る時には、ややもすれば、はしかを人に擬《なぞ》らへて画がき、各種の職業の人々の、或は之《これ》を打ち撲《たゝ》き、或はそを支へ宥《なだ》むるさまを画《え》がける戯画《ぎが》などを見受く。（幸田露伴『洗心録』）

そして庶民の麻疹観が、浮世絵にまで登場したことからは、江戸時代に、麻疹の流行が、今日からは想像もできないほど人びとからひどく恐れられていた有様が十分に理解できるであろう。

昔から「疱瘡は美面《みめ》定め、はしかは命定め」といわれたように、ハシカは疱瘡より、大分、死亡率が高かった。

ハシカの予防法、または軽くなおす方法としては、つぎのような英雄豪傑の絵姿やまじないの歌を、門や門口へ貼ることが、江戸時代にはやった。

①　麦殿大明神

②　鎮西八郎

③　須盞雄尊《スサノオノミコト》
④　牛頭天王
⑤　出雲国麻疹除御神

などの絵姿がハシカよけであった。このほか、ハシカを軽くすませるため、

麦殿は生まれながらにはしかして
かせたるのちは我が身なりけり

という和歌と病気の子の名と年とを紙に書いて、ハシカを軽くするように一心に祈りながら川に流した。さらにハシカを軽くするマジナイに使われた品物を、つぎに列挙しよう。

①　多羅樹の葉、または代用として柊《ひいらぎ》の葉（第2章中扉図参照）
②　浅草寺の神馬のかいば桶
③　ぬいぐるみの猿や狗《イヌ》、南天や金柑《きんかん》の木でつくった杵《キネ》などを使った呪禁《マジナイ》
④　「䉤簱乙」という三字の字符を、紙などに書いて、門や門口に貼る

などの方法があった。このほか、成人のハシカ摂生法《せっせい》としては、第一に入湯・房事・酒・灸治などを慎む節制療法があった。

江戸の戯作者と医学知識

俳人・松尾芭蕉は、本間道悦に医を学んだ。江戸中期の俳人で蕉門十哲の一人でもある宝井其角《たからいきかく》は医師の子であったともいう。木節《もくせつ》は上記の二人よりも詩才こそ劣ってはいるものの、医師としての腕前は確かであった。江戸後期の国学者・歌人で小説家の上田秋成は、『雨月物語』の著者として有名であるが、一方では医師もやっており、その著書の文中にも、自然と医道に言及した部分がある。

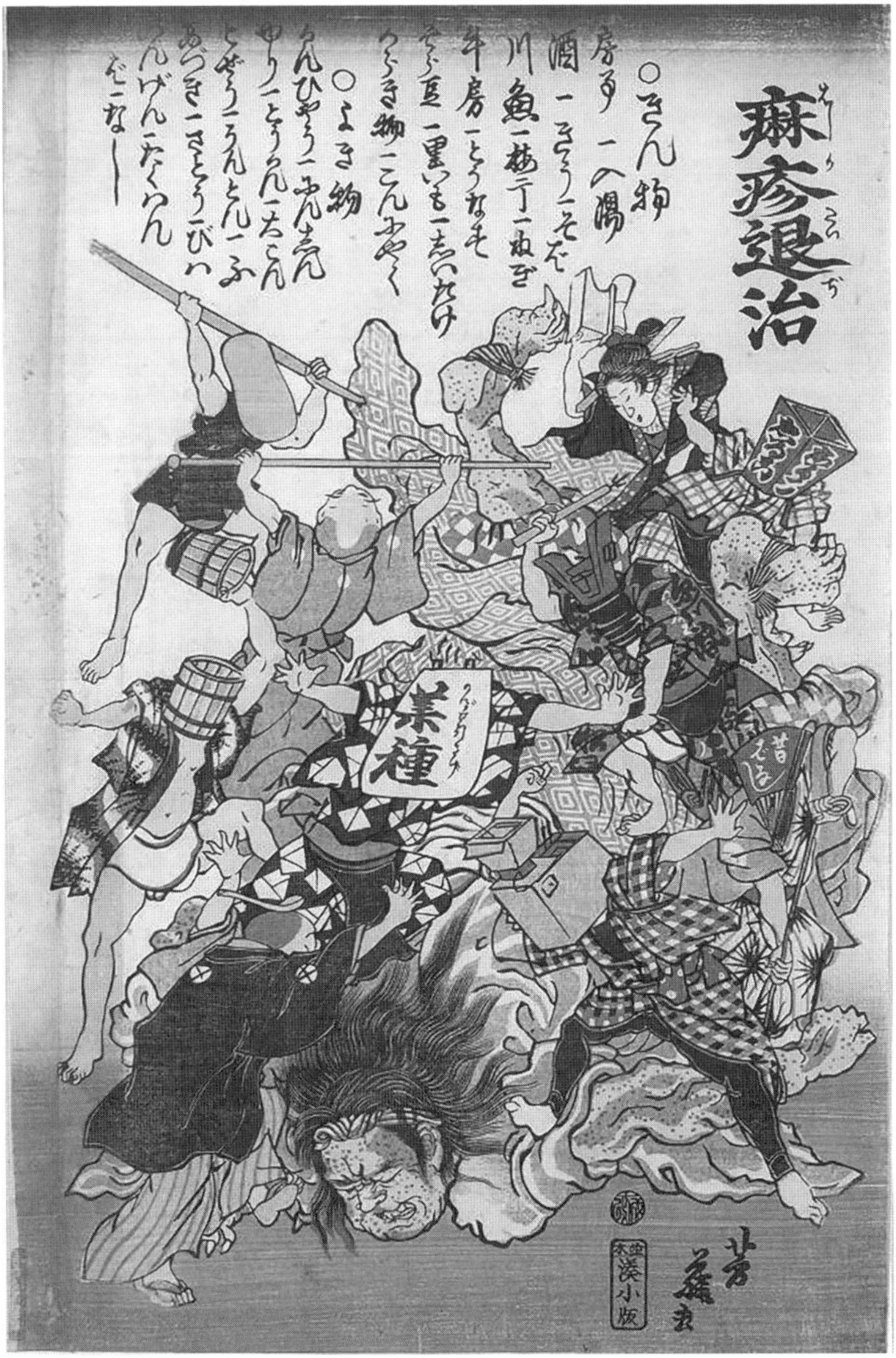

「麻疹退治」（歌川芳藤画・文久２年）
（江戸で麻疹流行時に多数刊行された「はしか絵」の一種）

江戸中期の浄瑠璃《じょうるり》・歌舞伎脚本作者として有名な近松門左衛門は、岡本一抱《おかもといっぽう》の兄であった。一抱は医師であって本草にもくわしく、『和語本草』の著書がある。したがって近松門左衛門の作った浄瑠璃本にも、時々本草の知識のあることが窺《うかが》われる。一例をあげれば「博多小女郎波枕《はかたこじょろうなみまくら》」の曲の中に、唐物薬品のことを書いた部分がある。

同時代の俳人・上島鬼貫《うえじまおにつら》は、導引《あんま》の術を心得ていた。また桂川甫粲《ほさん》は、名医桂川甫周の弟である。

江戸後期の戯作者の曲亭馬琴は、黄表紙や噺本などを多数出していたが、文化三年（一八〇六年）頃から読本の発行部数が多くなり、『椿説弓張月』、『南総里見八犬伝』などをつぎつぎに発表して、精力的な活動をつづけ、晩年には、眼病のため失明したにもかかわらず、死の直前まで創作活動をやめなかった。馬琴は医を学んだが、その子宗伯は肺病のため早死にしたものの、医師が本職であった。このため、馬琴の著書中、話が医薬のことに及んだものが、甚だ多い。例えば『開巻驚奇侠客伝』の竜涎香《りゅうぜんこう》、『近世説美少年録《きんせせつ》』の枸神《くじん》、『南総里見八犬伝』の木蓼《またたび》などの漢方薬がそれであって、ふつうの作者があいも変わらず、いつも同じように朝鮮人参と真珠のみを使って、物語りを作るのとは、大いに違っていた。馬琴は、嘉永元年（一八四八年）十一月六日に八十二歳の高齢で没した。

また江戸後期の戯作者・式亭三馬は、実際の世相を写すのを主な仕事としているから、医学の知識があるというほどではないが、医事や病気に言及することもあった。たとえば吉益《よします》流の古方派の末輩《まっぱい》が、時々劇薬を用いて病気をひどくする悪習があるのを非難している。三馬の『日記』のなかに、『医学入門』の抜粋があるのを見れば、売薬調製の原案としようと試みたのかもしれないが、三馬が通俗医学書などを読んでいたことが、これでもわかる。

「風来（中島注・平賀源内）は本来本草家なれば、医技に智の及びたるは疑ふべからず。ただ一九春水は多く書を読まずとおぼしければ論ずるに足らざるなり。」（幸田露伴『洗心録』）

風来山人平賀源内は、もともと本草家であるから医学上の知識を持っていたように思われるが、十返舎一九《じっぺんしゃいっく》と為永《ためなが》春水《しゅんすい》とは、多く医書を読まないようであるから、やはり論ずるに足らない。

江戸文学に登場する難病・奇病

多くの病気が、日本の文学史上にも登場し、やがて退場していった。

なかでも「眼病」は真珠という高い薬を必要とするために、とくに数多く登場した。「とり目」は敵討《かたきうち》の返り討に適当なため使われ、孝行息子が乞食非人となって、栄養不良のために不覚にも眼病をわずらい、ついに返り討にあう話が多い。

「内障眼《そこひ》」は、藤掛道十郎《ふじかけどうじゅうろう》のほかはあまり見あたらないようであるが、完全失明の人が再び目が見えるようになる『朝顔日記』、『壺坂《つぼさか》（霊験記）』の類は、奇抜すぎる話ではあるが、少なからず存在する。

朝鮮人参を必要とする病気は、「労咳」（肺結核）かどうかは不明ではあるが、たんに「大病」として、江戸時代の小説にしばしば登場する。

「癩病」は、俊徳丸、勝五郎など戯曲小説に少なからず顔を出してくる。日本のみならず、中国の小説にも、癩病患者が砒石《ひせき》（砒素を含む鉱物の一種の古称で、砒霜石、礜石をいう）を飲む話がある。

「人面瘡」すなわち、人の顔に似た形の悪性のできものは、実際の病気かどうかは知らないが、『神稲水滸伝』などに見られる。「梅毒」は、悪人淫婦の末路に多く、「膈の病」は、まれに登場する。

江戸時代、文芸史上の病気について、幸田露伴は、いろいろ述べているが、最後に「文芸に最も多きは狂疾なるべし」の一句で結んでいる。文芸が、人間の精神活動や精神生活を重視する以上、「精神病」が第一位を占めるのは、やはり当然の結果であると思われる。

買春は労咳の安全弁

また江戸時代、買春は労咳（肺結核）の安全弁と考えられていた。

世の中に遊君絶えてなかりせば、若き者は、血気うちに余りて、労疾をわづらひ、短命なる者多し。（『日本壮士』）

したがって道楽息子は、結核にならず、真面目な男が結核にかかる、とも誤解されていた。

子曰くといっては咳をする

過ぎたるは虚《きょ》し及ばぬは咳が出る

息子の労咳は白い猫がよし

などと労咳（肺結核）と芸妓（白い猫）とをよみこんだ川柳もあるし、とくに、

男の労咳五丁（吉原）でなほすなり

と、ズバリ、結核と吉原との関係を喝破した川柳もある。

なお、命あっての物種というが、結核予防の見地から健康を求めて、やや肥りぎみの丸顔の肉体美人、つまり健康女性が、元禄（一六八八年〜一七〇三年）当時も、現代と同じく尊重された理由が、これでよくわかる。

町人文化を支えた性病

江戸時代の町人文化を一身で支えた遊女たちの性病は、幕藩体制下、福祉欠乏の矛盾を暴露し、つぎのような悲惨な運命を彼女たちにたどらせたのである。

又身心労《つか》れて煩を生じ、又は瘡毒（梅毒）にて身体崩れ、下品なる売女に売遣す事も出来かね、迚《とて》も本復せざる体なれば、更に看病も加へず、干殺《ほし》す同様の事になり、又首を縊《くく》り、井戸へ身を投げ、或は咽《のど》を突き、舌を嚙みなどして変死するあり。多くは押隠し、投込といふて寺の惣墓《そうぼ》といふ所へ埋るなり。（武陽隠士『世事見聞録』文化十三年、一八一六年）

江戸の町人文化に寄与した遊女の性病は、やがて東海道にまで伝染していった。

「当時、東海道五十三次をはじめ宿駅はいわば性の解放区、瘡かき（梅毒）はそこでもっとも怖れられていた。」（立川昭二『日本人の病歴』一〇一頁）

町人文化の繁栄の捨石となった遊女とその根拠地の遊廓は、その性の解放区を、東海道五十三次にまで延長していった。しかしその代償は、東海道五十三次を往来した町人や武士などを対象とする、悲惨な性病の蔓延であった。

8　討幕に命をかけて

偽耳病で討幕成功をはかる

明治三傑の一人といわれた薩摩の大久保利通は、幕末の薩英戦争、下関砲撃事件、幕府の第一次長州征伐、藩内保守派の台頭と幕府絶対権力の絶対的腐敗の実情などから、討幕の必要を痛感し、京都に出て公家の間を奔走し、岩倉具視に接近、慶応二年（一八六六年）に長州藩の木戸孝允と結び、薩長連合を成立させ、討幕派の中心人物となった。それから後も、倒幕密勅の降下、王政復古などに指導的な役割を果たした。

そのころ、徳川幕府は、第二次長州征伐を計画し、なんとかして征長の兵を諸藩に出させよう、それにはまず天下第一の強藩の薩摩を説きふせるにかぎると考えて、老中の板倉勝静《かつきよ》は、薩摩の留守居に出頭を命じた。

大久保利通（三十六歳）は、自信たっぷりで出かけて行った。

板倉閣老は書院へ大久保をとおし、自分から上座について、相談をきりだした。

「耳疾と申すか。しからば苦しうない、近うよれ。じつは長州に服従の色がなく、幕命を拒むから、これを追討するのほかはない。ついては薩摩は将軍家に対しての御縁故もふかきこと、すみやかに兵を発して征討の――」

といいもおえず、大久保は耳の補助にかざしていた手をとき、顔色をかえて突っかかるように言った。

「これは奇怪至極のおおせをうけたまわり申す。何の罪あれば弊藩は征討をうくるのでござりますか。一向に合点まいらず、さりながら兵を発するとあれば、弊藩また兵備をととのえて、薩摩鍛冶の切れ味を御賞味に供し申

そう」……（木村毅『西郷南洲』二〇八頁〜二一〇頁）

この年（慶応二年）七月、第十四代将軍の徳川家茂（享年二十一歳）が脚気で死去した。将軍の死とともに、坂本竜馬が考えた薩長連合の討幕戦略は、大久保利通の偽耳病の謀略的な大芝居を契機として、さらに大きく前進していった。

刺客と梅毒に倒れた竜馬

幕末維新の志士・坂本竜馬（享年三十三歳）と中岡慎太郎（享年三十歳）は、京都河原町近江屋の二階で、見廻組のため、慶応三年（一八六七年）十一月十五日、暗殺された。

惜しい人を暗殺で失ったが、千葉道場で北辰一刀流の免許皆伝を持つ有名な使い手の竜馬が、どうしてむざむざとやられたのだろうか。

実は、竜馬はこの時、風邪気味であり、また梅毒を患い、運動神経がにぶっていたため、思わぬ不覚をとったというのが、暗殺成功の真相であった。

竜馬が長崎にいた時から梅毒を患っていたことを、彼の弟子の中江兆民は、つぎのように証言している。

当時長崎の地は、独り西欧文明の中心として、書生の留学する者多きのみならず、故坂本竜馬君等の組織する所の海援隊、亦運動の根拠を此地に置き、土佐藩士の来往極めて頻繁なりき。（兆民）先生曽て坂本君の状を述べて曰く、豪傑は自ら人をして崇拝の念を生ぜしむ。予は当時少年なりしも、彼を見て何となくエラキ人なりと信ぜるが故に、平生人に屈せざる予も、彼が純然たる土佐訛りの方言もて「中江のニイさん、煙草を買ふてオーセ」などと命ぜらるれば、快然として使ひせしこと屡々なりき。彼の目は細くして其の額は梅毒の為め抜上り居たりきと。（幸徳秋水『兆民先生』傍点著者）

暗殺者の見廻組六人（一説に七人）が竜馬を襲撃した有様は、つぎのとおりである。

見廻組の組頭・佐々木唯三郎の命により、渡辺篤・今井信郎ほか三名申しあわせ、夕方より竜馬の旅宿に踏みこみ、正面に座っていた竜馬に斬りつけ、横に倒れたところを突っこみ、中岡も同時に打ち果たした。

竜馬後ロノ床ニアル刀ヲ取ラントセシモ取リ得ズ、相倒レ候――。（渡辺篤『渡辺家由緒歴代系図履歴書』）

竜馬の師の勝海舟は、彼の暗殺について、つぎのように書き残している。

近日雑聞

本月十五夜四ツ時頃、京三条通り油屋、土佐藩後藤象次郎寓居此頃大坂え下り居合せず、坂本竜馬を尋ね、武士四人罷り越し、案内を請い候所、取次ぎの者、名札請取り、二階え上り云々申聞る折、既に武士、後より取次ぎの者を切掛け、口より進む者、竜馬に打掛け、その内、同所え談話に参り居り候同藩陸エン隊頭吉田某え切掛り、両人共痛手おい、竜馬は□夜息絶え、吉田は暁迄死きれぬ趣（注・吉田とは中岡慎太郎のことである。）（勝海舟『海舟日記』慶応三年十一月）

そして開明的で民主的な坂本竜馬の死は、その後長く、薩長の権力争いと独走とを許した。すなわち坂本竜馬の不幸で惜しむべき急死は、明治維新における民主の挫折をも意味した。

『病《やまいの》草《そう》紙《し》』より③

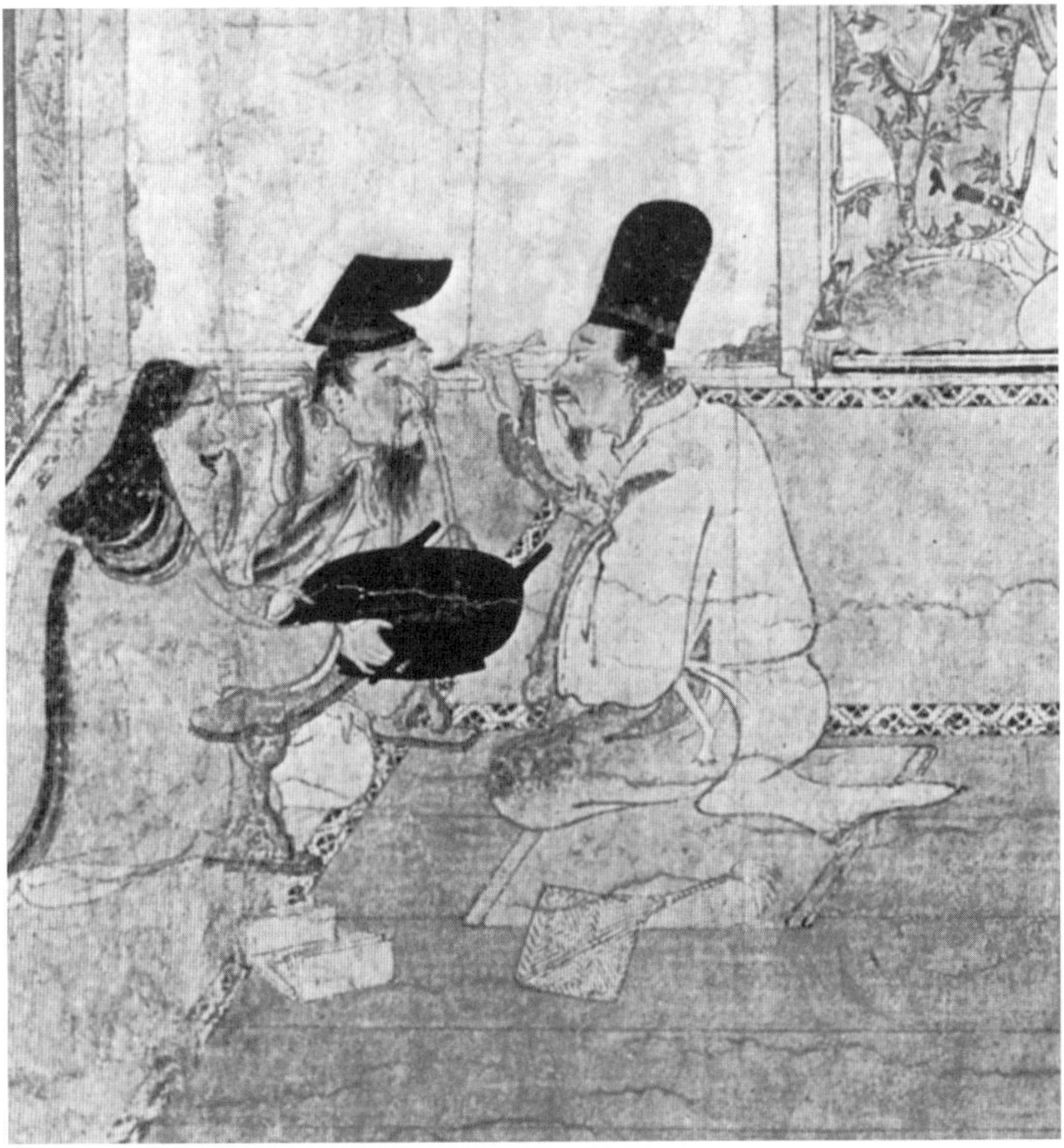

ニセ医者が眼病の治療

ちかごろ（近頃）、やまと（大和）のくに（国）なるおとこ（男）、め（目）のすこしみ（見）えぬことのありけるをなげ（歎）きゐたるほどに、かど（門）よりおとこ（男）ひとり（一人）いりき（来）たり、あれはなにもの（何者）ぞとい（云）へば、我は目のやまい（病）をつくろ（繕）ふくすし（医師）なりと云、いゑあるじ（家主）、しか（然）るべき神仏のたす（助）けかとおも（思）ひて、よ（呼）びい（入）れつ、このおとこ（男）め（目）をひきあけて、よくよく見て、針してよ（良）かるべしとて、針をた（立）てつ、いま（今）はよくなりなむとていで（出）てい（去）ぬ、そののち（後）はいよいよ見えざりけり、つひにかため（片目）はつぶれは（果）てにけり

この当時、すなわち平安末から鎌倉初期にかけても、ニセ医者が横行し、このように例えば庶民の眼病、この場合はおそらく白内障（そこひ）の手術をして、ニセ医者が見事に失敗した物語である。

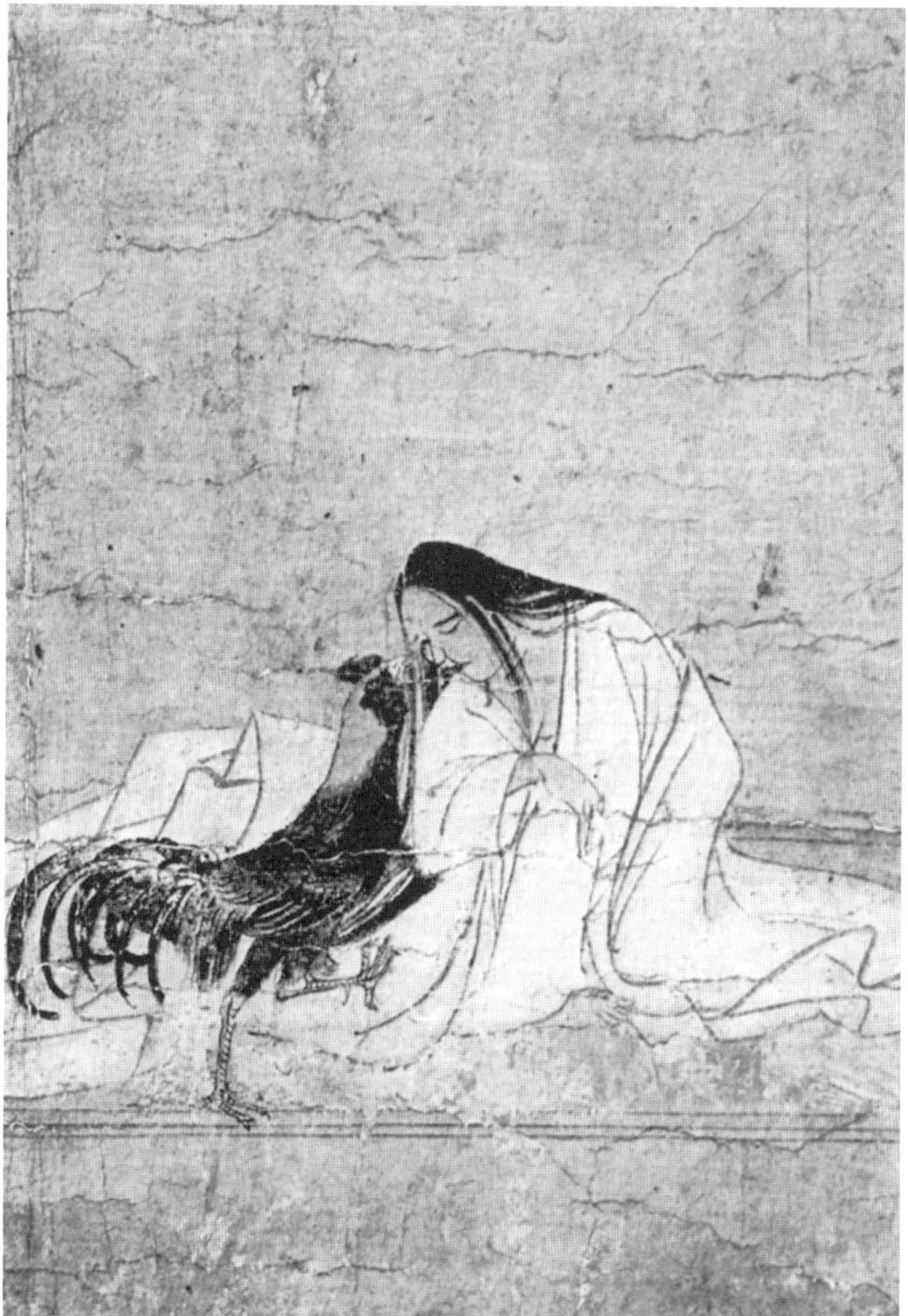

鶏に目をつつかせる女

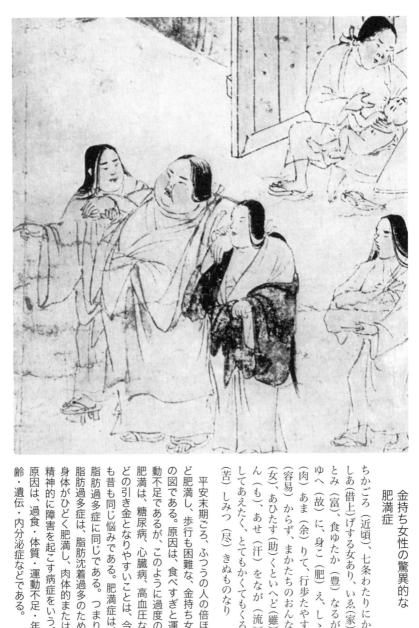

金持ち女性の驚異的な肥満症

ちかごろ（近頃）、七条わたりにかしあ(借上)げする女あり、いゑ(家)とみ（富）、食ゆたか（豊）なるがゆへ（故）に、身こ（肥）え、しゝ（肉）あま（余）りて、行歩たやす（容易）からず、まかたちのおんな（女）、あひたす（助）くといへど（雖）ん（も）、あせ（汗）をなが（流）してあえたく、とてもかくてもくる（苦）しみつ（尽）きぬものなり

平安末期ごろ、ふつうの人の倍ほど肥満し、歩行も困難な、金持ち女の図である。原因は、食べすぎと運動不足であるが、このように過度の肥満は、糖尿病、心臓病、高血圧などの引き金となりやすいことは、今も昔も同じ悩みである。肥満症は、脂肪過多症に同じである。つまり脂肪過多症は、脂肪沈着過多のため、身体がひどく肥満し、肉体的または精神的に障害を起こす病症をいう。原因は、過食・体質・運動不足・年齢・遺伝・内分泌症などである。

第4章——日本の医療

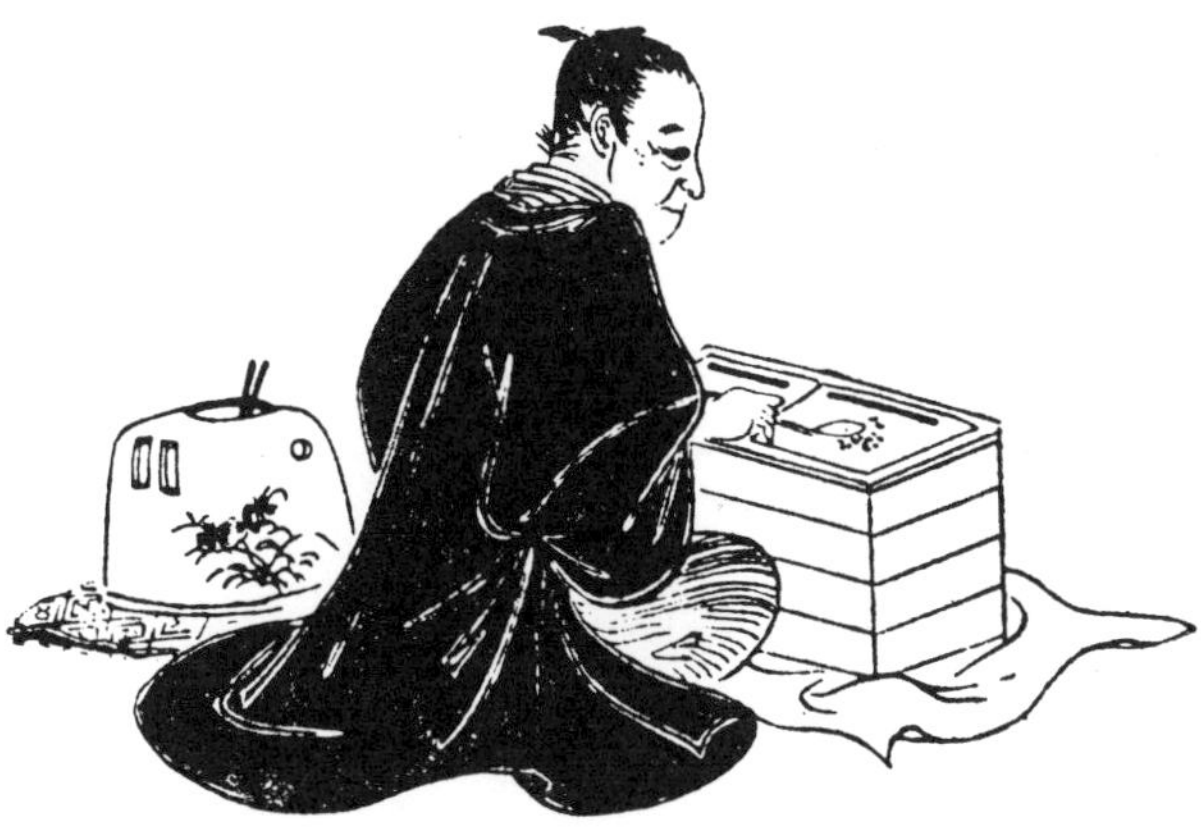

調剤する医師（『江戸職人歌合』文化5年〈1808年〉）
この江戸の典型的な町医師は、束髪で縞の着物に黒羽織であった。

1　闘病の知恵

貧乏と病気

日本人の貧乏の原因の一つは昔から病気であった。一個人としての貧乏のみではなく、病気は国家に多大の経済的損害を与えた。例えばコレラは、戦争にも比べられる損害を何回も国にもたらした。

「貧乏は四百四病《しひやくしびよう》のうちで一番につらい」とは、今でも通用する古い諺である。例えば金持ちと貧乏人とが、同時にガンになったとすると、金持ちは闘病生活に専心できるが、貧乏人はガンと貧乏生活との両者を相手にして戦わねばならず、その精神的苦痛は、きわめて大きい。日本人はまた頭や鼻に関する病気に、かなりの関心を示してきた。鼻と脳の病気が、頭の働きに深い関係があるらしいことに気づいた日本人、とくに若い人たちは、やはりノイローゼにかかりやすかった。

それに比較すると、問題はやや陽気であるが、食生活の変化とともに、歯が悪いということも、急に近代になって注目されるようになった。

貧乏人の強力な味方であるカネのかからない「健康増進法」と「無薬治療法」などに反対する正統学説が「そんなものが効くはずはない」と明言している治療法でも案外よく効く人がいるということは興味がある。これは各人の心の作用が、病気をなおすのに役立っているということを示している。

「以前の日本人が病気には可なり強かった理由、それが稍〻形をかへて今でもまだ認められるのは、寧ろ有難いことゝ言はなければならぬ。実際今日の貧苦の根底には、幾分か早きに失した諦め、もしくは過小なる自分の力の評価があつた。それを訂正するだけでも此経験は無用で無かったのである。」（柳田国男『明治大正史・世相篇』二九〇頁）

貧乏と病気との闘争において、前述のように「健康増進法」と「無薬治療法」という貧乏人への強力な味方を得て、日本人独特の精神力は、病気に対する一種の砦の役割を果たしてきたことが、以上の史実からよくわかる。

石器と原始医療

わが国における医術は、原始時代の本能的医療行為や経験医療と魔法医術とが幅をきかせている時代が、しばらく続いた。外科的医療のため、石斧《せきふ》・石鏃《せきぞく》・石錐《せきすい》・牙斧《がふ》・貝斧《かいふ》・骨針《こっしん》などを、石器時代から人々は利用した。また、苦行と病について、中国の『後漢書・東夷伝』に、日本の病気について書かれているなかに、「特衰《とくすい》」のことが述べられている。「特衰」とは肉を食わず、婦人を近づけず、喪中の人のような者をいうものであって、その行《ぎょう》を修めることが厳格でないため病気を起こすと説いている。これもまた古代に行なわれた病気に対する見方、意味のとりかたであろう。

原始時代、すでに病気に対する原始的な治療法もあった。しかし原始的な治療法といっても、やはり病気の知識を必要とし、したがって病理学の芽ばえが、そこにあった。ただ解剖学および生理学については、まだ幼稚であって、わずかに身体の外形に一定の名前をつけ、霊魂が肉体を支配することを信ずる程度にすぎなかった。要するに、原始時代の医術の大部分は治療法であって、これに病理学の初歩を加え、さらに解剖術と生理学の芽ばえをまじえたものが、原始医術の全部だった。

古代の病気治療法

古代においては、病気を神々のするわざであり、または荒霊魂《あらみたま》（荒く猛き神霊）の荒ぶるためであり、または穢気《けがれ》によって起こると信じていたので、その対策として、祈禱によって神霊を慰め、禁厭《きんえん》（悪事・災難を防ぐ方法）によって、けがれをはらうのを病気治療の方法とした。これが後の代に鎮火祭（火しずめ祭り）・鎮魂祭《ちんこんさい》（たましずめの祭り）・解除修祓など、健康長寿を祈り、病気快癒を願う重要な式典として長く行なわれ、精神療養上の効果を上げた。

しかしながら、たんにこのようなお祈りやおはらいなどにとどまらず、火傷《やけど》をした時は蛤の貝と黒焼にした蚶貝《きさがい》との粉末を水で練って塗ったり、皮膚病に蒲《がま》を用いたりした。のどに刺さった骨を抜きとる外科的方法のほか、水治療法や温泉療法も行なわれ、内科療法の薬として、早くから酒が使われたし、また桃樹その他いろいろな草根木皮および果実なども使われた。大国主命（大物主神、大穴牟遅神または大己貴神）と、少彦名神（少名毘古那神）とが、これら病気を治療する法と禁厭《きんえん》（すなわち悪事・災難を防ぐこと）の法とを定めて、もっぱらこれを行なったので、大国主命と少彦名神とをわが国の医祖とする。産科と小児科については、出産のさい「産屋《うぶや》」として新しく産室を設け、竹刀でもって臍《へそ》の緒《お》を切った。なお、お産を助ける者としては、乳母《ちおも》、湯母《ゆおも》、飯嚼《いいかみ》、湯坐《ゆえびと》などがいた。（『日本書紀』『古事記』『出雲国風土記』『伊予国風土記』）

わが大和民族は、太古においてもすでにいろいろな医療を行なっていた。たとえば祈禱と禁厭《まじない》と、薬物内用――酒と草根木皮（『抄本大同類聚方』によれば三十七品）による病気治療が、すでに行なわれていた。

このように古代の医術のなかには、精神療法的な祈禱と禁厭《まじない》もあった。

「疾病を以て神の意なりとし、又は之を邪神の所為に帰し、もしくはその身に穢気・悪い毒があるに因るとするも、疾病そのものは、一個の物体として、この異物が、外界より、身体内に入るものであると信ぜられていた。だからこれを治療する方法も第一に祈禱であって、病があれば、すなわち占あわせをして神教を仰ぐを旨とし、歌い舞って祈禱し、もって神霊との調和を常とした。

禁厭　病気はまた一つの災害であると信じて、禁厭の法も行なわれた。」（富士川游『日本医学史』九頁。原文は片カナ）

要するに、日本の神話を読むと、大国主命がガマの花粉により傷の表面を保護したことや、古代人が温泉および水治療法などの経験的医療を行なったこと、『古事記』の神代上巻を読むと「桃の木を用いた駆魔法」があり、『延喜式・

鎮火祭祝詞《ひしずめのまつりののりと》』は、水、匏《ひさご》、川菜、埴《はに》の薬方による火傷または伝染病熱の治療、死者の霊魂による障碍の除去のための魔術的医療行為が行なわれ（『職員《しきいん》令集解』）、さらに豊玉姫がお産の時、産屋の屋根の葺き終らないうちに産気づき、八尋鰐《やひろわに》の姿になっているのを夫神に覗き見られ、恥じ怒って海へ去ったという神話にみられる分娩介助や、新産児養育などの看護についての話が現代まで伝えられている。

神頼み闘病法

病気と祝詞《のりと》の関係について、つぎに述べる。

さて神代の祝詞は、つぎのようであった。

「宇麻志麻治命《うましまじのみこと》は、殿内において、天璽瑞宝の斎をなす。帝、後のために、み魂をあがめしずめ、寿祚を祈禱したてまつる。いわゆる御魂祭は、これによりて始る云々。

天神が教導し、もし痛む所あらば、ここに十宝を令す。一二三四五六七八九十をいいて、ふるえ、ユラユラとふるえ、かくのごとく、これをなせば、死人も生きかえる、云々」

と『旧事紀』に述べられている。

このように病気を祝詞でもってまじない、特別の事もないのに寿祚《じゅそ》を祈ったのは、後世のいわゆる「養生法」の一端である。この事実から原始古代において、病を治療するのに、禁厭《まじない》と薬の処方とが両方ともに用いられていたと推察される。

これまで述べたように、古代において、病気は神の意思であるとし、または邪神の悪行のためと思い、あるいは、人の身体に、穢気や悪毒のあるためと考えた。すなわち人間の病気は、悪毒やけがれた気が、外界より、人の体内に入りこむため、おこると信じられていた。したがって、病気を治療する方法も、第一に、祈禱であった。

そして、古代人が病気にかかると、まず第一に、神のみ教えを仰ぎ、神の怒りをなぐさめるため、歌ったり舞ったりするとともに、祈禱を行なって、神の霊をなぐさめた。
もっとも現代でも、日本の拝み屋さんや、中東アフリカの魔法医は、古代日本人が行なったように、病気を呪文《じゅもん》でなおそうとしている。

禁厭とは、「悪事・災難を防ぐこと、またその方法をいう」が、古代の人々は、病気はまた一つの災害であると信じて、禁厭の法も行なわれた。例えば『古事記神代上巻』に伊邪那岐命《いざなぎのみこと》が、桃を用いて鬼を避けた物語が記載されている。

異彩の歌人・山上憶良は『万葉集』巻五（八九六ノ次）に、自分の病気を主題として、「沈痾自哀文」（痾《やまい》に沈みて自ら哀しむ文）という悲痛な叫びを書きつづって、彼の病苦を訴えた。

憶良は、「自分は俗世界にいたので、禍と祟《たたり》を明白にしたいと考えて、占い師や祈禱師をたずね歩き、その教えにしたがって、幣帛を奉じて祈禱を行なったが、病苦は増す一方で、すこしも快方には向かわなかった」と、当時の加持祈禱による気休め医療の実態をよく暴いている。

このように、昔から、呪術は、難病の治ることを願ってよく行なわれたが、その割にはあまり効果はあがらず、たんなる気休めにとどまったことが多かった。

水療法

昔から日本人は、死を避けるため、よくミソギを行なったことも知られている。

死の国、罪穢の本源地である黄泉国《よみのくに》にイザナギの命が行き、その帰り途、日向の小門《おど》のアハキ原で行なったミソギがその由来であった。「水による潔斎は、エリアーデも説くように、再生の象徴行為である。」（古川哲史、石田一良編『日本思想史講座１　古代の思想』二五頁）

このように生命の再生産だけではなく、日本には古代から、死者に死水を与える習慣もあった。

この死水を死者に与える習慣は、日本の伝統信仰で、神道から生まれ、仏教には見られない。

水による治療法は、すでに古代から行なわれたが、平安時代には冷水浴や冷水灌漑法などが盛んに行なわれた。『大鏡』の「三条天皇眼病」の条に「もとより御風重くおはしますと、医師どもの、大小寒の水を、御ぐしにいさせ玉へと申しければ、こほり寒がりたる水を、多くかけさせ玉ひける、云々」とある。また『竹取物語』や『伊勢物語』にも、気絶した人に冷水をそそいでなおした例もある。さらに『続古事談』と『栄花物語』などに、瘡瘍に水を注射して治療した例もある。当時の医書の『医心方』と『医略抄』にも『千金方』から引用して、癰疽に冷水を射して治療する方法をあげている。『平家物語』にも、平清盛が熱邪におかされた時、身体を水につけたことが記載されている。

安土桃山時代の南蛮医学において、キリスト教の聖水すなわち洗礼に使われた水や神聖化された水が、病気の治療に用いられ、奇跡的な心理効果を示した例も多かった。たとえば四肢が硬直した病人が、聖水によって治癒したとか、難産に苦しむ女性が、聖水を飲んですぐに出産したとかいう奇跡譚も珍しくはなかった。

ドワルテ・ダ・シルバの弘治元年（一五五五年）の報告によれば、「当地（府内）で、彼らに与える肉体の薬は聖水である。この水は当国で非常に喜ばれ、一〇里、二〇里の各地から来てこれを求める。当地でもっともふつうの病気である眼病は、この水によって快癒する。」と眼病に対する聖水の心理的効果を強調している。

また聖水を信者たちが分けてもらって持ち帰り、病気に用いた例も少なくない。「異教徒までもがそれを求め、それによって病気がなおったため信仰に入ったという話もある。教会の医療事業が布教に役立っただけでなく、このような信仰的習俗が、信仰をひろめる効果もあったようである。」（岡田章雄『図説日本の歴史10　キリシタンの世紀』一六〇頁）という。

石灰乳療法

医神の大国主命と因幡《いなば》の白兎の話が、古代説話として残されている。それによれば、白兎は、海のワニ（じつはサメ）をだましたため、皮をむかれ赤裸にされて泣いていた。通りかかった大国主命の兄たちは「海水に浴し、高いところで風にあたれ」と言い、大国主命は「ま水で身を洗い、蒲黄《がまのはな》の上で寝ころんでいろ」と教えた。このように、最初に、海水にふくまれた食塩と日光で、白兎の傷は十分に消毒された後、真水でよく洗われ、しかも分泌物をよく吸い取り、あわせて炎症を防ぐ蒲黄《がまのはな》（カマの花粉）を十分に塗ったから、自然になおったとある。

別の時に、大国主命は、兄からねたまれ、大きな焼石をぶつけられて、ほとんど死んだが、蚶貝《きさがい》（赤貝）をよくけずった粉（石灰）を母乳で練って、体にぬって生き返った。つまり大国主命は赤貝とハマグリの汁で、やけどの治療を受けて全治した（『古事記』）。このように古代から、石灰乳療法は、火傷《やけど》の治療法として、そのすぐれた効果を人々から認められていた。

湯治

温泉に入浴して病気を治療することは、神代の昔から日本ではよく行なわれていたようだ。したがって湯治《とうじ》は、昔から病気を治療する方法として用いられていたことになる（『伊予国風土記』『続日本紀』）。

また、四国の愛媛県の道後温泉は、聖徳太子が来湯したとの記録が残る最古の温泉である。しかしながら医学的に湯治を採用したのは江戸時代の医師の後藤艮山《ごとうこんざん》（万治二年〜享保十八年、一六五九年〜一七三三年）が初めである。

後藤艮山（享年五十一歳）は宝永六年（一七〇九年）、但馬（旧国名。いまの兵庫県の北部）の城崎《きのさき》に遊び、新湯に入浴し、その温泉の効能を認め、これを病気の治療に応用すべきことを主張し、入浴方法と温泉を飲む方法についての研究のいとぐちを開いたが、香川修徳《かがわしゅうとく》（号を修庵、天和二年〜宝暦五年、一六八二年〜一七五四年）が後藤の遺志をつぎ、大いに温泉の効能を研究し、その作用は気を助け、体を温め、瘀血《ふるち》を破ると、絶讃した。

江戸時代の温泉療法の先駆者・後藤艮山の門人に山村通庵がいた。山村通庵（寛文十一年〜宝暦一年、一六七一年〜一七五一年）は伊勢国の松阪に生まれた。温泉の効用を試してみようと決心し、諸国を遍歴して、その気味と主効を検査した。その結果、潮水と塩水に糖と硫黄などを加え、軽便に人工温泉を創製して、これを世人に伝えた。（伴蒿蹊『近世鴫人伝』）

また薬湯の一種として、薬物を入浴する湯にまぜて使用する方法は、『千金方』に莽草浴湯《もうそうよくとう》がある。これは小児が急に寒熱するのを治療する方法である。『聖済総録』に柳絮湯《りゅうじょとう》という薬湯がある。『外台秘要方』に桃柳など二物を入れた薬湯がある。セキをなおす薬湯に生姜湯があった。

疾熱と淋疾を主になおす薬湯は、『嬰孺方』に五参浴湯があり、『本草崇原』に楊柳枝および根白皮浴湯法があった。痘瘡頂陥をなおす薬湯としては、『幼幼集成』に消食浴湯があり、『博愛心鑑』に水楊湯が記載されている。

このほか痘瘡の治療法には、酒をぬるま湯にまぜて痘疹をひたす酒湯医療があり、この酒湯の法は、薬湯のいっぷう変わった方法であった。

また脚湯（坐浴）も、昔から行なわれた浴法であり、『続詞花集』にも「大斎院御足なやませ給ふを、杉の湯にてゆでさせ給ふべきよし申ければゆでさせ給へど、しるしも見えざりけり」とやや失望している。

そして湯蒸（蒸気浴）の方法は、『医学綱目』や『本草衍義』などの諸書に出ていて、芸州の宮島には昔から石風呂と名づける湯蒸の治療法があって、長いあいだ行なわれていた。

海岸などで行なわれる熱砂浴も、昔から薩摩国の指宿《いぶすき》摺ヶ浜《すりがはま》にある。薩摩藩の医官の田宮尚施が『施治擥要』に記述した文によれば、「病客皆赤体、或は絺綌単衣にして熱砂の中に坐臥し、傍人大飯匙《いいがい》を以て頻に砂を埋め、頭面のみを土中に出し置けば、暫ありて一身温煖に蒸罨《じょうあん》せられ、汗出すること褺々として通体和暢《わちょう》し疾痛頓に愈ゆ、温泉に比すれば柔淳にして甚佳なり、一切冷疾・筋攣急痛・痿躄・疝癩・婦人血枯・不月・帯下・絶孕諸症に大効あり」とある。

吸膿瀉血

光明皇后（大宝元年〜天平宝字四年、七〇一年〜七六〇年）は、仏教をあつく信じ、悲田と施薬の両院を設けた。

光明皇后の吸膿と千人洗垢の話は、平安末にすでに伝えられていたらしいが、およそつぎのとおりである。

　光明皇后は仏の勧めによって浴室を建て、貴賤となく沐浴《もくよく》させていたが、みずからも千人の垢を取ることを発願した。ところが千人目の最後の一人は体中に悪瘡があって、臭気が温室中にただよった。しかし皇后は意を決して垢を取り、さらに病人の願いによってその膿《うみ》を吸い取った。（虎関師錬《こかんしれん》『元亨釈書《げんこうしゃくしょ》』、岸俊男『光明皇后』二一一頁）

ポルトガル人のイエズス会士のフロイス（Luis Frois, 一五三二年〜一五九七年）は、インドで司祭となり、永禄六年（一五六三年）来日した。

フロイスによれば「われわれのあいだでは、膿瘍《のうよう》を火で焼く。日本人はわれわれの外科の苛酷な治療を受けるよりも、死ぬことを選ぶ。」（フロイス『日欧文化比較』）と驚いている。

古代日本人は、ながいあいだ、文字を知らなかったが、やがて東シナ海や朝鮮海峡の荒波をこえて、新しい文化の流れが、中国大陸からおしよせてきた。このように昔から、日本と大陸のあいだには、多少の交通があったことが、『三国志』や『後漢書』をみても、よくわかる。たとえば『素問』のなかには「砭石《へんせき》術——おそらくそれは石を刃物として用い血を取る法と考えられる——が、東方からシナに伝わったとあるのは、日本からであろうか。」（小川鼎三『医学の歴史』三〇頁）という推理がある。

ハリで血を取る初めとして、つぎのような珍しい記録が『日本書紀』にある。

「皇子謝して曰く、われこれ不天、篤疾《あつきやまい》にかかり歩行する能わず、かつわれすでに病を除かんと欲す、独り奏言するに非ずして、ひそかに身を破り、病を治さんとす、云々」（『日本書紀』）とあるは、允恭天皇の時代のことであった。

そして、「（皇極天皇四年）夏の四月、戊戌朔、高麗の学僧等の言は、同学鞍作得志《くらつくりのとくし》、虎をもって友となし、その術を学びとり、あるいは、枯れた山を変えて、青い山になさしむ。あるいは、黄地を変えて、白水になさしむ。いろ〳〵の奇術は、殫究すべからず。また虎、その針を授けて曰《いわ》く、慎しみ慎しみて、人に知らしむなかれ。これをもって病を治すいえざるなし。はたして云うところのごとく、たがわざるなし、云々」（『日本書紀』）とある。

この記述から鍼術《しんじゅつ》が、昔からすでに行なわれていたことと、鍼術が、（中国から）朝鮮半島を経て日本に伝来したことがわかる。

ポルトガル人が天文十二年（一五四三年）に種子島へやってきて、鉄砲を伝えた。やがて南蛮人（おもにポルトガル人とスペイン人）の来朝とともに、天主教とそれに伴なって西洋医学が初輸入された。

ところで、当時の日本の医術とヨーロッパの医術との相違について、フロイスは、『日欧文化比較』のなかで、つぎのように興味ぶかい観察をしている。

「われわれは瀉血療法《しゃけつ》をおこなう。日本では草による火の塊を用いる」（岡田章雄『図説日本の歴史10　キリシタンの世紀』一六七頁）と、西洋の「瀉血」と日本の「草と火」（灸）との対比に驚嘆している。

馬肉食

天明飢饉（天明三年〜四年、一七八三年〜四年）には、餓死者十万二千人、病死者三万人を出したといわれている。

ここに一つのエピソードが語り伝えられている。

東北地方では昔から、〝馬肉を食うと真夏に必ず死ぬ〟と噂されていた。したがって普通の人は馬肉を忌避して食べなかったが、ひどい貧乏人は、毎日安い馬肉を食べていたのに、死ぬどころか、かえって健康で、農作業にも人一倍よく働けるし、体力も抜群だった。そのため、馬肉についての昔からの迷信は、このハッキリした事実の前に自然に消滅し、その後は、これまでタブーだった馬肉を、東北でもふだん平気で食べるようになったということである。

このため、弘前・西浜・板野・木五所・川原・木造のあたりに馬肉市を設けたが、当時の馬肉は米よりうんと安く、十匁のカネで米五升五合買うより、同じカネで米一俵余りに相当する、安くて、美味くて、量のある馬肉を買う方がずっとトクだと言って、多くの人が馬肉を買って食べた。天明飢饉の年はまた、貧乏人や中流以下の人びとのご馳走として、今までタブー視されていた馬肉が見直され、食生活に新登場した記念すべき年であり、医療への貢献も見直された。なお天明飢饉の時、金持ちは、犬一匹五百文（約三、五〇〇円）、猫一匹三百文（約二、一〇〇円）で買って、やっと飢えをしのいだが、貧乏人は犬や猫さえ買えず、ついに餓死せざるを得なかった。とくに南部藩の、一ノ戸から十ノ戸のあいだは、獣の肉はもちろん、死人の肉も食べつくすという生き地獄の有様だった。（中島陽一郎『飢饉日本史』六三頁〜六五頁）

ながい歯ブラシ

さすが武勇の〝弁慶《べんけい》もころげ回る〟というムシ歯が痛み出したら、かなり進行した証拠である。

では江戸時代の男や女は、どんな歯ブラシを、このムシ歯予防に使っていただろうか。

当時の本や、浮世絵などを見ると、江戸時代に一般庶民の間では、歯みがき用の楊枝として、いわゆる房楊枝《ふさようじ》が、ふだん使われていた。その長さは、当時の日本にやって来た紅毛・南蛮人（オランダ、スペイン人）を驚嘆させたほどの長さで、ふつうは二十センチくらいあった。しかもその片方の端は、房状の毛束になっており、もう一端は先細に削ってあり、歯のすき間のそうじ用に、ちょうど現代われわれが爪楊枝《つまようじ》（こようじに同じ）を使うようにして用いた。

当時の川柳にも、若旦那や遊び人など当時のプレイ・ボーイがこの長い房楊枝に塩などつけて歯化粧をしているのをからかった風刺的な句が多い。

一方、女子用のは、男子よりやわらかいのも面白い。すなわち女子用の楊枝は、楊柳《ようりゅう》の枝で作られていたが、男子用は楊柳の幹の部分が使われていたため、男子用の楊枝は、女子のより硬かった。何故、女子の楊枝がやわらかかったかといえば、例の人妻のシンボルであるお歯黒を落とさないためでもあった。前にも述べたように、朝、顔を洗うときには、この長い房楊子をぬらし、歯みがき塩などをつけて、歯の健康と美容のため、江戸ッ子たちはせっせと歯をみがいて、「天然の歯」を守った。

なお江戸時代の既婚の女性の「お歯黒」は、歯の質を丈夫にする化学的成分を含むため、虫歯予防に役立った。何

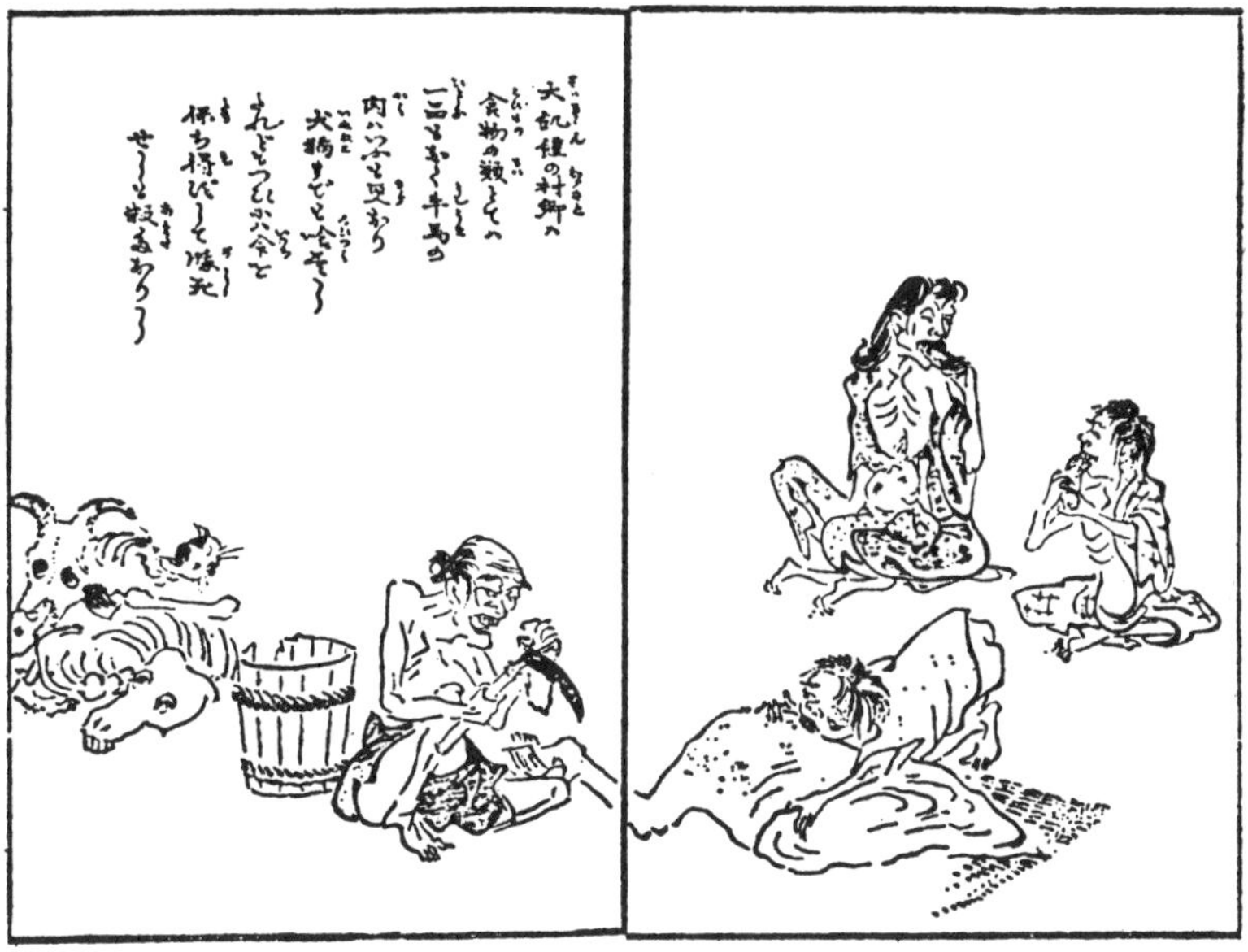

「馬喰えば死ぬ」のタブーを破る飢民（『凶荒図録』所載）

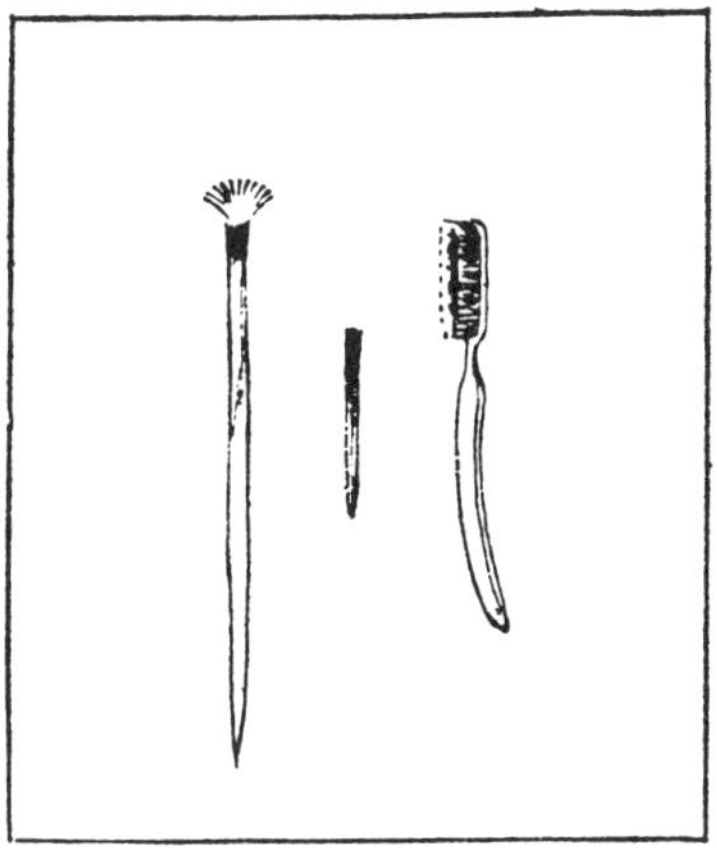

江戸時代の歯刷子
（『よはい草』第５輯所載）

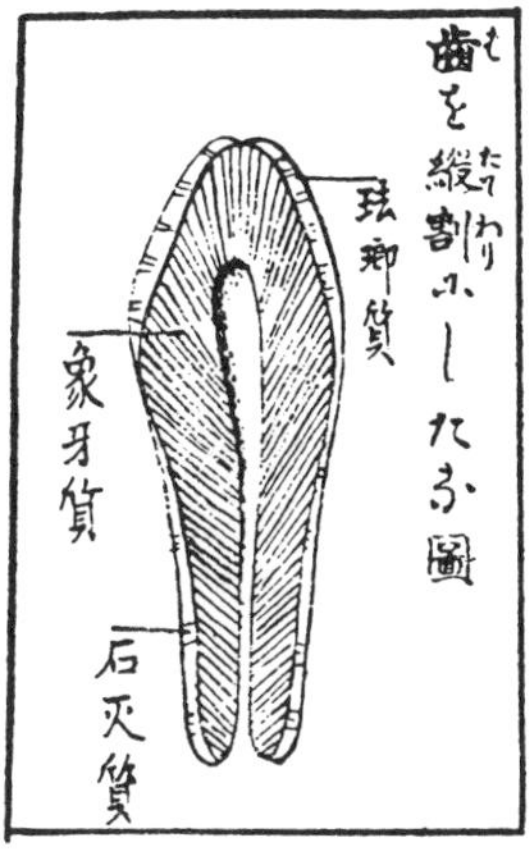

歯をタテ割りにした図

故なら、お歯黒の材料の渋（タンニン）は歯質のなかのタンパク質の腐敗を防止するし、もう一つの材料の鉄漿《かね》水という鉄を酢に溶かした溶液は、リン酸カルシウムを強化して、歯の溶解を防止するという科学的な効用があり、虫歯を予防したからである。

2　日本の医師

医の祖神

医はシナ古伝説中の帝王の神農《しんのう》よりはじまる。師匠なく、突然、草木の味を知り、八百余種をなめて、五臓六腑に通ずることを悟って、薬種を始めた。これが中国の医の祖師である。日本においては、（大国主命はもちろんであるが）神代の時、少彦名命《すくなひこなのみこと》は、万病を治療し、針灸《はりきゅう》のみちをも始められた。西洞院《にしのとういん》五条の天神が、これである。この神の薬方は、白朮《びゃくじゅつ》（蒼朮《そうじゅつ》の根茎の外皮をはぎ除いた生薬。芳香性健胃薬とし、また屠蘇散に用いる）を用いる。「国土の五穀を守り給ふゆへに節分に彼社にをゐて白朮をうるも神代の遺風ぞかし。」（『人倫訓蒙図彙』）と、西洞院五条の天神で、節分に白朮を売るいわれについて説明している。なお少名彦薬根《スクナヒコノクスネ》は石斛《セッコク》を意味し、昔からセッコク全体を煎薬として、強壮・鎮痛・健胃剤に用いた。そして古代人にとって、薬草は、霊を宿した草であった。

わが国は、大己貴神《オオナムチノカミ》（大国主命）と少彦名神《スクナヒコナノカミ》（少彦名命）の二人を、医の神としている。その「別名」と「系譜」とをつぎに記することにしたい。

医の二神

①　大己貴神《オホナムチノカミ》

御別名

大穴牟遅神《オホナムチノカミ》
大国主神《オホクニヌシノカミ》（大国主命）
大国魂神《オホクニタマノカミ》
葦原醜男神《アシハラシコオノカミ》、葦原色許男神《アシハラシコオノカミ》
八千矛神《ヤチホコノカミ》
顕国玉神《ウツシクニタマノカミ》
大物主神《オホモノヌシノカミ》
国作大己貴命《クニツクリオホナムチノミコト》、国作大神《クニツクリオホカミ》
倭大物主櫛𤭖玉命《ヤマトノオホモノヌシクシミカタタマノミコト》
系譜　素戔鳴命の子とも六世の孫ともいう。大国主命は、神代の出雲の主神である。

② 少彦名神《スクナヒコナノカミ》

御別名
少名毘古那神《スクナビコナノカミ》
宿奈毘古那神《スクナビコナノカミ》
久斯神《クシカミ》（久斯は酒または伎を意味する）
ヱミマス神（神皇産霊神《かみむすびのかみ》の咲《ゑ》みます神）
恵美寿神《エミスカミ》
系譜　この少彦名神は、高皇産霊神《タカミムスビノカミ》（『古事記』では、神産巣日神）の子である。
少彦名神は、親神の指のマタから洩れ落ちた神で、大国主命が出雲国の美保埼《みほのさき》にいた時、ガガイモの実の殻の船にのり、蛾の皮の衣を着て、波の彼方から出現し、大国主命の国作りを助けたという。国作りを終えて、粟の茎にはじかれて、常世国《とこよのくに》へ渡ったと伝える。
このように少彦名神は、体は短小で敏捷だが、忍耐心にも富み、医薬・禁厭などの法を創めたという。

古代における医師の身分

名医は大体、帰化の人が多かったという人種的な偏見や病気への差別も影響して、医は賤業という歴史は、とにかく中世まで続き、現代のエリート医師とは反対に、近代以前においては、医師は、単に病気や怪我を治療する、賤しい技術を職業とする者にすぎなかった。

「日本では、医術あるいは医師、または両者を併称して、律令制国家時代このかた江戸時代まで『方技《ほうぎ》』（注、わざ。じゅつ。とくに、医術にいう。）と呼ぶ歴史的な用語があって、この言葉の存在が、前述したところと共通する日本の場合における医師の待遇を示していたのである。」（布施昌一『医師の歴史』四頁）

しかも奈良・平安時代には、社会医療事業は、官僚貴族に頤使《いし》される国家的事業であった。すなわち「中央・地方を問わず、医師は国家から俸給を支給され、医療に用いる薬剤もまたそうであった。病者もこれら医師の診療を受けた場合、報酬を支払う必要はなかった。」（布施昌一『医師の歴史』二〇頁）

また「医師」とは、中央の制度の官職名であったから、この名称を避けて用いられた。「医人」には、つぎのような身分保障が行なわれていた。

すなわち「医人」の解職は、

①本人の病気　②本人の犯罪　③親の看病・服喪などに限定されていた。

このように古代の奈良・平安時代において、すでに、医薬無料と医師の身分保障制という進歩的な制度が確立していた事実は、実に医学史上、驚くべきことである。つぎに天皇と病気のエピソードを述べよう。

天皇即位を病身のため辞退したが、すすめられて皇位につき（四一二年）、後に、新羅の大使によって、長い病気をなおしてもらった允恭天皇の話が『古事記』にある。

　允恭天皇は初め皇位につかれる時、辞退していわれるには「わたしには一つの長い病気がある。皇位につくことはできない」と申された。しかし太后をはじめ諸卿らが堅く奏上したので、皇位につかれた。新羅の国主は允恭天皇の三年八月、みつぎとして八十一艘分をたてまつった。このみつぎの大使の金波鎮漢紀武《こんはちんかんきむ》は、深く薬方《やくほう》（くすりのみち）を知っていた。したがって、天皇の病気をなおした。（『古事記』）

　天皇はたいそう喜び、たいへんほめて、帰国させた。

　すでに述べたように、神代に大穴牟遅、少名毘古那の二柱の神は、療病祓禳《ふつじょう》の方を始め、または温泉に浴して病を治療する方を起こしたが、允恭天皇の三年に始めて「韓方の医術」が起こった。崇神天皇以後、朝鮮との外交の道がようやく開けて、三韓、任那など毎年入貢し、文学・技芸・医薬方術などが、だんだんと伝来した。しかしながら公に朝鮮の医術を採用したのは、この年からである。

　その後、雄略天皇は詔《みことのり》して、名医を百済に求められた。百済は、高句麗の医師の徳来《とくらい》を推薦した。徳来は、雄略天皇の求めに応じてやって来て、難波（大坂地方）に住んだ。彼の子孫は、代々医師となり、難波の薬師《くすし》と称した。

　また古代のまじない医は、シャーマニズムの呪師で、女子が多く、日本・朝鮮・満州・蒙古・シベリアはもちろん、北アメリカインディアンの呪医もほぼこれに相当する。日本では「みこ」「かんなぎ」などと呼ばれる巫医《ふい》をいい、古代史にもしばしば登場する。

　つぎに日本史上における、呪術の一つであった巫術の一例をあげる。

　たとえば、病人に対する巫術の禁令は、女帝の元正天皇が、養老元年（七一七年）詔して、僧尼が病人に対して巫術を行なうことを禁じた。巫術（Shamanism）とは呪術の一つである。超自然的存在が人に憑《つ》き、その人を通して話し、また行動するものをいう。（交霊術。シャマニズム。）

　養老元年四月詔して曰く、「……方今、僧尼輒《すなわ》ち、病人に向かい、密に禱幻恠之情を詐り令し、戻って巫術を執る、……勤めて、禁示を加う」とある。

聖武天皇の神亀五年（七二八年）八月、太政官は、天皇に申し上げて、諸国の史生、博士、医師の定員および考選の叙限を改定した。史生の定員として、大国は四人、上国は三人、中下国も三人とし、六考を以て成選し、選が満つれば交替させた。博士、医師は国ごとに命じ、補った。選満ちて替ることは、史生の場合と同じであった。

おなじ聖武天皇の神亀五年（七二八年）の格《きゃく》（王朝時代に律令を執行するため、時勢に応じて発せられた命令）に、医師は国ごとに一人を補すとあるのを改め、医師兼任の新例を置いた。

聖武天皇の天平四年（七三二年）冬十月のことである。典薬頭《てんやくのかみ》の初めての任命は、物部韓国広足に対して行なわれた。広足は、役小角《えんのおずぬ》の弟子である。聖武天皇は、広足を召して侍医となし、天平四年（七三二年）に初代典薬頭とした。

典薬頭とは、典薬寮《てんやくりょう》の長官をいう。典薬寮は、令制で、宮内省に属し、宮中の医薬・薬園・茶園・乳牛などの事を掌《つかさど》った役所である。典薬寮は、「くすりのつかさ」ともいった。

前に述べたように、医生の講読すべき課程を定め、考試（生徒・官吏などの学力・資格を検し、その及第・採否を判定すること）の法則を定め、修業の年月を限り、私に学習した者を試験して採用するなど、いろいろな制度は、ほぼこの時に備わった。また内科（体療）、外科（創腫）、児科（少小）、耳、目、口、歯科など、専門の科目を、初めて分けた。

職員令《しきいんりょう》に拠ると、典薬寮と内薬司《ないやくし》の職員は次のとおりである。

中務省内薬司　正一人（正六位上）掌供奉薬香和合御薬事○佑一人（従七位下）○令史一人（大初位上）○侍医四人（正六位下）掌供奉診候医薬事○薬生十人掌擣篩諸薬○使部十人○直丁一人○

宮内省典薬寮　頭一人（従五位下）掌諸薬物療瘡病及薬園事○助一人（従六位上）○允一人（従七位下）○大属一人（従八位下）○少属一人（大初位上）○医師十人（従七位下）掌療諸疾病及診候○医博士一人（正七位下）掌諸薬及脉経教授医生等○医生四十人○針師五人（正八位下）掌療諸疾病及補瀉○針博士一人（従七位下）掌教針生等○針生二十人掌学針○按摩師二人（従八位下）掌療諸傷折○按摩博士一人（正八位下）掌教按摩生等○按摩生十人掌学按

摩療傷折〇咒禁師二人（正八位上）掌咒禁〇咒禁博士一人（従七位下）掌教咒禁生〇咒禁生六人掌学咒禁〇薬園師二人（正八位上）掌知薬性色目種採薬園諸草及教薬園生〇薬園生六人掌学識諸薬〇使部二十人〇直丁二人〇薬戸〇乳戸

欽明天皇の時、医師を三韓から招いてより、名医は大体、帰化の人が初期には多かった。後、唐方の医術が興り、西暦七〇一年には、唐令をまねて、大宝律令が制定された。また大学および国学が設置された。さらに遣唐留学生の往来があって、医術はますます開け、日本人の名医がつづいて世に出た。

白河天皇の承暦四年（一〇八〇年）高麗王の妃が重病にかかり、良医をわが国に求めてきた。当時の人々は、名医の評判が高かった丹波雅忠が選ばれるだろうと噂しあった。

しかし朝廷は、高麗王からの書に失礼があったとして、この依頼を拒絶し、大宰府からその旨、返事をさせた。その書中に、「扁鵲何入㆓鶏林之雲㆒（扁鵲何ぞ鶏林の雲に入らん）という一句があった。これより世人は、丹波雅忠を「日本扁鵲《へんじゃく》」と言った。（なお、「扁鵲」とは、中国戦国時代の名医で、渤海郡、鄭の人である。姓は秦、名は越人と言った。長桑君に学び、禁方の口伝と医書とを受けて名医となり、虢《かく》の太子の急病を救った。耆婆《きば》と併称。生没年は未詳である。）

戦国の世に活躍した金創医

武勇のほまれ高い鎌倉景政《かまくらかげまさ》は、生没年は不詳であるが、平安後期の豪族的武士であった。後三年の役（一〇八三年～一〇八七年）にわずか十六歳で源義家に従軍し、鳥海の柵を攻撃した時、右の眼を射られてもその矢を抜かずに射返して、敵をたおしたといわれ、勇名をはせた。なお隣の武士が、鎌倉景政の右眼の矢を抜くため、顔に足をかけたところ、怒って小刀を抜いて刺そうとした。これに驚いた武士は、あらためて膝を景政の顔にあてて、矢を引き抜いたという。この話は、当時の鎌倉武士の豪勇を物語るとともに、戦場において武士が自ら互いに傷の手当を行なったことを示している。

室町時代は、応仁の乱の後も、戦乱相つぎ、刀傷や槍傷などの負傷者も多かった。その結果、外科を主とする金創医を生じた。そして金創医は、もちろん、刀や槍など金属性の武器で受けた傷、切り傷の治療を主としたが、婦人の産後の腹の疵も同じであると主張して、助産の方法も行なった。

金創医にも多数の流派があって、それぞれ説く所は違うが、その治療はほぼ同様であるから、つぎに永井流の金創治術の一部を述べ、これによって当時の金創医の治術を類推していただこう。

金創を負ったものには、まず黄蘗湯《おうばくとう》（血縛）を与える。その方法は、人参・白芷《びゃくし》・黄蘗・松緑・紫河車《しかしゃ》・甘草・麒麟血・合歓若緑、各二分、これら八味をつくって、当座の気付薬として、その三服を与え、一服も飲めなければ、必ず死ぬ。すでに血縛をした後は、内薬（秘術湯。川芎・人参・芍薬・地黄・大黄・干姜・荊芥・丁子・半夏・白茯苓）を与え、なお気付薬（麒麟血・松緑・麻の霜・ほこり茸）を各等分に細末として疵の口へひねりかける。疵洗薬としては、荷葉、大ばこ、どくだみ、黄柏、藤こぶ、以上五種をとり合わせ、塩を少し入れ、煎じ出してぬるぬるとさまして洗う。冬は一日に一度、夏は度々洗う。

矢尻または金属類の折れ留まったのを抜くには抜き薬を使う。その方法は古鰹の粉、赤子の糞、梅干、磁石一分、さめのうら皮、生栗、松茸を各等分に細末にして口によほど入れて上に青木葉をつける。

腸の出た傷には、まず洗薬にてよくよくあたため、そろそろと押し入れて包口には赤子の糞を、そのまま又は干してつけ、さらに大麦を陰干にして細末にし腸にひねりかける。また大麦を粥にて煮たる湯で洗うもよい。脳の出たのには赤子の糞をカラスの羽で脳の出た口にぬれば脳もとまり頭の皮となる。

疵癒薬としては蛇骨一分、蛤貝、鹿角、烏賊甲、蛇皮に阿仙薬を少し加え、これを細末にして麻油をもってつける。ただし頭の疵には油は禁物である。

膏薬も使う。その方法は、松脂四十目、すす一文目、朱一文目、白粉一文目を細末にして、油で練る。

金創の治療法は、まず初めて負傷者を診察する時に「日の玉の太郎の御子に我しあらばたまこなんちくこなんほろんそわか」という呪文を唱え、つづいて負傷者の脈をみる。血が多く出て脈が虚細な人は生き、実大な人は死ぬ。また脈が急でその数が多い人も死ぬ。出血はその場でとどめ、ついで洗って薬をつける治療法を行なっている。重症のときは、ひとまず間薬を与えて予後を観察すべきだが、重症でない時には気付薬を与え、出血をホータイでしばって止血をする。切り下げた疵は、まずこれを縫い合わせる。腸の出た時には、麦飯の温いのを布に包んで腸をよくあためて、負傷者の呼吸にしたがい、静かにこれを還納するがよい。筋骨の切れたのを継ぐには、まず薬をつけて「きうきうつうかうらんなうらりそほわか」の呪文を唱え、皮のかかって残っているときは、井柳の芯を入れて、離れた骨をつぐとよい。内薬は出血ある間は芎帰湯をあたえ、出血がとまった後は、内補散をあたえる。

止血薬としては、麒麟血・百霜・夜発・梔実・茄台・蘇木・商陸・山橘・微茸・艾白・毛草などがある。

洗薬は蕎麦藁が最良で、そのほか、瘡腫の洗薬を用いる。

間薬は見性散、骨髄三匁右一味、冬の土用に掘ってかげぼしにして、こまかい粉にして湯で服用する。これを負傷者に呑ませると、生きるか死ぬかがわかる。生きるものは切口へ出る。

気付《きつけ》は、神蘇散　蒲黄・神草《トツクワツ》一匁・葛粉半匁・胡椒七粒・甘草一朱をいずれもこまかい紛にして、一度に二朱ずつ水、または湯で服用する。負傷すべての諸病で気を失った人に使用する。

血縛《ちしばり》は、人参・甘草・白芷・麒麟血・松緑・黄柏・紫河車・合歓緑を等分にして、芎帰湯　川芎・当帰、各等分、負傷者の内薬に専用する。

内補散すなわち、内薬としては、十全内補散を用いる。

金創座敷、すなわち金創の人の座敷を、こしらえておくには、五三のシメを芒葉《かじのは》でなえ、丑《うし》の歳の男子に、なわせる。淫房を知ったものには、なわせるな。さて負傷者のいる座敷を張りまわしておくべきである。また東へさした桃の木の枝を一尺二寸に切って、札にけずり、これに兀皿瓦兀以何因縁有浄有穢我心清浄身不能犯の文を書いて上を紙で張り、上書を☆の如く書いて、守《まぼり》にかけさせる、またシメにはさんでおく。

縫合法　布を広く断って、かきめをよくまついて強い膏薬をあつく引いて、さがった皮目についてまたそのとおりのうえの上について、疵には常のように薬をつけて蓋《ふた》をしっかりとして、さて太い糸で両方の布の耳をかけぬいに縫いよせて直す。

室町戦国の時代に出現した金創医の一派の治療法は、安土桃山時代になっても、それら諸家の治療法は、大体同様であった。すなわち金創の重傷患者には、まず血縛を行なった。これは当座の気付（興奮剤）であった。ついで血どめ薬で出血をとめ、疵洗い薬で傷を洗い、腸や脳の出たのは、これをもとに納め、大きな傷はこれをぬいあわせ、筋や骨の切れたのはこれをつぎ、戦場で体内にくいこんだ鉄砲玉や、つき刺さっている矢を抜き（抜薬）、ついで癒薬を用い、また内薬を使用して処置する。

「その血縛として用いるは、黄蘗湯（永井流）・定栄湯（吉益流）などで、その薬品は人参・白芷・黄蘗・甘草・麒麟血・合歓若緑・松緑などである。これは当座の気付であって、一時の興奮剤である。気付薬としては人参散（吉益流）・蒲黄散（吉益流）・黒猫霜（板倉流）・清夏散（神保流）・青地の茶碗の粉（蔵貫流）・続命丹（円都寺流）などを使い、血止薬としては、麒麟血・石灰の類を創傷に撒布し、或は止血薬を内服させる。また血の道は父と母とのためなれば、血の道止めよ、脈の神の呪文を三べん唱え、小刀で三度なで、小刀を裏かえすときは、血は止むべしという。疵洗薬として使うのは荷葉・黄柏・大ばこ・どくだみ・藤胞などであって、抜薬は磁石・生栗・干鮭の処方（永井流）を用いる。」（富士川游『日本医学史』二二八頁）

朝廷につかえた名医

六条天皇の仁安二年（一一六七年）、鳥羽上皇は、瘍（1＝かさ。頭にできるできもの。頭瘡。2＝ふきでもの、はれもの）を病まれた。いろいろな医者が治療したが、やはりききめがなかった。そこで和気定成《わけのさだなり》がこれをなおしたところ、すぐに平癒した。彼はまた、勅を奉じて『合薬方』を撰した。和気氏は、代々、良医が輩出したが、中世には、藤原氏

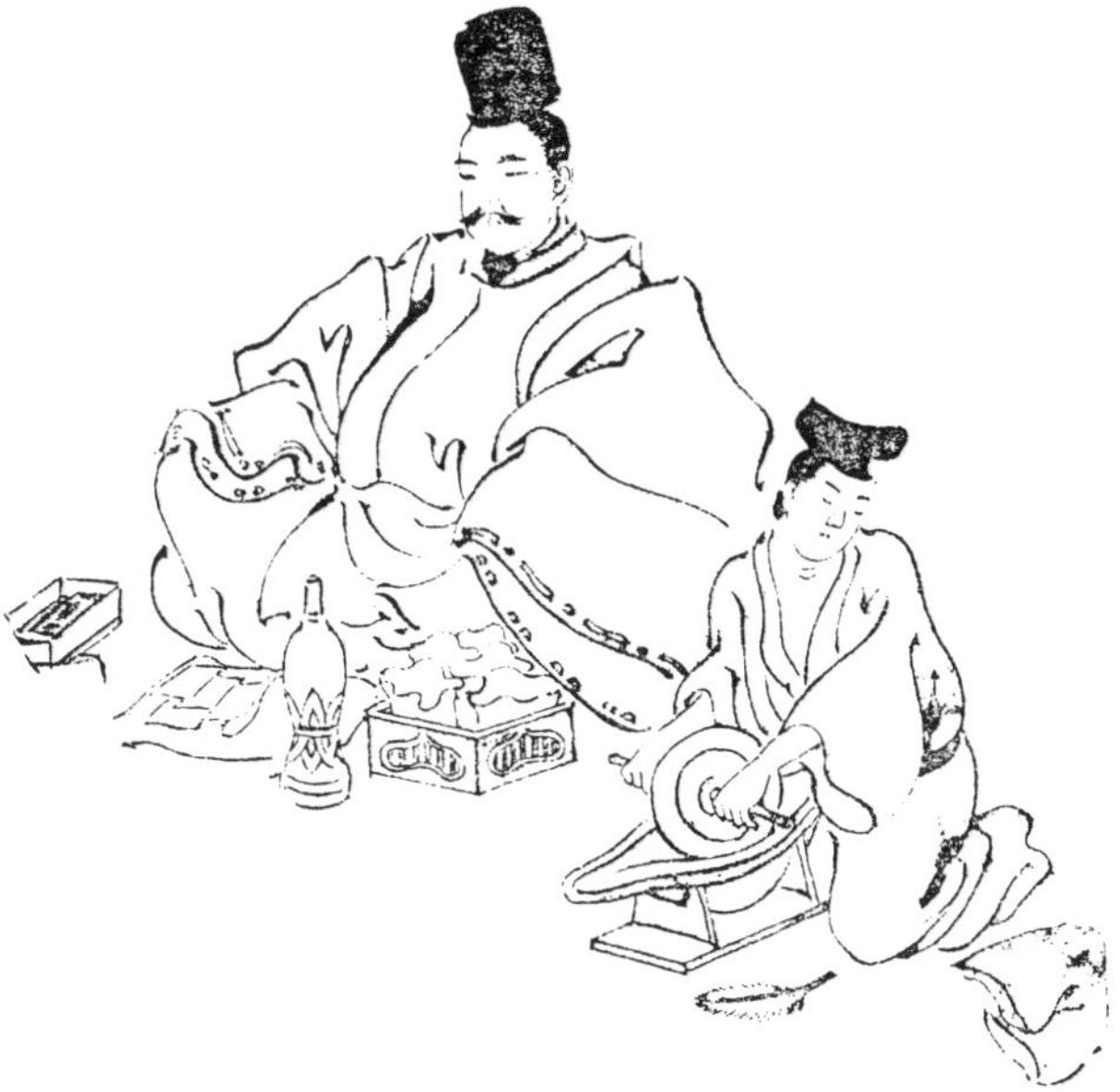

鎌倉時代の医師風俗（平出鏗二郎『日本風俗史』下所載）

に頭をおさえつけられ、衰微して振わなかった。しかし、この定成になって、和気氏の医名は、再び世に高まった。

高倉天皇の安元二年（一一七六年）、後白河法皇は、瘡（できもの。しゅもつ。かさ）を患われた。和気貞説《さだとき》は、法皇の瘡を治療して効果があった。この一例でもわかるように、貞説は、医に精通しているので有名だった。さきに宇佐神宮の神主の某という者が病気にかかった。当時の医者はこれを癩と診断した。悪い病気にかかった者は、神様を祀る職につくを禁ずるというさだめだったので、京都に赴き、朝廷の医官に自分の病名の診断を頼んだ。そこで、和気貞説は、これをくわしく診察して、その病気がいわゆる白癜（しろなまず。肌に白または紫のまだらを生ずる皮膚病）であって、癩病でないことを説明した。その説く所は考徴精確であって、誰も異議をさしはさむ者はいなかった。

このほか、明に留学して医術を修行していた日本の名医・竹田昌慶《たけだしょうけい》は、洪武年間（一三六八年～九八年）、明主太祖の后《きさき》が難産に苦しんだ時、呼ばれて、治療に当った。薬の調剤がまだ終らないうちに、難産でひどく苦しんでいた后は、玉のように可愛い太子を生んだ。明の太祖は、愛児を得たうえに、寵愛していた后まで無事なのを見て、大変に喜んだ。そして竹田を、安国公に封じた。それから九年後の天授四年（一三七八年）、竹田昌慶は、『医家秘書』および銅人形などを明国土産として、なつかしの故国日本へ、明における輝かしい名声と共に、無事に帰国した。

> 正平二十四年竹田昌慶、明ニ航シテ医ヲ修ム、明主太祖ノ后産難厄ニ瀕ス、昌慶ヲ延テ治セシム、薬未ダ剤ヲ終ヘズシテ太子既ニ免《べん》ス、明主大ニ喜ビ、昌慶ヲ安国公ニ封ズ。（富士川游『日本医事年表』二五頁）

医学中興の祖、曲直瀬道三

戦国時代の名医・曲直瀬道三《まなせどうさん》（一五〇七年～一五九四年）は、室町時代の後期から、安土桃山時代にかけて活躍した医師である。正盛《しょうせい》、雖知苦斎《すいちくさい》と号した。京都の人である。信長と秀吉の厚遇をうけ、正親町天皇を診治して翠竹院《すいちくいん》の号をうけ、日本医学中興の祖といわれた。著書に『啓廸集《けいてきしゅう》』などがある。道三は通称。

曲直瀬道三は、永禄九年（一五六六年）出雲（島根県）に行き、毛利元就の病を治し、『雲陣夜話』一巻を著述した。文禄三年（一五九四年）八十八歳で死んだ。

この道三は、仏教と医学の分離を行ない、その後、徳川幕府によって医療精神は儒教の道徳観によって支えられ、医学は実証主義が強調され始めた。

道三は信長や秀吉をはじめ毛利元就など戦国武将の病気をなおしたばかりではなく、京都にわが国で初めての私立医学校を創建し、これを啓廸院と名づけて、多くの医学生の教育を行なった。

江戸時代の医師

京都にいて宮廷に仕えていた宮廷医は、位を叙せられ、何々の守などと称していて、古くから代々その地位を継ぐ

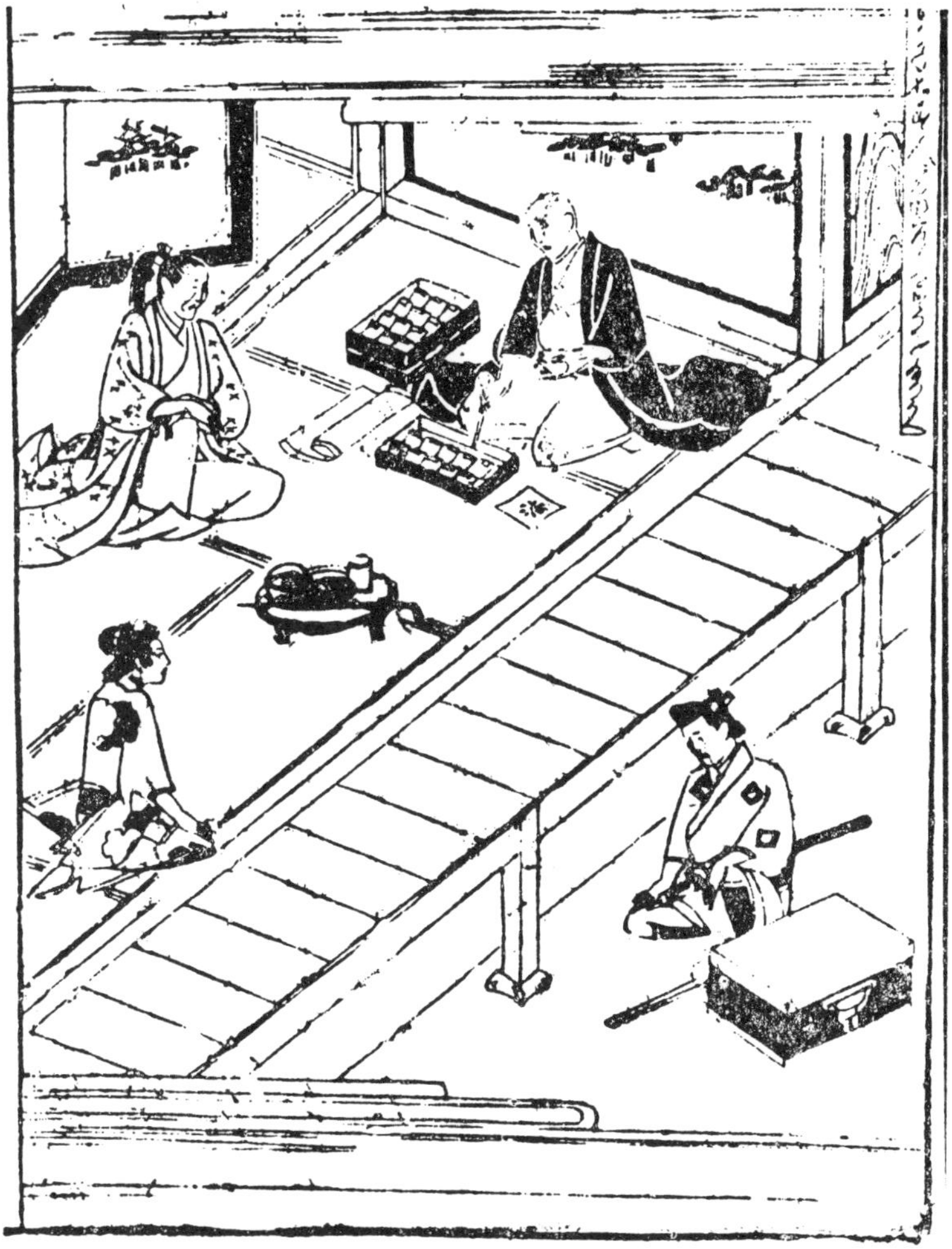

御典医と供の者（『為愚癡物語』所載「調剤の図」――寛文２年〈1662年〉刊行の仮名草紙の挿絵。曽我休自著。供の者の傍にあるのは薬籠を入れる箱。）

ならわしが多かった。

「侍医」は、令制で、典薬寮に属し、天皇の脈をとり、進薬を掌った医師をいう。

江戸幕府の医官は、世襲のものが少なくなかったが、医官の数は相当に多く、その種類も、小普請《こぶしん》医師・御番《ごばん》医師・寄合《よりあい》医師などに分かれ、将軍の病気の診療を担当する重責の奥医師は、寄合医師のなかから選ばれるのが普通であった。幕府医官は、すべて十徳《じっとく》を着て、坊主頭であったが、一般医師も大体この真似をしていた。

各藩の医官――「藩医」の多くは、大体、数百石の禄を給わっていた。

なお「御典医」、「御殿医」は、江戸時代、大名に仕えた医師をいった。

江戸時代の町医は、いわば無位無官の医師を総称したものであって、大体、現在の一般開業医にあたる。

目医師　目は人間の身体のうち、第一の所である。「天性の気血の虚弱によりてさまざまの眼病あり。最大切の事なり。」（『人倫訓蒙図彙』）と説明している。

金瘡　手負そのほか一切の傷は、もっとも大切な法である。「此人躰大気にして物に動ぜざるをよしとす。小気にして臆したるは本人よりさきに散乱す。是金瘡の下品《げほん》也」（『人倫訓蒙図彙』）とある。

歯医師　わが国では、（江戸時代において）春の初めに、歯堅めの祝いをするが、これは歯を養い、長生きを言葉で祝う始めである。「金康《かねやす》をもって歯医の家とす。此家に屠蘇白散《とそびゃくさん》の法つたはりてあり。」（『人倫訓蒙図彙』）と述べられている。

徳川二代将軍の徳川秀忠は、家康の第三子として豊臣軍と戦い、慶長十年（一六〇五年）将軍となり、在職十八年に及び、寛永九年（一六三二年）五十四歳で死去した。

秀忠のかかりつけの歯科医は、慶長十八年（一六一三年）から金保玄泰（安斎）であって、歯科医で大活躍した。

外科　ヤブ医者だった外科医の杏庵《きょうあん》は、慶長十九年（一六一四年）口から出まかせを言い、「あなたの病気は必ずなおる」と言うのが口ぐせだった。その頃、三好丹後守は癰疽に悩んでいた。外科医の杏庵は、彼の治療を誤り、丹

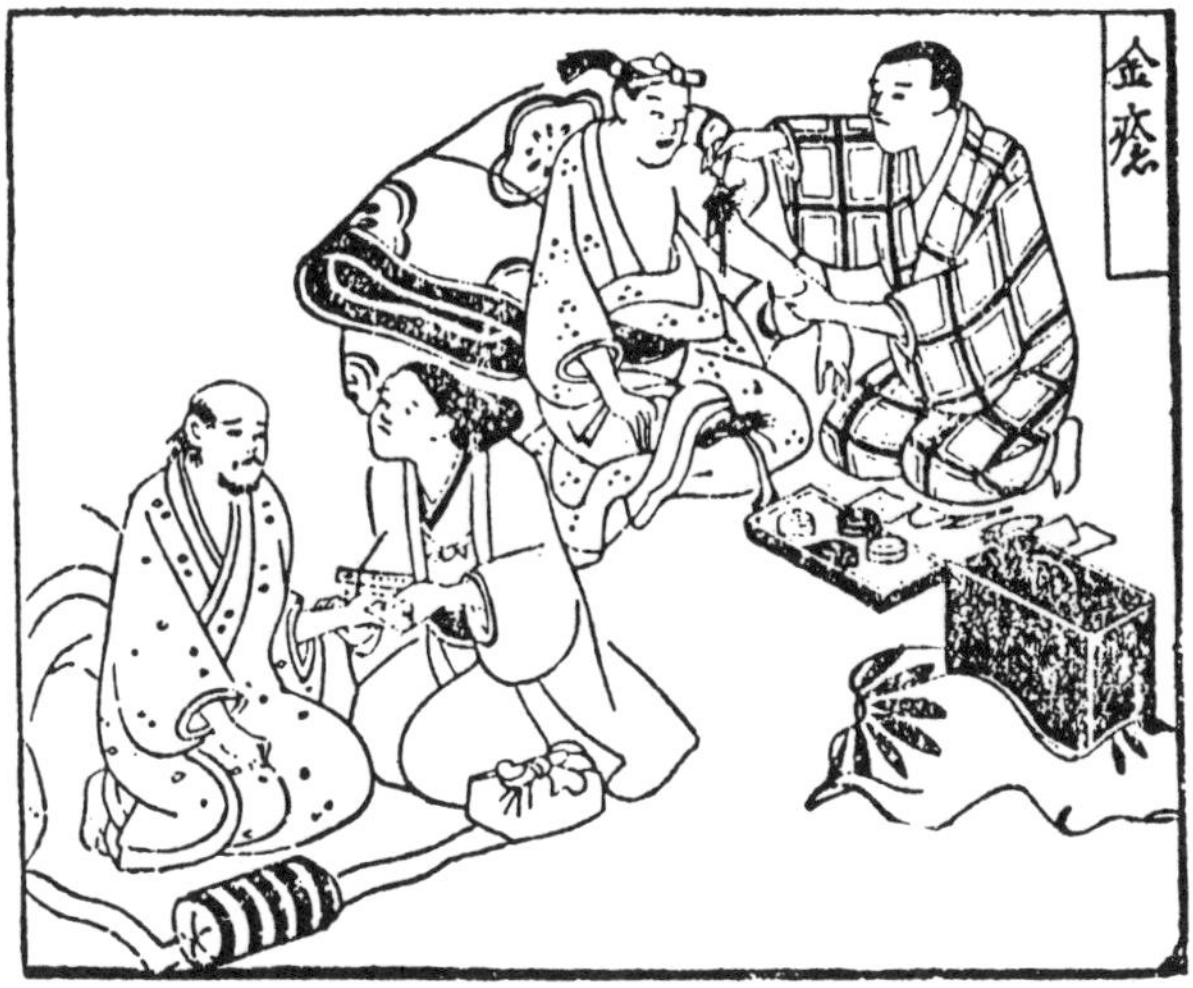

金瘡（『人倫訓蒙図彙』所載）

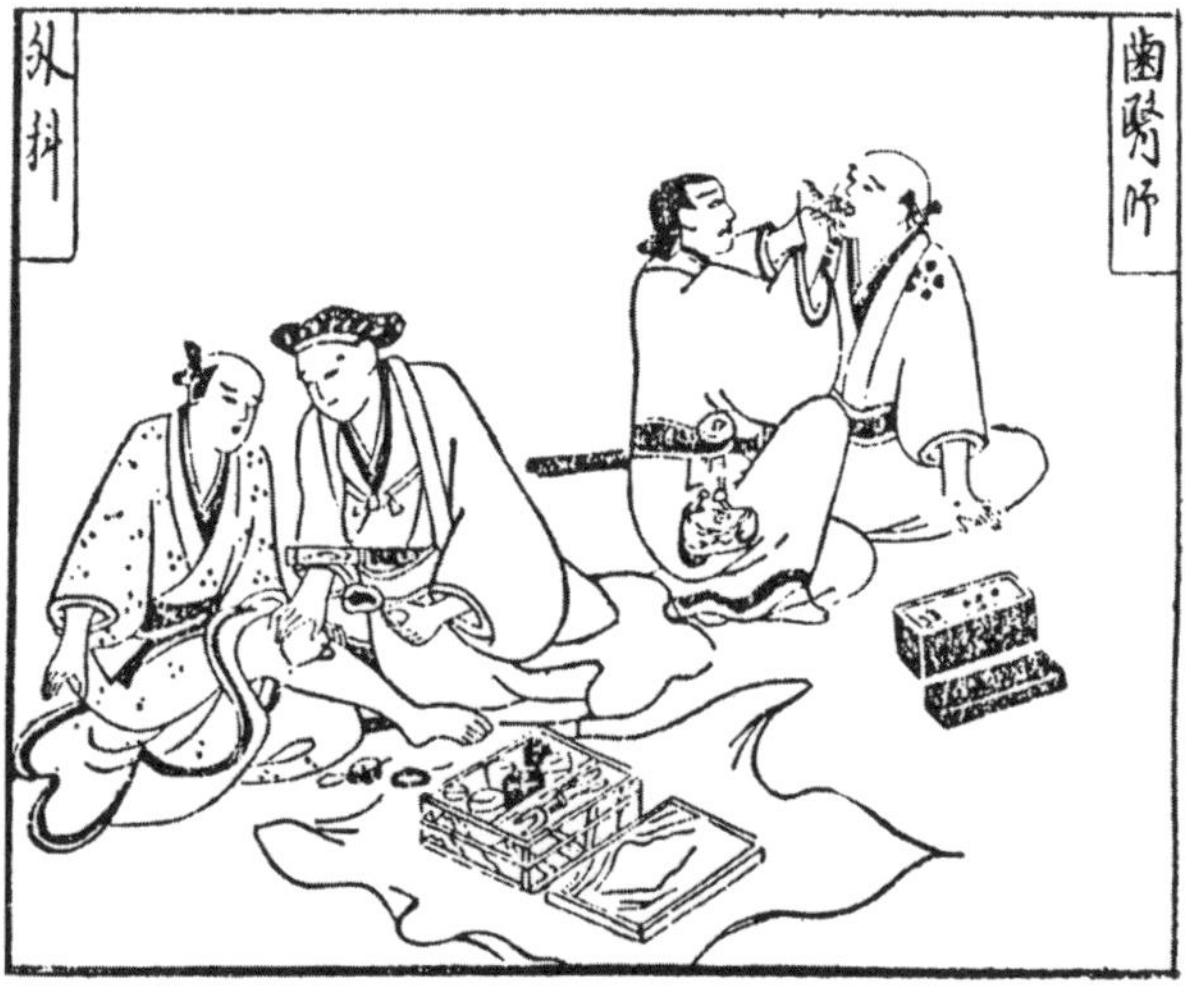

外科と歯医師（『人倫訓蒙図彙』所載）

後守は薬石効なく病死した。この年の九月二十九日、ついにヤブ医の杏庵は大阪で、あわれ刑罰に処された。

江戸時代の元禄三年（一六九〇年）に刊行され、当時の風俗を知る資料として、図も文も重んぜられている『人倫訓蒙図彙』（著者不明、絵師は蒔絵師源三郎）は、外科について、つぎのように述べている。すなわち外科は「外相《げそう》に出る腫物《しゅもつ》を療するゆへに外科と号す。外科回春《くわいしゅん》唐土の粋書也」（『人倫訓蒙図彙』）という。

針師　十四経を考えて、浮沈補瀉の術がある。打針《うちはり》、捻針《ひねりばり》、管針《くだばり》など、使う針によって流儀がある。天子の針師を、針博士《しんはかせ》という。

按摩　江戸時代の医書において、「保養」の部に、按摩に関する記事がある。「気血を通養する補《おぎない》の第一」（『人倫訓蒙図彙』）とその治療の効果を評価している。

小児医師　産前、産後いずれも一家の別伝（特別の伝授）がある。「諸医の中にむつかしき第一とす、言語かなはざれば陰陽をわかち、青黄赤白黒の五つをかんがへ薬を用《もちゆる》の口伝《くでん》（奥儀などの秘伝を口伝えに教え授けること）あることなり。」（『人倫訓蒙図彙』）と、小児医師のむつかしさと口伝とについて語っている。

百姓医者　百姓から医師になったというよりも、百姓相手の医者の意味。年貢確保のため、届け出、許可制。

里医　百姓相手の医師の別名。届け出、許可制。

郷医　百姓相手の医師の別名。届け出、許可制。

商売医者・俄《にわか》医者　町方では他の職業の者が何かの都合で医業を始めた場合、それを俄医者、商売医者と呼ぶ。

○医師無免許体制（届け出、許可は不用）（布施昌一『医師の歴史』一二六頁）

「当時医士（ママ）となることは実に容易にして亦《また》実に勝手なりき。此子《このこ》は身体虚弱にして迚《とて》も一人前の人間となることは難し、お医者にでもするより外に致し方なかるべしとは、一般士農工商間に行なはれし当時の説と知るべし」

（国家医学会の機関誌『国家医学会雑誌』第百六十五号、明治三十四年一月、自蹊隠士「維新前の医師社会」）

典薬頭　俗に御匙医《オサジイ》という。宮内省に属す。

医博士　宮内省に属す。
針医博士　宮内省に属す。
侍医　俗に御匙医《オサジイ》という。宮内省に属す。
医師　宮内省に属す。

だいたい大宝令のとおりである。

「俗にお匙医《さじい》と云いて、常に天脈を診、不予の時、薬を献ずる者なり。近代の諸医、大抵、髪を剃り、僧官位を以て、大僧都、法印、法眼、法橋等也、賜二院号一、為二規模一」（『和漢三才図会』、正徳二年、一七一二年）と述べている。

藩医　江戸時代、藩に仕えた医師を藩医といった。また儒者や蘭医で、藩医となった医師もあった。

たとえば江戸中・後期の蘭医の杉田玄白は、小浜藩主の酒井侯の藩医であったが、初め五人扶持から、やがて八人扶持となり、安永五年（一七七六年）に禄高二百三十石を支給された。（なお江戸後期の蘭医・前野良沢は、家世々医をもって豊前国の中津侯に仕えて、杉田玄白より三十石少ない二百石を支給されていたが、杉田玄白、中川淳庵などと『解体新書』を翻訳した実績を持っている。）杉田玄白には、このほか、病気を診察した時は、これとは別に診療費が支払われた。

その三年後の安永八年（一七七九年）の杉田玄白の収納薬礼（診療収入）と酒井侯からの拝領金（診療費）等の合計金額は二百五十両、さらに二十二年後の享和元年（一八〇一年）の前述の合計金額は、二倍以上の六百四十三両二分二朱にまで医価が上昇している。

医師の回診の有様を、江戸時代の書物は、つぎのように述べている。

〇医師の往来

医師の廻診を当時お医者のお見舞といひたり医師に御殿医御抱医町医の別あり図する所は町医者見舞に出《いで》し様なりもし医者歩行の時は薬籠と称せる薬箱を鋏《はさみ》箱に入れて供人荷ふ駕籠に乗りて出る医者は駕籠の内へ薬籠を駕籠脇に従ふ侍二人杖持壱人長柄の傘持一人草履取《ぞうりとり》壱人鋏箱《はさみばこ》壱人物持壱人合羽籠荷ひ壱人陸尺は四人以上なり是

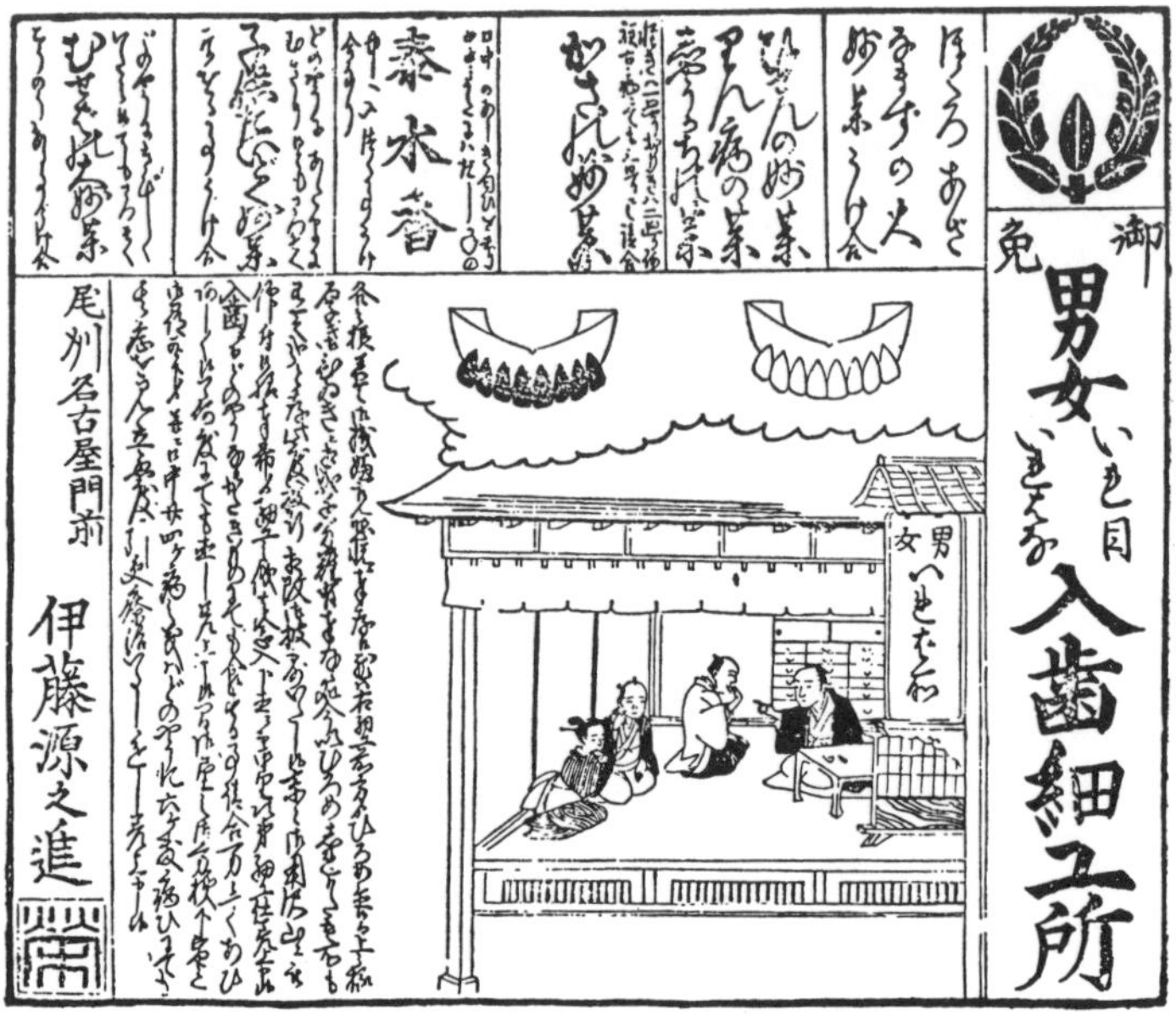

入歯細工所の店先（『よはい草』第５輯所載）

平生出づる所の供立なり（菊池貴一郎『江戸府内絵本風俗往来』九九〜一〇〇頁）

江戸時代の歯医師
一　官職上の口中医
1　禁裏付の医官の口中医または口中医師
2　徳川幕府の医官の歯医師
二　民間の口中医
1　口中医または口中医師もともと本当の口中医は、入歯の製作、牙歯の補綴術は行なわなかった。
2　牙医、歯医、歯医師、はいしゃ、歯薬師などの名称も使用していた。
3　入歯師　街の入歯師、香具師に属した入歯渡世者。入歯を主に宣伝した。
4　歯抜き　抜歯を主に行なった。

「しかし、入歯師といっても香具師の奥義書に、『口中一切療治致並入歯師』『入歯師口中療治』とあって、一切の口中療治をも行なっていたようであり、」（谷津三雄「日本歯科医学史概説」『図録日本医事

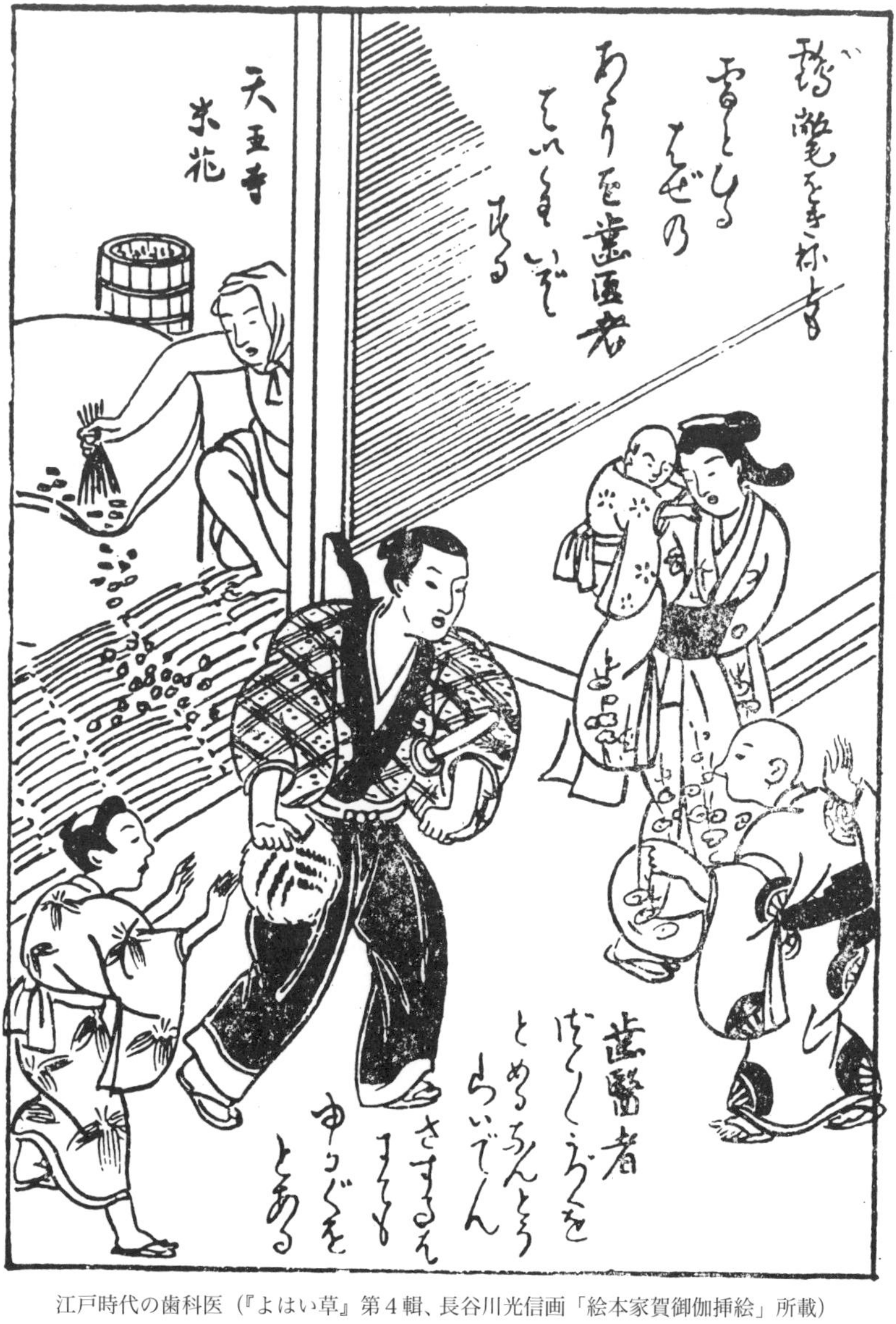

江戸時代の歯科医（『よはい草』第４輯、長谷川光信画「絵本家賀御伽挿絵」所載）

文化史料集成』第三巻　二四九頁）と述べられているように、江戸時代には、いろいろな階級のための歯科医師が混在し、そのなかには、居合抜きやコマ廻しをして、街頭で歯磨を売ったり、抜歯を行なう口中療治者すらあって、庶民に親しまれるという一面も存在した。

明治以前に口中科をもって朝廷に奉仕した家は、錦小路《にしきのこうじ》、親康の両家であった。両家とも丹波兼康《たんばのかねやす》の出自であると伝えられている。錦小路氏の如きは代々朝廷に仕えて、官位も著しく他の諸流より優れ、初五代は何れも三位に進み、公卿に列していた。後には位階漸く下ったが、それでも典薬頭を世襲して、朝廷医官の枢要を占めていた。

これを系統的に記載すれば次のようである。

丹波氏
冬康—師康—兼康┬定康—有康—治康
　　　　　　　　└錦小路氏
　　　　　　　　　頼豊—頼秀—頼量—頼直—頼景—頼慶—頼元—頼中—頼重
頼継—頼房—頼季┬頼庸
　　　　　　　　└頼方—頼亮—頼望—頼之
親康┬宗康—秀康
　　└光康—光景—光慶—光基—光雅—光和—光氏—光重—光信（後光深と改む）
光善—延常—光道—光端

冬　康　花園天皇の御虫歯を拝診し、衆議を排して抜去し奉る。正四位下に叙せられ、大膳大夫《だいぜんだいぶ》に任ぜられ、典薬頭に進んだ。

師　康　内匠頭に任ぜられ、鍼博士となる。

兼　康　左京大夫《さきょうのだいぶ》に任ぜられ、典薬頭となりて内昇殿《ないしょうでん》を許さる。世上、兼康口中科とは、この人の治術を継承したものである。年代詳らかでないが、祖父冬康より推考すると、南北朝の終より応永年間までの人であろう。

定　康　父に継ぎて左京大夫となり、典薬となる。

有　康　宮内補に任ぜられ、施薬院使となり、左京大夫となる。

治　康　正四位下に叙せられ、施薬院使となり、左京大夫となる。

親　康　従三位に進み、宮内卿に任ぜられ、典薬頭となる。永正十七年三月三日官を辞して、民間に口中科の医業を開き、名声一世に高かった。永く後人に仰がれた親康口中科の秘条は、その著わす所である。（光慶より光氏まで世々口中科の業を継承した。）

光　重　幼にして父母を失い、家道衰微に陥ったが、発憤努力し、家書医心方を読み、薀奥に通じ、遂に禁中に仕え、慶長より寛文まで数代の朝廷に出仕した。遂に法眼《ほうげん》に叙せられ、貞享二年六十三歳にして歿す。延宝二年後水尾上皇一脱牙を光重に賜う。光重拝受して家に蔵す。照光院道異法親王則ち聖蔵記を撰んで之を賜うと。

光　信（後《のち》光深と改む）　寛文十年法橋《ほっきょう》に叙せられ、翌年諸礼の列に入る。古来法橋の身を以って諸礼の列に入るものなし。延宝六年法眼に進み、享保二年七十一歳で歿す。

光　善　元禄十三年法橋、正徳元年法眼となる。享保十五年歿す。年五十六歳。

延　常　享保十六年法橋、元文四年法眼に進み、安永九年八十五歳で歿す。

光　道　明和三年法橋となり、安永四年法眼に進む。安永八年後花園天皇が御歯を悩み給えるを拝診して、御含薬を奉る。安政元年恭礼皇太后を拝診す。文化元年六十三歳で歿す。

光　端　事蹟伝わらず、その子孫が世々朝廷に仕えたことのみ知られる。

錦小路氏　斯道の名門として朝廷においても高官を与えられて優遇されたが、後世に及んでは単に家柄のみのものになった観がある。しかし頼元より数世の間は、御歯医師として職責を全うしたものと信じられる(『よはい草』第五輯、二四〇頁~二四二頁)という。

革命医・永田徳本

永田《ながた》徳本《とくほん》は、薫薬(ガス吸入療法)と劇しい丹薬(無機物製剤)とを好んで用いて奇効を収め、実際の治療効果のみを目的とした。

徳本の名医としての言動は当時、注目の的であった。

「彼の医学は徳本流と称され、江戸時代の古方派の先駆として重大な存在である。」(石原明『日本の医学』八四頁)

徳本(永正十年~寛永七年、一五一三年~一六三〇年)は、李・朱医学を学び、同時代の曲直瀬道三(初代)と並び称された。彼は、室町時代の後期に生まれ、安土桃山から江戸前期までの激動の時代を、「医は仁術」の精神をそのまま行動に生かして生活した。

徳本(享年百十八歳)は、江戸時代初期の寛永七年(一六三〇年)に、多くの人々から惜しまれつつ永眠した。

永田徳本は、一時、甲斐の武田信虎の客となり、武田氏滅亡後また甲斐に戻って草庵をむすぶなど、甲斐に居ることの日が多いところから俗に「甲斐の徳本」とも称せられた名医であるが、世の煩しさをいとうて常に旅をし、権勢・富貴を軽んじ見、貧家をあわれみ、外に出るときは首に薬籠をかけて横ざまに牛の背にまたがり、行く行く「甲斐の徳本、一服十八文(銭)」と呼び、病をなおしても一服十八文以上をとることはなかった。寛永の始め、徳川秀忠が病にかかったとき、名声をもって徳本が招かれた。牛に乗って飄然と来、数日にして治療の効をなして飄然と去った。秀忠が厚く賞賜しようとしたが、薬価数十文しか受けることをしなかった。(布施昌一『医師の歴史』一二三頁)

と江戸初期の人びとも、徳本の高潔な人格を讃嘆している。

算術医・仁術医

このように、日本の医学の伝統をつくり、聖医と仰がれた医師さえ存在した。日本の徳望ある医師といえば、例えば、すでに述べたように十六世紀から十七世紀にかけて「甲斐の徳本十八文」と叫びながら、牛に乗って巡回医療を行なった永田徳本（永正十年〜寛永七年、一五一三年〜一六三〇年）も、その有力な第一人者である。

江戸前・中期の儒学者であるとともに、当時のすぐれた社会教育家でもあった貝原益軒（一六三〇年〜一七一四年）は、『養生訓』巻六「択レ医」において、つぎのように述べている。

> 医は仁術なり。仁愛の心を本とし、人を救ふを以て志とすべし。わが身の利養を専らに志すべからず。天地のうみそだて給へる人をすくひたすけ、万民の生死をつかさどる術なれば、医を民の司命と云《いふ》、きはめて大事の職務なり。他術はつたなしといへども、人の生命には害なし。医術の良拙は人の命の生死にかゝれり、人を助くる術を以て、人をそこなふべからず。学問にさとき才性《ざえしょう》ある人をえらんで医とすべし。医を学ぶ者、もし生れつき鈍にして、其才《ざえ》なくんば、みづから知りて、早くやめて医となるべからず。不才なれば医道に通ぜずして、天のあはれみ給ふ人を、おほくあやまりそこなふ事つみふかし。天道おそるべし。他の生業多ければ、何ぞ得手なるわざあるべし。それをつとめならふべし。（貝原益軒『養生訓』）

「医は仁術」の意味について、現代人は、どう解釈しているだろうか。一例をあげると、

「仁術観は、封建社会の（医療の）欠陥を患者と（医師が）二人で解決するという解釈を私はしたい。それは病人を非常に気の毒なものとして受け取る施術者の立場が医師にはあった。病人は恩恵を与えられた形で二人の関係が結ばれていた。このような形で徳川期を過ぎ、明治・大正に及んでも、この封建的な仁術観は日本の医師を風靡していた」（武見太郎「福祉国家と医師倫理」、マルチ・イバニエス『なぜ医師になるのか』小野讓訳一四頁、昭和四十三年、東京メディカル・センター出版部）

これに反して、幕末・維新期のすぐれた蘭方医の伊東玄朴《いとうげんぼく》（寛政十二年〜明治四年、一八〇〇年〜一八七一年）は、算

術医の典型ともいうべき人物であったという。例えば――

ある時、伊東玄朴が坪井信道の家を訪れた折に蘭医の佐藤泰然も同席した。たまたま医家の収入の話に及んだが、坪井と佐藤は医家仁術を主張し、玄朴は平然と金銭重視を口にした。――（中略）――（中島注、しかしながら）オランダ医学は玄朴らの努力で江戸を中心に勃興した。（吉村昭『日本医家伝』六七頁）

これより以前、十八世紀の江戸の医師、原雲庵も算術医と対決した仁術医の一人だった。

診察室には、「病家に告ぐる四か条」が張り出されていた。

一　富豪は薬価即納、
一　中産の人は五節句ごと、
一　下産の人は余力あるとき、
一　貧者は一切払うに及ばず……

このように昔から、算術医と仁術医との対決は続けられてきた。現代は、仁術医が算術医を圧倒する素晴らしい時代だと早くいわれるようになって、医師も患者も、共に協力しあって、「医は仁術」の精神だけは、どうかこれからも生かし続けて欲しいと思う。

医師の収入

江戸幕府は、医師の収入を千両（約三千万円）までとしたという。それは慶安三年（一六五〇年）の正月に、堀田加賀守が大病にかかったので、幕府の医官・狩野玄竹が、幕府の命令で、堀田加賀守の治療を引き受けたところ、うまい具合に全快した。狩野玄竹は、幕府からその褒美として金千両をもらった。すると狩野玄竹に対し、堀田家からも千両を治療の礼金として贈った。この医師は、幕府から賜った褒美千両を有難くいただいたが、さらに「堀田家から千両の薬礼をもらってもよいだろうか」と伺いをたてた。幕府は「その薬礼千両を受けとってもよろしい」という返事をした。これから、薬礼は千両まで受けとってよい、というのが前例となった。しかし狩野玄竹は、幕府と堀田と両方から千両ずつもらったから合計二千両（約六千万円）もらったことになる。これは前代未聞の薬礼だと、江戸中の評判になった。

それから五十年後の元禄十三年（一七〇〇年）五月、江戸中期の老中・柳沢吉保の大病を橘隆庵が直した時に、柳沢から金千両をお礼として賜った。医師の隆庵は、あまりの大金に驚いて、はたしてそのままもらってよいかどうか、丁重に問い合わせたところ、「差し支えなし」と申しわたされたという。

それから約百年後の文政天保の間（一八一八年～一八四三年）の、医師の収入はどれくらいあったかというと、将軍付きの医師・多紀安叔や、楽貞院法印という医師は、盆暮に千両ずつ、つまり一年で二千両（約六千万円）の薬礼があったというから豪勢である。幕末・明治前期の漢方医の浅田宗伯は、慶応元年（一八六五年）フランス公使の病気を直して幕府より賞を受け、大奥の侍医となり法眼に叙せられた。明治維新後は一時隠居し、のち東宮侍医となった。浅田宗白は、明治初年において一年に四千円もの多額な薬礼があったという。

以上は、薬礼の高い方の話である。ふつう、江戸時代の薬礼はいくらかというと、「寛延（一七四八年～一七五〇年）のころに牢屋の医者は、一貼について二分ずつ幕府から支払われた。」（『江戸真砂六十貼』）一貼について二分だから、五貼で一匁、五十貼が十匁、三百貼が六十匁で一両というわけである。それが天明年間（一七八一年～一七八八年）になると、一貼について、一分値上がりして三分となる。つまり「てん薬の上げる薬も三分に値がきはまろといふ噂」（『翁草』）とある。それから文政（一八一八年～一八二九年）になると「中より以下一貼三分に当るを並とす」（『経済随筆』）となり、〝三分礼〟という言葉さえできた。

江戸末期の天保時代（一八三〇年～一八四三年）になるとまた二分値上がりして五分となっている。したがって、天明（一七八一年～一七八八年）から文政年間（一八一八年～一八二九年）までの約五十年間、一両に三百貼の計算で薬礼を払っていたが、五分になると一両に百二十貼の割合になる。

これを打ち破ったのは、蘭医であった。しかし医師の収入は、その後も、物価とともに、高騰を続けた。

医師裁判

医師と患者とのあいだに、薬礼の未払いなどのいざこざがあって、法廷沙汰になったりすると、きまって「医は仁術」が登場した。このことは徳川政治の比較的に初期から見られた現象である。

渡辺大隅守綱貞が江戸町奉行在職（寛文元年～寛文十二年、一六六一年～一六七二年）の寛文年間（四代家綱治世）のこと、町医某が患者を相手に薬礼五両の請求訴訟を起こした。町医が金五両で癩病の療治を請け合って治してやったが、約束の薬礼を払わないというのであった。男は病気はまだ治らぬといい、医師は治ったといい合った。とどのつまり、この裁判は次のように決まった。

「此時大隅守、医師をはったと白眼《にらみ》て、……其方心底は、病人追々困窮に成るを見て、早く金子を取らんと思いしよりかく奉行所へ訴え出しなるべし。医師を業としながら医師の本意に違える不届者め、強《し》いて申立てるに於ては、急度《きっと》申付け方有るぞと叱りて、名主・五人組へ預け帰されける」（『明良洪範』巻十七）

「医師の本意に違える」とは、「医は仁術」にそむく不仁の仕方をしたという意味であることはいうまでもない。（布施昌一『医師の歴史』一〇〇頁）

このようにして、この不心得な医者は、結局、裁判沙汰にしたことがヤブ蛇となって、名主・五人組へ預け帰される不幸な結末を招いてしまった。

婦人科の専門化

徳川九代将軍の家重は、徳川吉宗の長子である。性惰弱で、酒色にふけり、政治を顧みなかった。宝暦十年（一七六〇年）、将軍職を家治にゆずり、翌十一年ちょうど五十歳で没した。（一七一一年～一七六一年）

この家重の宝暦三年（一七五三年）二月、従来の弊害を考えたためか、医師に命じて、もっぱらその家業の本科を研鑽し、励むようにさせた。したがって、婦人科医も、専門化の方向へ進んだ。

有名な江戸中期の産科医の賀川玄悦《かがわげんえつ》は、明和三年（一七六六年）『産論』を著述して、助産のことを論じた。その説は先生から受けついだものではなく、又昔の人の説に基づいたものでもない。その「子腹ニアリテ頭下ニ向フ」と言うに至っては、賀川より前に、誰もこのようなことを言った人はいない。世人は、賀川玄悦こそわが国産科の元祖だとほめたたえた。

これより以前、中条、板坂、乗附、瀬尾、田中など、諸流の産科が繁昌していたが、その救護の術は、薬剤を調合することや符呪《ふじゅ》など皆幼稚であって、まるで子供の遊びのたぐいであった。賀川玄悦の『産論』が出版されるや、世間の人びとは皆はじめてこのように優秀な救護の術あるを知り、産科の術は一変して、これから一大進歩をなしとげたのである。玄悦は安永六年（一七七七年）世の女性の患者たちに愛惜され、感謝されながら死去した。

賀川玄悦の『産論』を展開した所の『産論翼』を、子の賀川玄廸《げんてき》が、安永四年（一七七五年）著述した。そして四年後の安永八年（一七七九年）、賀川玄廸は四十一歳の若さで、父玄悦の後を追って死んだ。

玄悦に後れること三、四十年、奥州白河に蛭田玄仙《ひるたげんせん》がおり、孕《よう》（妊娠）の病気でないことを論じて、その理をきわめ発明する所があった。その門人は、奥羽（東北地方）および関東地方に多く、名声が高かった。蛭田玄仙の門弟がその説をまとめた書に『田子産則全書』や『産科新編』などがあり、当時とくに有名だった。

徳川家斉の時代、久しぶりに「女医博士」が誕生した。すなわち文化十三年（一八一六年）、賀川満定が、女医博士に補せられている。これまで女医博士の官は、久しく欠員のままであったが、この時から、もとのようになった。

この女医博士の賀川満定は、蘭斎と号した。賀川玄悦の嫡孫で、かつて「探頷器」の発明に成功した。

おなじ家斉の、文政二年（一八一九年）、立野龍貞は、『産科新論』を著した。その中に、わが国の「鉗子」ともいうべき「包頭器」を掲載している。

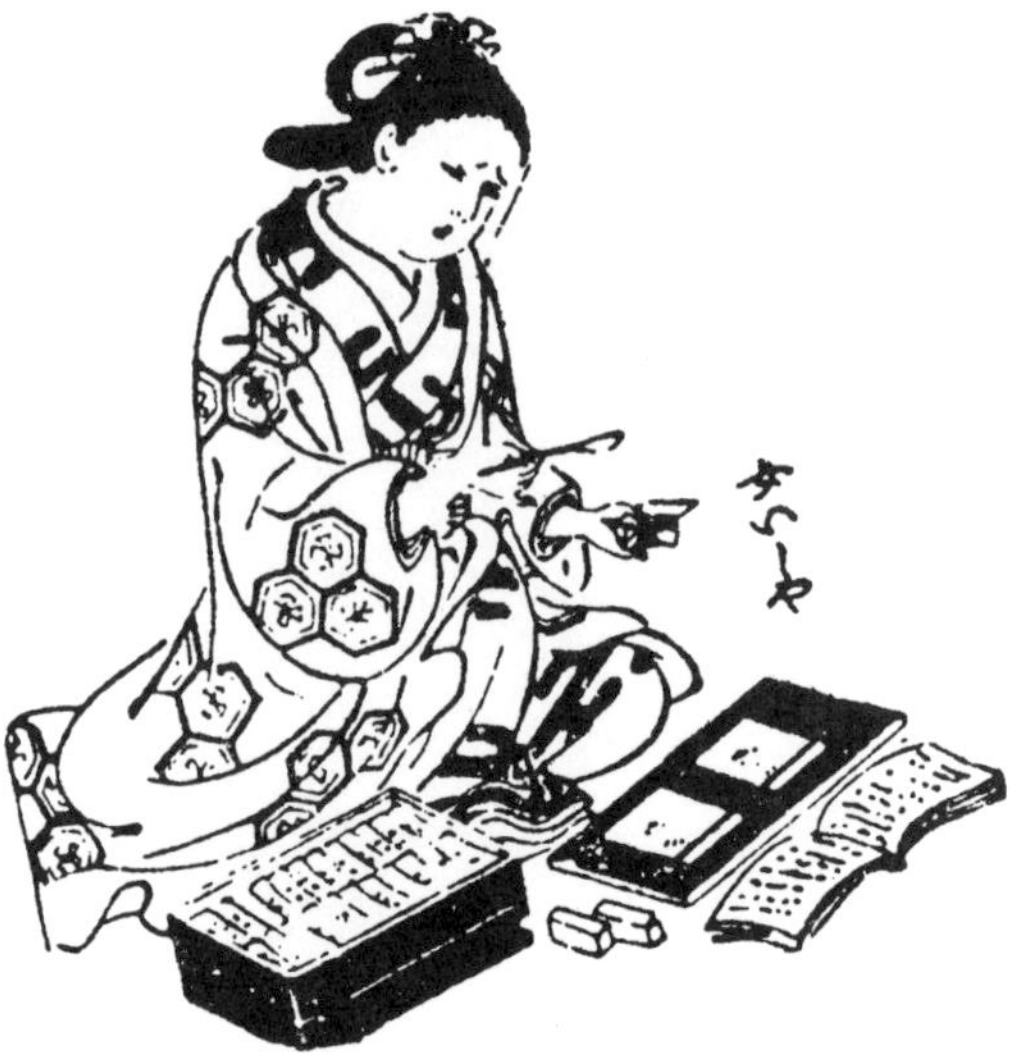

女医師（江戸時代）（『百人女郎品定』所載）

「鉗子」とは、鋏のような形をした刃のないもので、器官・組織・器物・異物を固持し圧迫するに用いる金属製外科手術用具。産科鉗子・止血鉗子・鉤状鉗子・腎臓鉗子・翼状鉗子などがある。

「鉗子分娩」とは、鉗子を用いて胎児の頭をはさんで外方に牽出し、人工的に分娩させること。母体或は胎児が危険で自然分娩が望まれぬ時に行なう。」（新村出編『広辞苑』）

立野龍貞は「包頭器を工夫して横産を治するの術を完備し、文政二年、『産科新論』三冊を著して助産の術を論じ、その名遂に天下に顕わる」（『続日本医譜』『産科新論』序文）

また後のことだが、水原三折の「探頷器」、賀川蘭台の纏頭絹、賀川蘭皐の整横紐、近藤直義の包頭器などがある。

さて、産科医として、江戸時代後期に有名だった医師の奥劣斎《おくれっさい》は、名を之基といった。劣斎の父の道栄が、賀川玄悦について学んでから、奥家は産科医としての名声が高くなった。そして奥道栄の子の劣斎に至ってその名は、ますます上がった。このように賀川玄悦の産科術は、劣斎によってさらに完全なものとなった。劣斎には『女科随劄』や『女科漫草』などの著書があり、天保六年（一八三五年）に死去した。

進歩的な西洋産科をもって、初めて一家を成した足立長雋《あだちちょうしゅん》は、名を世茂、無涯と号した。天保七年（一八三六年）歿した。

ガンと闘った華岡青洲

日本人の歴史とともに、ガンの歴史は古い。しかし医学水準の低かった昔は、ガンとはっきり診断できない場合も多かった。

すなわち胃ガンは、癪・積聚のなかに含まれていたし、食道ガンは膈噎《かくいつ》・膈症などの病名中にあったと考えられる。徳川将軍中、胃ガンで死んだと考えられるのは、初代の徳川家康、三代の徳川家光のほか、徳川ご三家で、水戸黄門として人気のある徳川光圀も、ガンが命取りとなったという。

このように昔のガンは、今ほどはっきり診断できなかったが、ただ一つの例外は、女性の乳ガンであった。そして文化二年（一八〇五年）に麻酔による最初の乳ガン手術に、成功したのが、江戸後期の外科医、華岡青洲（宝暦十年～天保六年、一七六〇年～一八三五年）であった。すなわち青洲は、紀州の片田舎で、欧米の全身麻酔の実用化に先立つこと実に四十年、文化二年（一八〇五年）十月十三日に、完全な全身麻酔を麻沸湯《まふつとう》（通仙散）を使用して、六十歳の老婆に対して、乳ガンの初手術を敢行し、その腫瘤の摘出に見事に成功した。

これこそ世界最初の安全な全身麻酔の成功例で、その現存する自筆の記録によって詳細が伝えられている。

――（中略）――

ここにおいて従来の外科医が全く行ない得なかった、乳癌摘出術・足関節離断術・膀胱結石摘出術・膣直腸瘻閉鎖術などの大手術を、華岡流では全身麻酔の応用によって行なうことが出来るようになった。

華岡青洲の存在は世界医学史上にも光輝を放っている。（石原明『日本の医学』一六八頁～一六九頁）

またそれから十年後の、華岡青洲の乳ガン手術の様子は、つぎのとおり熟達していた。

「文化十二年の夏六月八日、讃州小豆島宝村長太夫の妻、乳岩《ママ》を患ふ。歳五十一。六月八日来り治を請ふ。初め清肝解鬱湯を投じ置き、二日を経て十日に治療あり。まず朝のうち麻薬二匁五分を与ふ。水二合入れ、一合半に煎じ、与ふ。二時間許《ばか》りにして瞑眩《めいげん》（意識消失）す。ただちに乳房を切り開き、核を取り出す。創口二寸五分許り。

核の重さ五十三匁。」（華岡青洲『留熱秘録』。呉秀三『華岡青洲先生及其外科』）

このように、讃州（香川）小豆島宝村の長太夫の妻（五十一歳）は、文化十二年（一八一五年）、ちょうど杉田玄白の『蘭学事始』が完成した年の夏六月八日に、華岡青洲から乳ガンの宣告を受け、それから二日後の六月十日、手術に成功し、四カ月半ほど入院した後に、故郷の小豆島へ、健康回復を喜びつつ帰って行った。

なお現代の病院でも、手術の前に、誓約書などを書かすことが多いが、華岡青洲の場合も同じように、次の誓約書を、手術前に患者に書かせている。

請書一札の事

一、勢州一志郡下川村、渡辺重郎兵衛母もと、此度乳岩《ママ》にて相悩み難渋仕り候所、御先生様に御療治御願い申上げ候処、早速御聞き済みなられ、有難き仕合せに存じ候。もし養生中如何様の変症出来候ども、其時一言の申分御座無く候。後日の為め、依て請書件《くだん》のごとし。

年　月　日

本　人

本人伜

親　族

華岡大先生様

「華岡家には、青洲が治療した乳ガン患者の姓名・住所・年齢を記載した『乳岩《ママ》姓名録』があるが、その患者数は、文化元年（一八〇四年）から青洲の没年天保六年（一八三五年）までの三一年間で、一五六人におよぶ。」（立川昭二『日本人の病歴』二〇一頁）とあるから、一年に約五人の乳ガン患者を、青洲は治療したのである。

要約すると、乳ガンの治療にすぐれた成果をあげた華岡青洲は、古医方と西洋流外科を学習した後、「内外合一、活物窮理」を信条とし、二十数年の苦心のすえ〝麻沸湯〟という一種の麻酔薬を考案し、それを使用して、先に述べたように、文化二年（一八〇五年）乳ガンの手術を行ない、また悪性のはれものなどの手術にも成功した。

華岡青洲の第一号手術患者の藍屋利兵衛の母おかん（六十歳）は、手術から四カ月半後に、ほかの病気のためか、あるいは予後《よご》不良のためか、原因不明のまま死亡した。しかし一五六人の乳ガン患者の大部分は、手術後、結婚したり、青洲の像を朝夕おがむなど健康な生活を送った人が多い。成功例が示すように、青洲ガン手術の成果は大きかった。

しかしその後も依然として猛威をふるうガンの恐怖は、日本人の心を時にはほとんど絶望的にさえ追いこんだことを、日本の医学史は、はっきりと証明している。

聖医・洪庵の医戒

緒方洪庵《おがたこうあん》（文化七年〜文久三年、一八一〇年〜一八六三年）は、幕末動乱期のすぐれた蘭学者・医学者・教育者であった。洪庵はたんに、洋医方の教育と実施に努めただけでなく、医学志望以外の青年にも蘭学を教えて、多くの俊才を育成したので、橋本左内、福沢諭吉、大村益次郎（当時は村田蔵六）、大鳥圭介、長与専斎《ながよせんさい》ら塾生三千名に及ぶ、幕末から明治にかけて日本をリードした多くの人材を生んだ。

緒方洪庵の患者は、江戸幕府十四代将軍の徳川家茂らであり、奥医師には、文久二年（一八六二年）に就任した。

洪庵は一方、多くの翻訳・編述書を残したが、とくに日本最初の病理学の編著『病学通論』（前述）、生理学ではローゼの『人身窮理学小解』、内科書のフーフェランド著『扶氏《ふし》経験遺訓』は広く読まれた。

洪庵は、嘉永二年（一八四九年）には同志とともに除痘館を経営するなど、種痘事業を始め、公衆衛生や予防医学などにも貢献する一方、安政五年（一八五八年）のコレラ大流行の時には早速、『虎狼痢治準』を書いて急いで出版した。

洪庵は晩年の文久二年（一八六二年）に、江戸幕府に招かれて奥医師となり、西洋医学所の頭取を兼ねて、江戸での医学教育も開始したが、翌文久三年（一八六三年）喀血して、惜しまれながら急死した。

つぎに緒方洪庵の『医戒』について述べたい。

西洋の医学思想が、幕末の日本において、見事な花を咲かせた一例に『医戒』がある。『医戒』は、ドイツの医師フーフェランド（Christoph Wilhelm Hufeland，一七六二年〜一八三六年）の著書である。この名著は二人の有名な日本人によって翻訳された。まず杉田玄白の孫の江戸後期の蘭学者・杉田成卿《すぎたせいけい》（文化十四年〜安政六年、一八一七年〜一八五九年）は、徳川幕府が諸藩に海防強化を命令した嘉永二年（一八四九年）にこれを訳した。

つぎに『医戒』を翻訳したのが、幕末期の蘭学者・医学者・教育者の緒方洪庵であった。彼は前述の杉田成卿の訳を参考として、文章をわかりやすく書き直し、江戸幕府がハリスと下田条約を調印した安政四年（一八五七年）、杉田成卿が『医戒』を翻訳してから八年後に、緒方洪庵訳の『扶氏医戒之略』を完成した。

『医戒』の内容について、この二人の表現の共通点と、相違点とをすこし見てみよう。

○医業の本体は、他人のための生活である。（現代語訳）

A　他ノ為ニ生ジテ己レノ為ニセズ是即医業ノ本体ナリ（杉田成卿『医戒』）

B　人の為に生活して己の為に生活せざるを医業の本体とす。（緒方洪庵『医戒之略』）

○医師は、病者だけを見よ、貴賤貧富を顧みるな。（現代語訳）

C　医其術ヲ行フニ方《アタッ》テ、宜ク唯病者ヲ視ルベシ。切ニ其貧富大小ヲ顧ルコトナカレ（杉田成卿『医戒』）

D　病者に対しては唯病者を見るべし。貴賤貧富を顧ることなかれ。（緒方洪庵『医戒之略』）

このように『医戒』の言葉は、百年以上経った今日でも、われわれの胸をえぐる。ただ、『医戒』の思想が、十分に実現していないことを古人に恥ずるのみである。

つぎに緒方洪庵の『扶氏医戒之略』の全文を紹介したい。内容は、つぎの三つに分かれている。

1　病者に対する戒

2　世間に対する戒

3　同業者に対する戒

緒方洪庵『扶氏医戒之略』

一、医の世に生活するは人の為のみ、己がために非ずといふ事を其業の本旨とす。安逸を思はず、名利を顧みず、唯己れをすてゝ人を救はん事を希ふべし。人の生命を保全し、人の疾病を復活し、人の患苦を寛解するの外他事あるものに非ず。

一、病者に対しては唯病者を見るべし、貴賤貧富を顧ることなかれ。長者一握の黄金を以て貧士雙眼の感涙に比するに、其心に得る所如何ぞや。深く之を思ふべし。

一、其術を行ふに当ては病者を以て正鵠《せいこく》とすべし。決して弓矢となすことなかれ。固執に僻せず、漫試を好まず、謹慎して眇看《びょうかん》細密ならんことを思ふべし。

一、学術を研精するの外、尚言行に意を用ひて病者に信任せられんことを求むべし。然りといへども時様《じよう》の服飾を用ひ、詭誕《きたん》の奇説を唱へて聞達《ぶんたつ》を求むるは大に恥るところなり。

一、毎日夜間に方て更に昼間の病按を再考し、詳に筆記するを課定とすべし。積て一書を成せば、自己の為にも病者の為にも広大の裨益《ひえき》あり。

一、病者を訪ふは疎漏の数診に足を労せんより、寧ろ一診に心を労して細密ならんことを要す。然れども自ら尊大にして屡々診察することを欲せざるは甚だ悪むべきなり。

一、不治の病者も仍其患苦を寛解し、其生命を保全せんことを求むるは医の職務なり。棄てゝ顧みざるは人道に反す。たとひ救ふ事能はざるも之を慰するは仁術なり。片時も其命を延べん事を思ふべし。決して其不起を告ぐべからず。言語容姿みな意を用ひて、之を悟らしむことなかれ。

一、病者の費用少なからん事を思ふべし。命を与ふとも命を繋《つな》ぐの資を奪はゞ亦何の益かあらん。貧民に於ては茲《ここ》に斟酌《しんしゃく》なくんばあらず。

一、世間に対しては衆人の好意を得ん事を要すべし。学術卓絶すとも、言行厳格なりとも、斉民《せいみん》の信を得ざれば其徳を施すによしなし。周く俗情に通ぜざるべからず。殊に医は人の身命を依托し赤裸を露呈し、最密の禁秘をも白し、最辱の懺悔をも状せざること能はざる所なり。常に篤実温厚を旨として多言ならず、沈黙ならんことを主とすべし。博徒、酒客、好色、貪利《どんり》の名なからんことは素より論を俟たず。

一、同業の人に対しては、之を敬し、之を愛すべし。たとひ然ること能はざるも、勉めて忍ばんことを要すべし。決して他医を議することなかれ。人の短をいふは聖賢の堅く戒むる所なり。彼が過を挙ぐるは小人の凶徳なり。人は唯《ただ》一朝の過を議せられて、己れ生涯の徳を損す。其徳失如何ぞや。各医自家の流有て又自得の法あり。漫《みだり》に之を論ずべからず。老医は敬重すべし。小輩は親愛すべし。人もし前医の得失を問ふことあらば、勉めて之を得に帰すべく、其治法の当否は現症を認めざるに辞すべし。

一、治療の商議は会同少なからんことを要す。多きも三人に過ぐべからず。殊に其人を選ぶべし。只管《ひたすら》病者の安全を意として他事を顧みず、決して争議に及ぶ事なかれ。

一、病者曽て依托せる医を舎《す》て竊《ひそ》かに他医に商《はか》ることありとも、漫りに其謀に与《あづ》かるべからず。先《まづ》其医に告げて其説を聞くにあらざれば従事することなかれ。然りといへども実に其誤治なることを知て之を外視するは、亦医の任にあらず。殊に危険の病に在ては遅疑することなかれ。

右件十二章は扶氏遺訓巻末に附する所の医戒の大要を抄訳せるなり。書して二三子に示し、亦以て自警と云爾《いはんのみ》

安政丁巳春正月　　公裁誌

（緒方洪庵『扶氏医戒之略』）

一部の医師の金権肥大化が叫ばれている今日、前述の「医の世に生活するは人の為のみ、己がために非ずといふ事を其業の本旨とす。安逸を思はず、名利を顧みず、唯己れをすてゝ人を救はん事を希ふべし」とか「病者に対しては唯病者を見るべし、貴賤貧富を顧ることなかれ」および「病者の費用少なからん事を思ふべし。命を与ふとも命を繋ぐの資を奪はゞ亦何の益かあらん。貧民に於ては茲に斟酌なくんばあらず」などという医戒は、金銭万能の最近の世

間一般の風潮に対して、痛烈な警鐘となり続けている。

3 日本の医術

医術の伝来

日本の医師が駆使した日本の医術の歴史は奥深い。すなわち日本には原始古代から、きわめて素朴な医術が行なわれていた。しかし奈良時代において、漢・隋・唐など中国の医術を輸入した結果、日本の医制と医術とは、画期的な進歩を遂げた。奈良時代の僧医のうち、最も著名な者は唐僧の鑑真《がんじん》(六八七年~七六三年)である。鑑真は、高度の調剤の技術を要する石薬類を用いた。さらに、はるか遠くインド医学の新知識もまた、仏典を通じて得られ、わが国医学の進歩にやはり少なからず寄与した。

中国の新医術は、主として薬を飲むことに頼り、ハリ、灸、導引(静座・摩擦・呼吸など)、按摩《あんま》で、これを補った。金創・癰疽なども、膏薬を皮膚にぬって、自然になおるのを待つ程度であった。複雑な原因の幾百の病気は、このような治療方法だけでは、必ずしも、みなよくこれをなおすことは出来なかった。ことに昔の中国医学で患者の生命と病気を見るには、もっぱら陰陽五行の説によった。その理論は一見したところ、非常に整っていて美しかったが、さてこれを、実際の病気に応用しても、あまり効果は上がらなかった。わが国民性は、もともと、ひどく実際的だったから、ようやく中国医学の理論に対して、疑問を抱くようになった。

やがて中国においては、宋・元から名医が多く出て、医学の学説は次第に専門化してゆき、その薬の処方も豊富となった。

しかし、まず朝鮮から、次に中国からの新医術渡来について、さらに次に述べてみたい。允恭天皇の時代に、良医を新羅に求めてから百年余り、五五三年になって、薬方（調薬の方法）のみならず、医博士や採薬師などを百済に求めて、その医術を拡張した。このようにして「韓医術」はますます盛んとなった。

五五三年の夏六月、欽明天皇は詔《みことのり》して、使を百済に遣《つかわ》し、医博士《いはかせ》、暦《れき》博士、易《えき》博士など逓番《ていばん》に来朝させ、また種々の薬物を送付させることにした。翌五五四年の春二月、百済国は、欽明天皇の詔を奉じて、医博士の有㥄陀《うりょうだ》、採薬師（薬剤師）の潘量豊《はんりょうぶ》・丁有陀《ちょううだ》を貢（人材をすすめる事）した。このイラン系医師の初来日は、今から千四百余年前の六世紀半ばだった。

また小野妹子を大使として隋に派遣したのは六〇七年のことであった。

なお翌六〇八年、先進国の医学はじめ諸学問を学ぶため、この遣隋使に随行させて、倭漢直《やまとのあやのあたい》福因《ふくいん》らを隋に遣《つか》わして、各種のすぐれた学問を学ばせた。

韓（新羅、高句麗、百済）の医方がわが国に伝わってから、約三百年後の、（西暦）六〇八年に至って、古方および韓方の医術共に衰えて、隋と唐の医術が興った。

六二三年、留学僧恵斉《えさい》・恵光《えこう》および恵日《えにち》・福因らが唐より帰った。共に奏して言うには、「唐国に留学せるもの業既に習熟せり、宜しく召還すべし、且つ唐国は法式備り定りて珍しき国なり、交通すべし」と。

日本人の、医術修得のための外国留学は、推古天皇の時に始まる。

六三〇年秋八月、大使犬上御田鍬《いぬがみのみたすき》を唐に派遣する。この時、恵日を随行させて、医術を研究させた。ここに至って唐方の医術はようやく盛んとなってきた。

文武天皇は、七〇一年、唐制により律令を定め、これを天下に頒《わか》ち、事ごとにこの令によって行なわせた。いわゆる大宝律令がこれである。その「医疾令《いしつりょう》」は、乱世に散佚して伝わらない。『類聚三代格』、『政事要略』などに引用された所を見て、そのおおよそを知るしかない。いまその主要なところを抄録すれば、

医針生、おのおの経を分ち業を受く。医生は甲乙脈経と本草を習い、かねて小品集験等方を習う。針生は素問

黄帝針経明堂脈訣を習い、かねて流注偃側等図、赤烏神針等経を習う。

医生すでに諸経を読む、すなわち業を分ち教習す。率二十、十二人をもって体療を学ぶ。三人は創腫を学ぶ。三人は少小を学ぶ。二人は耳、目、口、歯を学ぶ。各その業をもっぱらにす。

医針生、博士は一月に一試、典薬頭助は一年に一試、宮内卿輔は年の終りに惣（総）試、その考試の法式は、一に大学生の例に準じ、体療を学ぶ者は、七年を限って成し、少小および創腫を学ぶ者は、おのおの五年と成し、耳・目・口・歯を学ぶ者は、四年となし、針生は七年と成し、私《ひそか》にみずから学習し、医療を解する者あらば、名典薬に投じ、試験に堪うる者は、医針生の例に準じて考試す。

およそ国医師の医方教授、および生徒の課業年限は、ならびに典薬寮の教習方に準ず。（中島訳注、「医疾令」、『類聚三代格』『政事要略』）

嵯峨天皇（七八六年〜八四二年）の在世中は、宮廷を中心に、唐風文化が栄えた。医術もすべて唐制を採用し、唐の医術は、日本で再び盛んとなって、天皇、貴族や一般庶民の病気を治療するのに大いに貢献した。

平安中期の武将で、大江山の酒顚《しゅてん》童子の征伐や土蜘蛛退治の伝説で有名な源頼光も、病魔に悩まされたというから、唐の医術の治療を受けたと思われる。

そして平安貴族の医療は、僧医から医家へ医療の実権は移ったが、平安時代の医術は、もっぱら貴族への奉仕に重点が置かれた。

このように飛鳥時代から以後、中国医学を理想とし、はじめ隋唐医学の移入に全力をつくし、つぎに宋の医学を知り、明を通じて金元の医学をも知った。だが中世の日本医学は、中国医学の後を追うだけであった。

そして江戸時代に入ると、金元医学の日本化に成功した。わが国における実証的医学に貢献した人として、安土桃山時代の名医・曲直瀬道三《まなせどうさん》とその弟子とを忘れさるわけにはいかない。

曲直瀬らによって漢方古典への疑問が起こり、実証主義の台頭があった。

また一方では、蘭学の勃興と西洋医学の輸入が行なわれるようになった。以上が外国医術の伝来の概要である。

メガネの初登場

日本のメガネの歴史は、はるか十六世紀にさかのぼる。

日本のメガネはヨーロッパから渡来したもので、聖フランシスコ・ザビエルが「眼鏡」を日本に紹介した最初の人で、師がもたらした数々の西欧文明の文物の中にメガネも含まれていたのだ。

ザビエル師は来日して全国各地を布教のために回っているが、今の山口県の領主だった大内義隆《おおうちよしたか》を訪れた際、山口で宣教の許可を得るため宝物を贈った。それらは「日本に於いて見ざる欧州の製造物」とされ、この中にメガネがあった。これがわが国の文献にメガネが登場する最初であるが、残念ながら現物は現存していない。

ザビエルのあとに、同じイエズス会の宣教師ルイス・フロイスが来日している。フロイス師は『回想の織田信長――フロイス日本史』を執筆したことで有名だが、この著書の中にもメガネのことが大変興味深く書かれている。（白山晰也「古メガネに見る人間模様」《日本経済新聞》昭和五六年一〇月一九日付）

そして、キリシタン・バテレンには「目が四つある」と、当時の日本人は、つぎのように驚嘆している。

「同行司祭の一人、ガブラル師は近視であって、彼が岐阜に至った際、眼鏡をかけていた。一般民衆は衣裳にも大いに驚嘆したが、眼鏡に対する驚嘆は比較にならぬほど大きなものであった。そして司祭が道を通過した際、彼らが目撃したことを充分熟考し得ない数人の単純な人々は、伴天連《ばてれん》には目が四つあり、二つは皆と同じ普通の位置に、他の二つはそれから少しはずれたところにあって鏡のように輝き、驚くべき見ものであると思い込んだ。この噂は庶民の間に確実で間違いないこととして流布し、司祭たちの出発の日には、街の者のみならず、遠隔の地からも尾張の国からもおびただしい人々が殺到し、その数四、五千を数えると思われ、この世にも不可思議なことを見ようと途上で待機した。」（フロイス『回想の織田信長――フロイス日本史』）

これが、近世の庶民が、メガネを最初に見た時の、驚くべきカルチャー・ショックの実態であった。

医術に使われたタバコ

西洋流の外科はスペイン人によって、フィリピン経由で伝えられたが、タバコもその当時、伝えられた。

マニラから慶長五年（一六〇〇年）日本にやって来たフランシスコ派のヒエロニムス・デ・カストロは、家康を伏見城に訪れ、タバコを原料とした新薬を他の薬品とともに献上した。この新薬は、外科用の軟膏の一種だった。カストロは翌慶長六年（一六〇一年）、マニラから再び来日したとき、煙草の種子を初めて持って来たのが、タバコの日本に広まるきっかけとなった。

タバコは最初のころ、薬草として珍重され、本来の嗜好的喫煙のほか、漢方にも燃やした薬草の煙を管で喫《す》う療法があったから、これを応用して、薬草としてのタバコの薬効を期待しての喫煙が、次第に行なわれるようになった。

さらに外科療法にタバコを用いる方法は、「頭痛や手足の痛みには、タバコの葉を火にあぶって付ける。金瘡《きんそう》・潰《かい》瘡《そう》・打撲傷・刀傷などには、膏薬として用い、毒矢の刺さった時には、解毒剤として効果がある。胃の弱いものはその葉をあぶって、ポルトガルの油と混ぜ、よく練り合わせて腹の上に置く。」（『めざまし草』）などとある。

スペイン人は、以上のようなメキシコ原住民のタバコによる医療をヨーロッパ的な医術として日本に紹介した。

南蛮医の出現

ポルトガル人が始めて日本に来てから約五十年後、文禄（一五九二年〜一五九五年）の末には、スペイン人が来日して、かつてポルトガル人が宣教したジェズイット派に対抗して、布教をしようと企てたことがあった。しかし慶長十七年（一六一二年）、キリスト教厳禁の令が行なわれてから、南蛮（スペイン・ポルトガル）人の来日は禁止された。南蛮人が布教の方便として行なった医術は、キリスト教が厳禁された後も、大坂・堺・長崎その他の地方でわずかに行なわれていたが、南蛮流の医方は、衰亡の間にあった。「本朝瘍科およそ両家あり。一は高取を称し、一は南蛮流を称す。西洋耶蘇《ヤソ》之《の》徒《と》より出ず」（黒川道祐『本朝医考』）とあり、「天正・慶長の頃、西洋の人漸々我西鄙に船を渡せしは、陽には交通、陰には欲する所有てなるべし、故に其災起りしを、国初以来厳禁なし給へりと見へたり、其邪教の事は知らざる所の他事なれば論なし、但し其頃の船に乗来りし医者の伝来を受けたる外科の流法は世に残るもあり、これ世に南蛮流とは云ふなり」（杉田玄白『蘭学事始』）と言っていた。

また紫雲たなびく宮中奥深き所で、家慶天皇の愛娘が病気となったので、洋方医（西洋医）の小森玄良に命じて診察させて効果があった。したがって小森玄良《こもりげんりょう》を従五位下に叙し、信濃守に任じた。洋方医が宮廷に出入することは、この小森玄良が最初で、天保十三年（一八四二年）のことである。

ハリときゅう

五代将軍・徳川綱吉の難病をなおした杉山《すぎやま》和一《わいち》検校《けんぎょう》は（慶長一五年～元禄七年、一六一〇年～一六九四年）は江戸前・中期の鍼医である。幼くして失明したため江戸に出てハリを学んだ。杉山検校が創始した管とハリを使った「管鍼技法」は、江の島弁財天に断食祈願をして、満願の日に、枯れ葉に松が包まれているのを見て編み出したといわれ、ハリ治療の杉山流を創始し、現在のハリ治療の元祖とされている。五代将軍・綱吉の難病をなおして信任を得た。元禄五年（一六九二年）本所一つ目に宅地を与えられ、関東の総検校に任ぜられた。「本所にハリ講習所（現在の墨田区千歳一の八の江島杉山神社）を開設し、盲生を集めて教授した。」（河越恭平『杉山検校伝』一九六四年）

平安朝時代には九鍼の法があったけれども、江戸時代の初期には、

① 撚鍼（ひねりはり）
② 打鍼（うちはり）
③ 管鍼（くだはり）

の三法が行なわれた。

この三法のうち、まず撚鍼（ひねりはり）について、次に述べることとしたい。

撚鍼（ひねりはり）　これは、毫針を使用する。鍼《はり》をしようとする穴《けつ》を、左大指と中指でつまみ、中指と大指を合せて、穴の上に置き、鍼を穴にあて、左中指で針口を押さえ、食指と大指を上にして、針の中を持ち、右の食指と大指とで軽く針をひねり下ろす。

針を抜く時は、まず針を少し出し、持ちなおして引き出し、中指で針の口をおし揉む。肥った人には、針を深く刺し、やせた人には、針を浅く刺す。大人には大きな針を使用し、子供には小さな針を用いる。鉄や銀で作った針もあるが、金針が最上等である。

打鍼（うちはり）　打鍼は、御薗意斎《みそのいさい》が創始した。針の打ち方はつぎの通りである。まず左の中指を食指の後に重ねて、針を打つべき位置に置き、それから針を左中指と食指との間にはさみ、針峯が肌膚につかないほどにして、皮を切るに痛まないように針を打つのである。針が一分（一寸の十分の一）ばかりで、たしかに手ごたえがある。針腰より二三分に至る、深く刺してはいけない。打って栄衛を循《めぐ》らし、押して肉のうちに徹し、そしてひねって補瀉迎随を行ない、針を取り出して後に、針口を閉じる。打針は主に腹部にのみ用い、また孔穴にかかわらないで、病の所在を刺す。

管鍼（くだはり）　管鍼は、杉山和一が発明した。左の手で管を穴所の上にあて、針を管に入れて、右の食指を中指の後に重ねて、食指掌で、針の軸の管より出た分を、はじきおろす。管の持ちかたは、左の大指と、食指とでもって、中を持ち、肉を中指で押さえ、針をはじきおろして管を抜き去り、右の食指大指でもって、ひねりおろすを法則とする。

この如く、当時専ら行なわれたるは撚鍼・打鍼・管鍼の三法なりしが、その撚鍼は内経に出で、支那伝来の術なれども、打鍼の法は前期に於て御薗意斎が創始し管鍼の法はこの期に於て杉山和一が発明せるものにして、共に支那の術を伝えたるにあらず。されば元来支那より入りたる鍼術が、わが邦医家の研究によりて、著甚なる進歩を致せりとなすも不可なかるべし。（富士川游『日本医学史』三三二頁〜三三三頁）

種痘の始まり

さて、日本の植疱瘡のうち、人痘種法は、よほど早くより行なわれた。すなわち、わが国に種痘の法の入ったのは、徳川吉宗の時代であって、延享二年（一七四五年）四月、中国の杭州から李仁山《りじんさん》が長崎に来て、翌延享三年（一七四六年）の春、もっぱら種痘を行なったが、中国人の李仁山の談を、当時の長崎通辞の平野繁十郎と林仁兵衛が日本語に翻訳し、これを『李仁山種痘和解』と名づけた。「コノ書ニ拠ルニソノ種痘法ハ大概医宗金鑑・種痘新書等ノ書ニ載スルトコロニ同ジトス。」（富士川游『日本医学史』四七七頁）

要するに、わが国に種痘法を伝えた最初は、中国人の李仁山が延享二年（一七四五年）来日し、翌延享三年（一七四六年）、長崎において「人痘種法」を実施したのであった。

その後、嘉永二年（一八四九年）蘭医モーニッケによるわが国最初の牛痘種接法が成功、（大村藩の医師長与）俊達はいちはやくそれを古田山に採用し、種痘山の滞在期間は半分に短縮され、種痘料も七貫五〇〇匁がわずか二〇〇疋に値下げすることができた。」（立川昭二『日本人の病歴』一三五頁〜一三六頁）

このようにわが国最初の「牛痘種接法」は、嘉永二年（一八四九年）蘭医モーニッケにより成功した。

大村藩の医師・長与俊達（一七八九年〜一八五五年）は、藩命によって、天保元年（一八三〇年）大村市内から東方四キロにある標高二〇〇メートルほどの小高い山に種痘所を設置・経営した。はじめは、「早苗鼻種法」（痘痂《かさぶた》の粉末を鼻から吸わせる法）を行なっていたが、つぎに、さらに安全で効果のある「人痘腕種法」（痘痂《かさぶた》の粉末を上膊に刺植する法）に改善することによって、死亡率も激減した。

そして最後に、前述した「牛痘法」に成功したというわけである。

糸　脈

昔の診察方法の一つの糸脈というのは、貴婦人などの高貴な女性の肌に直接触わることを遠慮し、病人の脈どころに糸の片端をつなぎ、他の端を医師が手に持って、その糸に伝わる脈搏をはかることである。「どの程度の効果があったのか、ひどく頼りない見立てであった。」（『広辞苑』）という。

4　日本の施療

施薬院の創設

日本の医術の実力を発揮して、病人の救済に活躍した「日本の施療の展開」は、つぎのようである。まず宗教的情熱から、聖徳太子（敏達三年～推古三十年、五七四年～六二二年）は、四天王寺を建てた時、敬田院《けいでんいん》・悲田院《ひでんいん》・療病院《りょうびょういん》・施薬院《せやくいん》を創立した。その後、諸所にこの四院がつくられて、貧乏な人や重病患者を養い、または貧乏な人に仕事を与え、生活の道を授けた。

このように聖徳太子は、わが国、福祉政策の先覚者であった。

公に開かれた医院の始まりは、聖武天皇の天平二年（七三〇年）夏四月、初めて、皇后職に「施薬院」を置いた。施薬院と書いて、「やくゐん」と訓《よ》んだ。施薬院とは、奈良・平安時代、貧窮の病人に薬を与え、治療を施した所である。後には、孤児・病人・棄《す》て児《ご》を収容した。

光明皇后（大宝元年～天平宝字四年、七〇一年～七六〇年）は、聖武天皇の皇后である。孝謙天皇の母であり、藤原不比等の娘である。名は安宿媛《あすかべひめ》・光明子《こうみょうし》で、容貌艶麗、光を放つようであったという。仏教をあつく信じ、施薬院と悲田院とを設けて、貧乏人を救った。

「悲田院」とは、貧窮者・病者・孤児などを救療するために設けた屋舎をいう。推古天皇の元年（五九三年）、聖徳太子が難波（大坂）に建てたのを始めとし、聖武天皇の天平二年（七三〇年）、施薬院と共に山背国《やましろ》に設立された。寺院では元正天皇の養老七年（七二三年）、奈良の興福寺に悲田院を建てたのが始めである。

さらに「仁明天皇（弘仁一年～嘉祥三年、八一〇年～八五〇年）の時代に、武蔵国多摩・入間両郡界に悲田所を置き、大宰府に続命院を建て、相模国に救急院、出羽国最上郡に済苦院を設けて、もって飢病者を救護せることあり。」（『続日本後紀』）という。

鎌倉時代に釈忍性《にんしょう》があちらこちらに療病院・悲田院を作り、貧しい病人を入院させて、救護に努力したが、そのうちでも鎌倉の桑谷《くわがやつ》療病院などは、二十年間に全快者は四万六千八百人、死者は一万四百五十人であった。

すでに述べたように、天平二年（七三〇年）に始めて公開された施薬院を創立し、貧乏な人たちに薬を与え、治療を施した。また施薬院使《せやくいんし》の官職を新設し、丹波《たんば》と和気《わけ》の両氏が、交替でその職に任命された。

その後、室町時代になると、施薬院使の官名だけ残り、施薬院の実体は失われてしまった。

後二条天皇の嘉元元年（一三〇三年）、僧忍性は死んだ。この忍性は、律学を開いて有名となった。寛元（一二四三年～四六年）の初め、奈良に「癩人院」を立て、その後、鎌倉の梅ヶ谷に「療病院」を建てて、病人を救療（医療を受けられない貧民に医療の道を与えてこれを救うこと）した名僧である。彼は真に貧乏人の友人であり、金持ちに媚びず、貧乏人の味方として終始した真の宗教家であるとともに、「医師は、病人を金持ちか貧乏人かで区別すべきではない」と、医者の歩むべき道を後の人びとに、実践活動を通じて教えた人である。ここが昭和の現実とは、やはり違っているのではなかろうか。

しかし鎌倉時代には、武士ご用の医師も多かったが、名医はやはり京都に集中していた。源頼朝なども、わざわざ京都から宮中の医師を招いて、病気をみてもらった一事からも、このことはわかる。

ポルトガル人が天文十二年（一五四三年）に種子島に渡来して、鉄砲を伝えた。やがて天主教と西洋医学とが、南蛮人（おもにポルトガル人とスペイン人）の来日とともに伝えられた。

キリスト教を広める手段として、宣教師たちは医術を利用した。豊後の府内（今の大分）だけでなく、天主教信者の多いところでは、洋式病院や慈善救療の施設ができた。

しかしジェズイット派では、聖職者が医療行為をすることを禁ずる規則ができたので、日本で初めての洋式病院を設けて治療を行なっていたポルトガル人アルメイダ Luis Almeida は、豊後の府内の病院を去って、伝道のため九州の各地を旅行した。アルメイダ（享年六十歳）は天草の上津浦で、天正十二年（一五八四年）に死去した。彼がかつて勤務していた府中の洋式病院は、薩摩の島津軍が、北九州に勢威をふるった大友宗麟の軍隊を破って府内を占領した時、教会とともに焼かれた。

その翌年、豊臣秀吉のキリシタン禁止令が出て、各地の宣教師たちの救療施設も急速に衰えていった。

豊臣秀吉が天下を統一するや、秀吉は施薬院の旧制を復興し、天正年間（天正一年～天正十九年、一五七三年～一五九五年）、施薬院を京都御所の南門につくり、丹波全宗《たんばぜんそう》を施薬院使に任命し、病人を集めて治療させ、薬をたびたび支給したので、全治した病人も多かった。これも秀吉の善政の一つであろう。全宗の子の宗伯《そうはく》は、父の官をついで施薬院使となり、子孫は施薬院を姓とするようになった。

養生所の新設

これまで述べたように、施薬院の遺制を豊臣秀吉は再興したが、その後、暫くはこれを受けつぐ者はいなかった。

徳川中興の名君・徳川吉宗（貞享元年～宝暦元年、一六八四年～一七五一年）は、享保元年（一七一六年）八月、八代将軍に就任したが、鋭意、政治の改革に努めるとともに、新しく「施薬院」をつくり、老人や貧民の病気にかかって医師を頼むカネのない者を救いたいと考えた。ちょうどその頃、江戸・小石川に医師の小川笙船《おがわしょうせん》という人がいた。意見書を差し出して、時政十九条を述べたうちに、施薬局を設置すべしという名案があった。江戸幕府はこれを採用し、享保七年（一七二二年）、施薬局を小石川薬園中に建設し、その年の十二月に「施薬園小石川養生所」と名づけた。

この小石川養生所は、町奉行が支配し、与力二名と同心六名を配置し、取り締り以下、一切のことを取り扱わせ、小川笙船・林良適・岡丈庵・木下道円・八尾伴庵・堀長慶の各医師に医務を主宰させた。その病室は始めは四十人づめだったが、翌享保八年（一七二三年）に増築して百人づめとし、享保十四年（一七二九年）に百五十人づめとし、享保十八年（一七三三年）に百十七人づめに改めた。その医員はたいてい小石川付近に住んでいた寄合医師と小普請医師から任命され、御番医師または藩医や町医から任ぜられた者もあり、初めは本道（漢方医の用語で「内科」）と、外科と眼科を合わせて、八〜九名の医員を置いたが、享保十八年（一七三三年）以降は五名に医員を減らした。小石川養生所の経費は、はじめ年額七百両だったが、後には増額して八百四十両とし、付属町屋敷の借料（年額七百五十両の収入）でもって、小石川養生所の経費にあてていたが、宝暦（宝暦元年〜宝暦十三年、一七五一年〜一七六三年）以降は、付属町屋敷の地料を官庫へ収納し、別に養生所の経費を支出することとした。なお宝暦元年（一七五一年）六月、小石川養生所を新設した徳川吉宗（八十六歳）は死去した。

吉宗はまた、江戸時代において、万能薬と信じられていた朝鮮人参の国産化を命じ、ついに成功した。

このように、歴史上の偉人――聖徳太子、光明皇后、豊臣秀吉、徳川吉宗らがみな、施薬院（無料の病院）と老人・貧者の医療無料化の発展に努力し、貢献していることは、大いに注目されねばならないとともに、歴史的・医学的・人間的に見ても、やはり高く評価すべき偉業ではなかろうか。

薬園と薬品物産会

徳川五代将軍の綱吉は、家光の第四子で、上野館林の城主であった。延宝八年（一六八〇年）、将軍となった。学を好み、湯島に聖堂を建立した。生類憐みの令を出し、極端に犬を愛護して人民を苦しめ、犬公方《いぬくぼう》と嫌われた。また、柳沢吉保を重用して失政が多かった。宝永六年（一七〇九年）没した（一六四六年～一七〇九年）。この綱吉は親孝行で有名だった。綱吉の生母の本庄氏が真言宗を信仰していたことから、真言宗の寺の護国寺を延宝七年（一六七九年）に設けた。したがって幕府は、薬園を白山《はくさん》に移した。このように将軍綱吉の母の一声は、薬園の運命を大きく左右した。幕府は、かつて寛永十五年（一六三八年）に江戸の南北すなわち品川と牛込の二カ所に新設した薬園のうち、牛込の薬園を天和三年（一六八三年）に廃止し、品川の薬園を、小石川の白山へ移した。

この地は古くから「初音《はつね》の里」といわれ、将軍綱吉の別荘である「白山御殿」の地であったが、護国寺の建立の時に、牛込にあった薬園をここに移したのである。それ以来、小石川養生所を置いたり、青木昆陽が甘藷の試作を行なったりしたが、明治になってから東京帝大の所有となり、明治十年（一八七七年）その付属植物園となった。現在の面積は、十五・八ヘクタール（約四万八千坪）である。

また薬品会（物産会）を、田村藍水《たむららんすい》が、江戸湯島で宝暦七年（一七五七年）に開いた。これが薬品会の初めである。田村藍水は、江戸の人で、本草学に詳しく、薬品（物産）の採集に努力した。

この年、杉田玄白は、オランダ流外科を開業した。なお名古屋玄医《なごやげんい》の門人で名医といわれた芳村玄眴《げんじゅん》が死んだ。著書には、『二火辨妄』や『医学正名』などがあって、医学界で高評を博すとともに、社会にも大いに貢献した。

5　日本の医学

仏教医学の伝来

前述の「日本の施療」の基礎をなす、「日本の医学」の歴史的実情は、はたしてどうであったろうか。まず薬書・明堂図《めいどうず》（中国医学で人体の経絡や穴の部位を示した図）など百六十巻を持って、呉の人・知聰《ちそう》は、五六二年秋八月に来朝した。これが外国医書、ことに鍼《ハリ》関係の医書が、わが国にもたらされた始めである。大陸医学の影響は強烈だった。すなわち奈良時代より以前から、日本の社会は、新羅や隋・唐医学の恩恵を蒙ることが多大であった。『古事記』によると、病身の允恭天皇《いんぎょうてんのう》（記紀系譜上の五世紀中葉の天皇で仁徳天皇の皇子、母は磐之媛、安康天皇と雄略天皇の父であった）は、新羅の大使によって、長患いをなおしてもらった。もし新羅大使の医術援助がなければ、四十二年もの長期にわたって皇位を維持することは、到底、不可能であり、また単に日本の天皇の歴史が変わっただけではなく、日本の国や社会の歴史も大きく変化したであろう。

さらに当時の先進国の隋や唐から、遣隋使や遣唐使を通じて、わが国の社会にもたらされた先進国の医術や文化は、天皇や貴族はもちろん、一般国民の病気をなおすのにも大きな効果を示し、奈良時代前の社会に、多大の貢献をした。仏教医学が隆盛を誇った奈良時代には、救療施設が各寺院に設置され、貧者や病人を救うために、当時の僧侶は、修行の一端として医学を学んだ。このように、僧にして医を兼ねた人たちを、僧医と呼んだ。

奈良時代の僧医のうち、最も有名な人は、唐の僧侶の鑑真（六八七年〜七六三年）である。前述したように、鑑真は「薬方に詳しく、諸薬物を以て真偽を弁定せしむるに一々鼻を以てこれを別ち一も錯《あやま》らなかった。『鑑上人秘方』一巻を伝え、医家近世に至るまで鑑真を祖としてその像を祀る。」（下中邦彦編『日本人名大事典』第二巻）

このように鑑真和上は、天平勝宝六年（七五四年）、唐から仏教の戒律のほか、多くの医薬品を持って来日し、奈良の正倉院には、今なお当時の貴重な古いクスリ（漢方薬）が保存されている。

仏教医学は、飛鳥時代より室町時代の末まで（五九二年〜一五七三年）、約一千年間も支配的な指導力を発揮した。

日本最古の医書

典薬は、昔、朝廷または幕府で医薬を掌ったものをいう。延暦十八年（七九九年）二月、和気広世《わけのひろよ》は、大学の別当（長官）となり、儒者たちを大学に集めて、陰陽（中国の易学）書および自著の『薬経太素』の意味を説いた。和気広世は、和気清麻呂の子であって、いわゆる典薬和気氏の祖である。

この和気広世の『薬経太素』二巻は、幸運にも乱世の散佚を免れ、抄本が世に伝わった。江戸中期の国学者、塙保《はなわほ》己一《きのいち》が、この『薬経太素』を校定して、『続群書類従』に入れた。『薬経太素』は、今日まで伝わっている日本最古の医書である。

仁明天皇の承和二年（八三五年）十月、丹波（大部分は京都府、一部は兵庫県の管轄）の国の人、大村直福吉《おおむらのあたいふくよし》とその同族五人に、紀宿禰《きのすくね》の姓を賜った。大村直福吉は、瘡《そう》（できもの。しゅもつ。かさ）を治療する医術に精通し、当時の諸医で及ぶ者はなかった。仁明天皇は、福吉をことのほか愛され、彼に住宅を賜うに至った。後には、その秘訣を口で授けさせて『治瘡記』を撰述させた。この『治瘡記』は、わが国の外科書の初めであるが、散佚してその内容を知ることはできない。

空海は、延喜二十一年（九二一年）に、弘法大師の諡号《しごう》をおくられた。彼は、中国に学んで、真言密宗をわが国に開いたが、同時に、中国の医方をもわが国に伝えた。仏教は、推古天皇の時、三論宗があり、また華厳・法相・律の諸宗も、世に行なわれたが、最澄が天台宗を開き、空海が真言宗を弘めるに及んで、すべて六宗となった。ことに天台・真言の二宗は、大いに勢力があって、わが国の仏教は、これより一新した。

一方、平安後期の画家で大和絵の巨匠である常盤光長《ときわみつなが》（藤原光長、土佐光長）が描いたと伝えられる、この時代の絵巻『病草紙《やまいのそうし》』一名『異疾草紙』には、いろいろな病人が描かれているが、とくに「シモのやまい」が多く、ある意味では医学書の一種であり、病理学図譜ともいえよう。

平安朝時代における男女の〝性器〟をリアルに描いたものに、「半陰陽」（ふたなり）や「陰毛に虫ある女」とか、「尻伝え穴の無い男」「尻穴の数多ある男」など、詞書をつけた医学的な絵巻物である。

さらに、後漢の張仲景の名著『傷寒論』による、漢代の実証的な臨床医学の体系は、隋唐医学を通じて平安時代に伝えられ、原典の『傷寒論』も丹波家で秘書とされた。

医学生の試験本『医心方』

円融天皇の永観二年（九八四年）、詔して、『医心方』を医学生の試験本とした。この『医心方』は、さきに丹波康《たんばのやす》頼《より》が撰したものであり、隋の巣元方《そうげんぽう》の『病源候論』を主に方書百余家を総覧して、本草、薬の性質、明堂、孔穴、養生、服石、食餌など、掲載しないものはなかった。この年、三十巻の撰が完成して、天皇に献上した。この本は、たいそう評判がよくて、「本邦方書の府庫」といわれた。詔して、医学生の試験本になった。

それから約二百年後、鎌倉時代（一一九二年〜一三三三年）の有名な医学の本は、次の数冊である。

後宇多天皇の弘安七年（一二八四年）正月、『本草色葉抄』八巻を、惟宗具俊《これむねぐしゅん》が著作した。具俊には、また『医談抄』の著書もある。

伏見天皇の正応元年（一二八八年）、名医の評判が高かった丹波行長は、『衛生秘要抄』を著述した。

正和四年（一三一五年）、梶原性全は、『万安方』六十二巻を著作した。性全は、さきに『病源候論』の目（標題。みだし）に依り、諸家の説を抄録して、『頓医抄』五十巻を著述し、ここに至って、唐や宋の医方を輯録して、『万安方』を編集した。

明医学の輸入

中国では宋がすでに亡び、金・元に続いて明の世となった。明代に、多数の名医が出たが、明の医学は、金・元医学を受けついだものであったから、明に受けつがれた金・元の医学は、長くわが国の医学に重大な影響を及ぼした。時の室町幕府三代の将軍、足利義満は、明との交通・貿易を奨励したから、日本の僧侶や医師も盛んに明に渡って、金・元や明の医方を修得し、多数の医書を持ち帰った者が多かったので、その医方は、わが国で急速に広まった。明に留学十二年の田代三喜《たしろさんき》や、その愛弟子の曲直瀬道三は、特に有名な新知織の名医であった。

西洋医学の伝来

信長と秀吉の天下だった安土桃山時代は、医学分科の確立した時代であった。すなわち医学の専門が、この時期に至って、ようやくハッキリと分かれてきた。

「内科をば本道と云ひ、無論それが医学の本流であるが、其他外科・女科・児科・眼科・口中科の専門を標榜する者も出て来た。」（太田正雄『日本の医学』三八頁）

西洋医学の初めて日本に伝来したのは、前の室町時代の末であって、安土桃山時代には南蛮流外科が珍重された。和蘭《オランダ》流の外科がわが国に入ったのは、南蛮流外科の日本伝来にやや遅れて、江戸時代初期のことであった。和蘭流外科は、当時のわが国では、唯一の西洋医方として、もっぱら行なわれたが、当時は鎖国の禁制がきびしく、たとえ通訳といえども、和蘭など西洋の本を読むことは禁じられていたから、ただ和蘭医のやることをわきから見たり、その話すのを近くで聞いたりして、わずかに和蘭流外科の術の一端を知るだけであった。

このため和蘭医の治療法は、伝膏・ぬり薬などで、わずかに金創や瘡瘍などを治療するにすぎなかった。「阿蘭（オランダ、中島注）といへども、風寒暑湿、産前産後、婦人小児の病なきことは有るまじ、悉く膏薬・油薬の類ばかりにては療治ならぬことなり。然れば内科なくてはならぬことなるに、日本にて阿蘭陀《オランダ》流と称する者は皆膏薬・油薬の類ばかりにて、腫物一通りの療治のみすること不審なり、長崎奉行へついて往く、槍持の八蔵、挾箱の六助も、一ケ年彼地に居て帰れば、外科になりて八安六斎などと名を付け、阿蘭陀直伝などと称するは心得がたきことなり」（『和蘭陀医事問答』）とあるは、まったく当時の和蘭流外科といったものの実態をよく伝えている。そしてわずかな先覚者の、これについて疑問を持ち、西洋医学を学ばなければならないと感ずる者があっても、当時の時勢は、まだ自由に西洋の学を講ずることを許さなかった。しかるに徳川吉宗の時期に至り、いわゆる蘭学創始のことがあった。ここに始めて、西洋の書を読み、西洋の学を講ずることができて、西洋の医学は、初めて直接にわが国に入った。思うに、わが国医学の歴史上、画期的な変革といえよう。

日本化した漢方医学

漢方は、古代中国に源を発しており、昔も今も中国と深いつながりをもっている。

江戸時代には、後漢代に著され、唐宋代に再編集され、古来漢方医の金科玉条とされた『傷寒論』という医学書に基づく、古方派漢方が盛んになり、わが国独特の発展を遂げた。

朝鮮との医学交流も昔から行なわれていた。江戸時代においても同様であった。その一例として、江戸前期の医師の岡本玄冶《おかもとげんや》（天正十五年～正保二年、一五八七年～一六四五年）と、朝鮮の国使との医学交流について、次に述べる。

岡本玄冶は、十六歳で曲直瀬玄朔に弟子入りし、早くも神童として頭角をあらわし、師に見こまれて玄朔の女婿となった。一方、塾頭として世間の人からも認められた。やがて岡本玄冶の医術は、京都はもちろん、遠く関東まで有名となった。徳川幕府の初代将軍・徳川家康に慶長九年（一六〇四年）招かれ、元和四年（一六一八年）はやくも法眼の位に進んだ。二代将軍の徳川秀忠にも信任されて、秀忠の医官に抜擢され、位も法印に進んだ。また後水尾天皇から啓廸院《けいてきいん》の号を勅許された。

岡本玄冶（享年五十九歳）は、医学の国際的交流のため、寛永十三年（一六三六年）朝鮮の国使と日朝両国の医学と医術について会談を行ない、日朝両国の治療の方法について論議するとともに、お互いに隔意のない意見を交換した。

翌寛永十四年（一六三七年）は、徳川幕府に一大衝撃を与えた島原の乱が勃発した内乱の年であるが、岡本玄冶は、三代将軍の徳川家光の難病を治療した功績を高く評価されて、サジ加減一つで高禄一千石を与えられるという幸運に恵まれた。なお岡本の著書としては、『燈下集』『玄治配剤口解』『玄治方考』などが世に知られている。

このように江戸時代の鎖国下においても、「学問に国境はなく」、朝鮮国使と日本医師との、学術的交流が行なわれていた歴史的事実は、見のがしがたい。そしてこのような学問の蓄積が、朝鮮、中国、オランダなどを通じて、鎖国下の日本でも行なわれた結果、明治に至って、文明開化の花を日本医学も見事に咲かすことができたのである。

漢方医学の一派の古方家は、金・元以後の医説を棄てて、晋・唐の医方に拠るものをいう。わが国では山脇東洋、後藤良山《こんざん》らがその代表者である。

この漢方医学の一派であった古方家の大家、後藤良山は、宋明の医流、甘補の空論に疑問を持っていた。約二十年も反復試用し、医術の研究と実践とを重ねた結果、はじめて大いに開悟し、すなわち衆説を掃い、次のような一家言を立てた。

「百年泰平、遊惰の人、腹裏悉く癥瘕を結ぶ。内傷諸疾これに因りて醸成す。云々。蓋し百病は一気の留滞に生ずるを以て、特に順気を以て治療の綱要となす」と喝破した。

その説く所は、実に明白で、これまで誰も発表したことのない医学の新説であった。世の人は、後藤良山を古方家(古医方)の大学者であるとたたえた。

その当時、医師は皆、髪をそり、僧衣をつけ、僧侶の位をもらって喜んでいた。後藤は強くこれを否定し、坊主頭をやめて髪をのばした。これより前に、医師の向井元升《むかいげんしょう》は初めて髪をたばね、服を改めた。しかし他の医師は、旧態依然、これまでどおり坊主の服装を真似ていた。しかし後藤良山が、坊主頭をやめ、髪を伸ばしたので、他の医師も一斉に、その真似をした。彼、後藤良山は、享保十八年(一七三三年)に惜しまれながら急逝した。(第5章中扉図参照)

幕府の医学奨励

徳川家の歴代将軍が病んだ癌その他いろいろの恐ろしい病気が、幕藩体制下の庶民社会へ与える医学的な悪影響は、徳川のサムライ官僚とその優秀な政治機構によって、ある程度やわらげられてきた。

たとえば、江戸幕府は、僻地の無医村などを救済するため、医官の林良適《はやしりょうてき》と丹羽正伯《にわせいはく》に命じて、山野で求めやすい薬の処方を選ばせたが、享保十四年(一七二九年)この本が完成したので、『普救類方』と題して出版した。この本は江戸幕府の手によって、早速、無医村の対策の一助とするため、関係各方面へ配付された。

さらに一例をあげると、徳川吉宗は、元文四年（一七三九年）オランダの本を見て、その図画のあまりに精巧なのに驚き、医官の野呂元丈《のろげんじょう》と儒官の青木昆陽の二人に命じて、長崎に行かせ、オランダの医書を学ばせて、社会に役立たせようと努力した。

前述のように徳川吉宗は蘭学を解禁した。そして宗教関係以外の洋書を輸入し、それらを読むことを許すに及んで、蘭学は大いに盛んとなった。それは医学はもちろん、他の自然科学の分野にまで及んだ。しかも日本にやって来たオランダ人あるいはドイツ人の間には、博学の人物も多かった。

民間でも、病気に関する社会的な対策や努力が、行なわれている。

そして、中国の種痘法が長崎に渡来した時も、日本の民間の医師が、これを受けつぐことに成功した。また民間の薬品会（物産会）も行なわれた。

江戸時代において、徳川幕府は、儒教を奨励した結果、医学も仏教から儒教精神へと転換していき、実証的な方向へ医学は向かった。

これまでの漢方医学のほか、長崎・出島のオランダ医からオランダ流外科を学んだが、『解体新書』が、杉田玄白や前野良沢らにより、安永三年（一七七四年）出版され、やがてわが国における西洋医術の確立を見た。

そして日本の医師の進歩へのあせりは、江戸時代の中期に至って、ますます激しくなった。一方、わが国の医学史上、古方家と称する一派は、東洋千古の聖典といわれた『素問《そもん》』、『霊枢《れいすう》』を棄てて、復古を唱えた。すなわち張仲景の『傷寒論』によって、それ以前の古方を探求しようとした。

この江戸中期に、わが国医学界は、当時想像すらしなかった西洋の影響を受けた。それは始めはポルトガル人、後にはオランダ人の伝えた西洋医学である。その治療方法は、中国の医療よりも広かった。西洋医学の理論は、中国の陰陽五行・五運六気の説よりも、実用的であった。ことに外科の術は、東洋ではただ伝説にすぎなかった切開剔除《てきじょ》の手術が常に行なわれていたので、一部の医者は喜んでこれを学び、やっとその真相を摑むことができた。オランダの医術と一緒に西洋の実学もまた伝わった。わが国の医師は、治療の方法と共に、自然科学を学んだ。当時これを蘭学とよんだ。奇妙なことには、このような蘭学が、古方家の門人の間から出たことである。何故ならば、人々が古方を求めたのは、ただむやみに昔を尊ぶからではなく、いっそう実際に即する学術を求めたからであった。

「蘭医の間には、大分、学者も多く、また誠心誠意、学問尊重の気風を育てる者もいた。そして蘭学の効用が明らかになるに及んで、江戸幕府も洋学の禁を解き、日本医学の本流は洋方に合した。」（太田正雄『日本の医学』八九頁）

このようにして、わが国医学における西洋医術の発展の基礎が築かれたのである。

蘭学事始め

宝暦年間（一七五一年～一七六三年）、前野良沢（享保八年～享和三年、一七二三年～一八〇三年）は、吉益東洞流の学をまなんで古医方を唱え、医者として中津侯に仕えていたが、ある日、同じ藩の武士が、蘭書の残篇を買って来て良沢に見せ、このオランダ文字を読んで、その意味がわかるかと質問した。医師の良沢は、これを見て、「国異《こと》に言殊《こと》なりといえども、彼も目・口・耳・鼻あるの人なり。われもまた目・口・耳・鼻を備うるの人なり。同じくこれ人なれば、彼の述作せしもの、われの読み得ざる理あらんや」と言い、おおいに発憤して、その読み方を習得しようとし、ついに幕府の儒官の青木昆陽について、オランダ語を学んだ。

ただし、「我が邦にありて西洋の学術を唱道せしものは良沢より以前、新井白石（中島注・明暦三年～享保十年、一六五七年～一七二五年）あり。」（富士川游『日本医学史』三九五頁）というように、前述の前野良沢より以前に、オランダ語を学んだ新井白石の名前も、われわれは忘れてはならない。

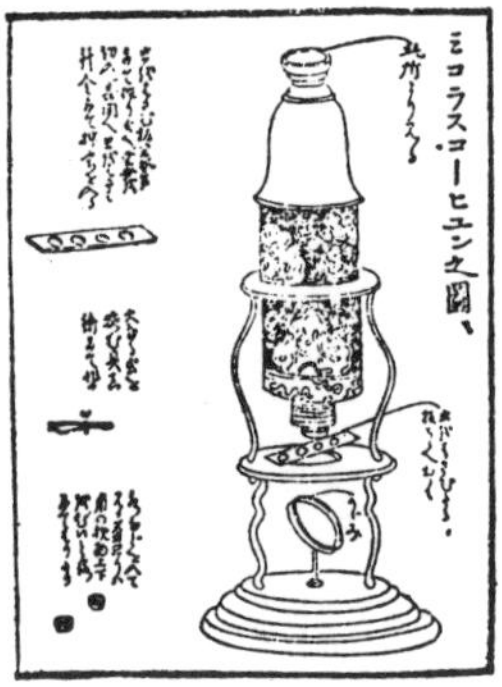

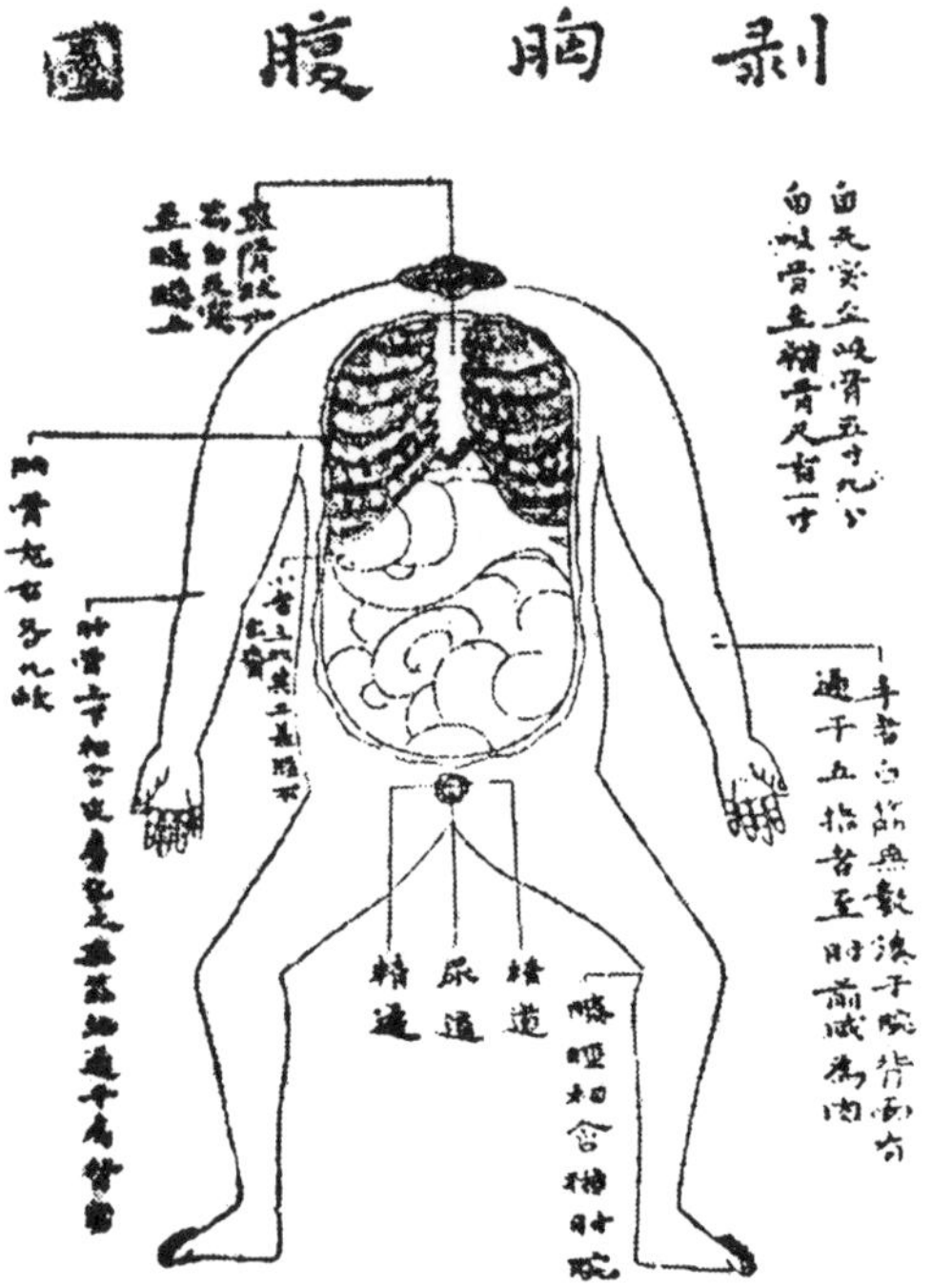

人体解剖図（山脇東洋らの記録『蔵志』所載、宝暦９年〈1759年〉出版）

人体解剖図誌の始め

わが国法医学書の始めは、元文六年（一七三六年）、河合尚久の著述した『無冤録述』である。この法医学の説はその後、広く行なわれた。そして山脇東洋《やまわきとうよう》は、死体解剖を京都で宝暦四年（一七五四年）閏二月七日に行なったうえ、よく観察して図誌を作り、それを『蔵志』と名づけて発表した。

これより以前、山脇東洋は、『素問』『霊枢』に掲載する所の「内景説」が、信ずるに足りないことを看破し、獺《かわうそ》を解剖して、その臓腑（内臓）を実際に見たが、後に人体を解剖して、よく観察し、漢方医学二千年来の誤りをこの時に訂正した。山脇東洋の著『蔵志』が、この役割を果たした意義は大きい。

山脇東洋が『蔵志』を作って以来、世間の医者たちは、初めて先物実試の重んずべきことを知り、医談はようやく一変して、次第に実験を重んずるに至り、古方家はついにいわゆる漢蘭折衷家に移行するに至った。

山脇東洋は、宝暦十二年（一七六二年）八月八日、五十八歳で死去している。

漢方の医学館創立

明和二年（一七六五年）、幕府医官の多紀元孝《たきもとたか》は、国家医学の施設が不十分であることを憂慮し、上訴して自らこれを建設することを申し述べた。江戸幕府は、これを許し、神田佐久間町の土地を、多紀に貸した。その広さは千五百十八坪（五千九百平方メートル）であった。多紀は私費で校舎を建設し、躋寿館《せいじゅかん》と名づけた。館内に書庫、薬園、学舎（学生の寄宿する所）があった。教授の方法は、本草経、素問、霊枢、難経、傷寒論、金匱の六書を毎日輪講させ、都講《とこう》（塾頭）がこれを折衷し、その他の諸書をも輪講し、さらに経絡、針灸、診法、薬物、医案、疑問六条の会を設け、おのおの都講がこれを教導した。医案と疑問は文章の言葉により、その他は皆ワザについて行なった。診察の方法は、身分、地位の低くいやしい者で治療を頼む者を都講がまず診て、その後、諸生に診せて習熟させた。職員には総理、都講、教授、薬園監、書記がいた。学生は三等に分け、治療経験と学力の兼備を上等とし、治療経験が十分で学力不足を中等とし、学力十分で治療経験不足を下等とした。

解剖学の始め

さて明和七年（一七七〇年）、医師の河口信任《かわぐちしんにん》は、その師の荻野元凱《おぎのげんがい》と共に死体を解剖して『解屍編《かいしへん》』を著述した。たった一屍の解剖を観察した記事に過ぎないが、その図絵はやや細かく緻密で、当時おおいに医学の参考となった。

翌明和八年（一七七一年）三月四日、杉田玄白、前野良沢らは、江戸小塚原で、罪人死体の解剖を見学し、また持って行ったオランダ書内景図譜と照らして見ると、実に符節を合わすようであった。そこで皆で相談して、その図説を翻訳しようとし、すぐ翌日よりその仕事に着手したのは、有名な医学美談である。

なお一女性を解剖して、日本解剖書の図説を著したのは、明和八年（一七七一年）十二月のことで、山脇東洋の子

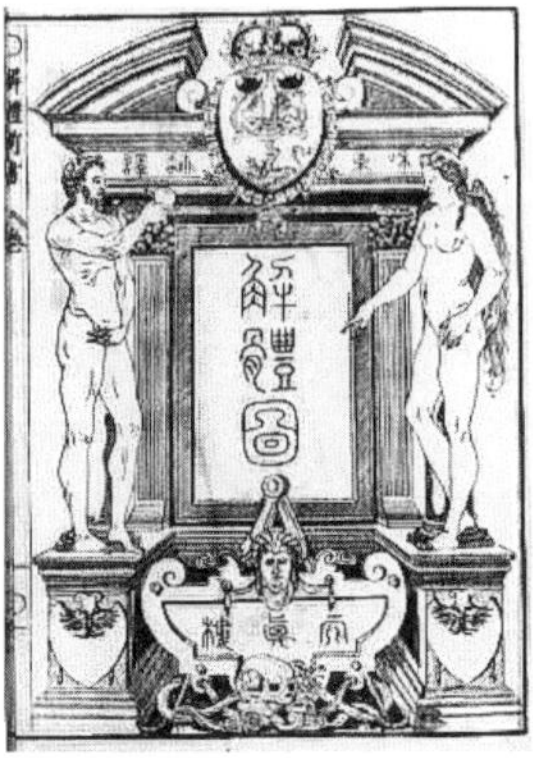

『解体新書』の扉（下方に杉田玄白の書斎の名前「天真楼」の３字が記されている。）

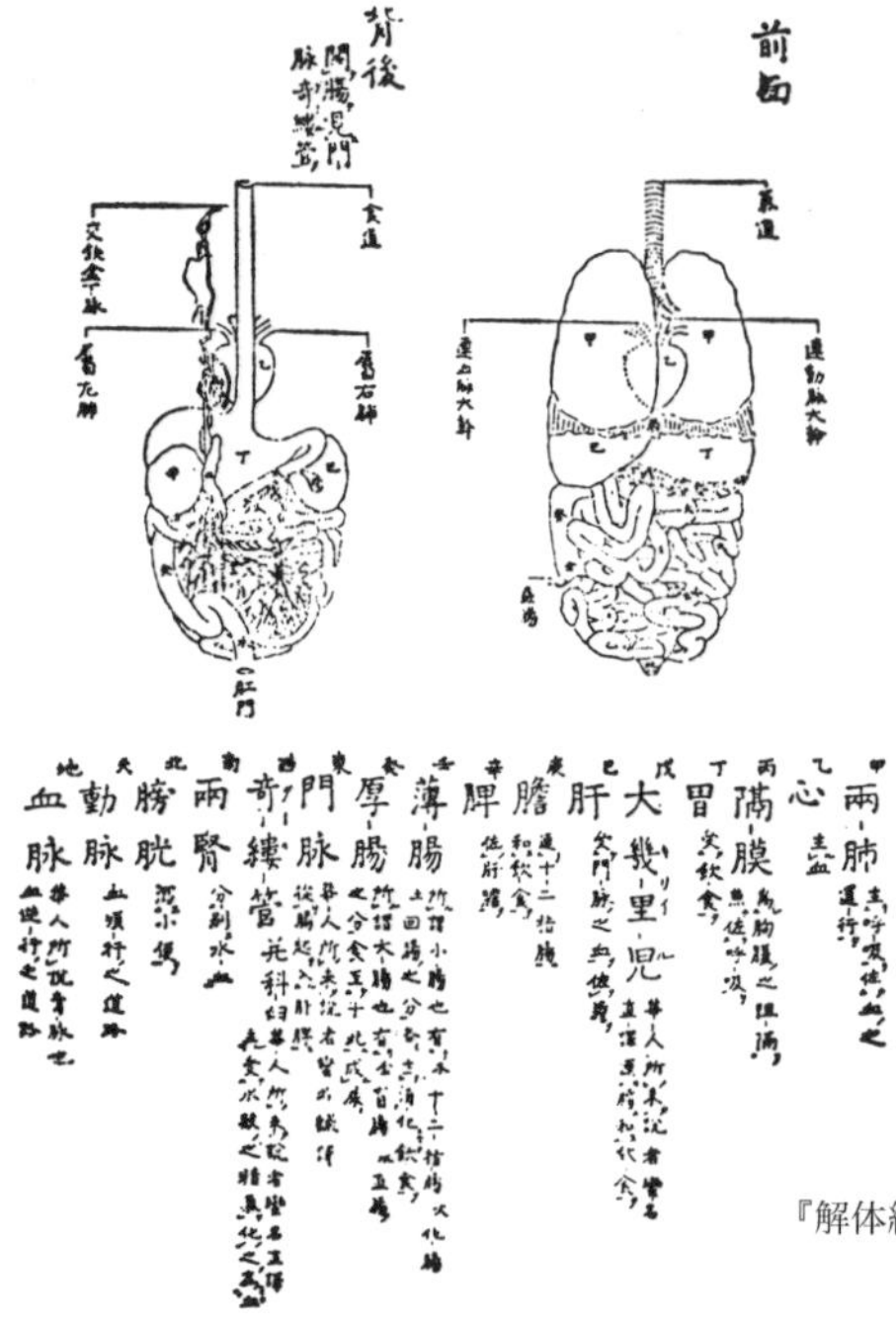

『解体約図』の一部

の東門《とうもん》がこれを行なった。

日本最初の西洋解剖書は、明和九年（一七七二年）刊行の『和蘭全軀内外分合図』である。この書は、あまり流布せず、したがってそれほど知られていない、切子型の特殊な解剖図譜であった。長崎の和蘭通詞の本木良意（名は栄久、通称庄太夫、一六二八年～一六九七年）が、レンメリン解剖図譜のオランダ訳に基づいて訳したもの（年代不明）を、鈴木宗云がずいぶん苦労して、良意の死後七十五年目に出版した。

第二番目の西洋解剖書の『解体約図』は、杉田玄白と前野良沢が、安永二年（一七七三年）正月に、江戸の須原屋《すわらや》から出した美濃紙わずか五枚一組の木版刷チラシであったが、内容は、これ自身独立した立派な解剖書であった。

第三番目の『解体新書』は、本文四巻、図一巻の計五冊から成り、安永三年（一七七四年）八月に出版された。日本における近代医学の出発は、『解体新書』に始まっている。

薬物学・病理学・製薬化学の始め

薬物学の専門書は、桂川甫周《かつらがわほしゅう》（一七五一年～一八〇九年）の『和蘭薬選《オランダやくせん》』（未刊、原典著者・年代不明）が始めである。

病理学の最初の単行本は、緒方洪庵（文化七年～文久三年、一八一〇年～一八六三年）が、『原病約説』四巻（未刊）をまとめ、さらに『病学通論』十二巻を完成してその序説の部三巻を嘉永四年（一八四九年）に出版。ここにはじめて病理学が知られた。（石原明『日本の医学』一五〇頁～一五一頁）

〝化学〟という名称が、中国の訳語によったことは、「開成所精煉方之儀は、——（中略）——前書セイミ学を以化学と相唱へ候支那訳例も相見へ、字義相当仕候様被存候間、以来精煉方之文字、化学と相改……」と開成所頭取の建言書（元治元年、一八六四年）によっても、よくわかる。そして〝化学〟が、公的には、幕府の蕃書調所の精煉方が、慶応元年（一八六五年）に化学と改名したのが、最初の使用であった。このように「洋方製薬の必要性から、製薬化学としてとらえられた〝化学〟が独立の学科となるのは明治にごく近い頃までかかった。その出発点は、やはり宇田川《うだがわ》榕庵《ようあん》の『舎密開宗《せいみかいそう》』に求めてしかるべきであろうし、その建設期は、ボードウィンが医学教育から理化学を独立させ、ハラタマを専任教授とした長崎の分析究理所（慶応二年、一八六六年）と見做《みな》されるが、前駆的ファン・デン・ブルックによって長崎の海軍伝習所で実施された理化学教授（安政二年、一八五五年以降）は医学と別個のものとして注目されねばなるまい。」（宗田一『日本製薬技術史の研究』一三三頁）とあり、さらに「医学の如き将来大発明を為さんと欲せば、化学に資せざる可らず。」（中江篤介著、嘉治隆一編校『一年有半・続一年有半』）と主張されている。

西洋内科の始め

最新の西洋医学がわが国に入ってから二百年の年月が過ぎ去ったが、江戸時代においても、最初は、外科医術だけが行なわれて、内科の学はなかなか伝わらなかった。そして蘭学が創始後二十年の寛政四年（一七九二年、ロシア来航の年）になってから、やっと宇田川玄随《うだがわげんずい》の『西説内科選要』が出版された。これが西洋内科のはじめである。この本は、ヨハンネス・デ・ゴルテル（Johannes de Gorter）の内科書（一七四四年出版）を翻訳したものであって、発無定処の病をはじめとし、諸臓器系統の病気について述べ、皮表の病に終る。その病についての説明は、まずそのあらましをあげ、そのつぎに病原・区別・診候を説き、最後に治療法を論じている。説くところはひどく簡略であるけれども、わが国に西洋内科の説があるのは、実にこの書に始まった。たとえばこの書にあげた病気の名前を一覧すると、

（甲）発無定処

(1) 熱（歇貌立私《ヘブリス》 Febris）

稽留熱

間歇熱、一名、往来熱

番替熱

(2) 翁篤達安篤竭意度《オンゲダアレトヘイト》（葛結乞西亜《カケキシア》 Cachexia）漢人ノ所謂、脾胃虚損、面色萎黄、四肢怠惰、飲食減少、精神昏倦、情意不安等ノ証是ナリ。

(3) 壊液（格爾心叔《コフルヒシヨ》）

(4) 矢荀児陪苦《シケウルホイク》（蘇格爾貌都斯《スゴルブツス》 Scorbutus）医宗金鑑ニ載スル青腿牙疳、即チ是類ナリ。

(5) 聖京倔《シンキンゲン》（加怛栗《カタフル》 Catarrh）

(6) 伊倔多《イイクト》（遏爾的栗執私《アルテリチス》 Arteritis）

(7) 諸気（払刺都私《フラッス》 Flatus）

(8) 黄疸

(9) 膽汁敗黒（黙朗格里亜《メランコリア》 Melancholia 又名、喜剝昆垤児《ヒポコンデル》 Hypochondrie）

(10) 煩悶（安吉斉怛私《アンキシイタス》 Anxietas）

(11) 痱（叭刺利失私《パラリーシス》 Paralysis）

(12) 水腫

（乙）病属頭脳

(13) 昏睡（卒剝児《ソボル》 Sopor）

(14) 不寐（遏厄栗布尼亜《アゲリプニア》 Agrypnie）

(15) 卒厥（設印哥百《セインコウペ》 Syncope）

(16) 頭旋眩冒（歇而執護《ヘルチゴ》 Vertigo）

(17) 精神錯乱（垤里留謨《テリリウム》 Delirium）

(18) 曷郎布蘇対布的列金偪《カラムプスイトプテレッキング》

曷郎布的列金偪《カラムプテレッキング》（的靼奴斯《テタヌス》 Tetanus）

蘇対布的列金偪《スイトプテレッキング》（昆弗爾叔《コンフルショ》 Convulsio）

子宮衝逆

発児連垤病《ハルレンデ》

舞踏病

(19) 頭痛

設撥刺魯細亜《セパラルシア》（Cephalagia）

設撥刺亜《セパラア》（Cephalaea） 雲林ノ所謂頭風

曷密葛刺泥亜《ヘミクラニア》（Hemicrania） 漢医ノ所謂偏頭痛

（丙）病属頸項

(20) 喉風（安及那《アンギナ》 Angina）

（丁）病属胸膈

(21) 咳嗽

(22) 吐血

(23) 胸脇痛（布楼栗執期《プレウリチス》 Pleuritis）

(24) 肺痛（百里布匿鳥謨尼亜《ペリプノイモニア》 Peripneumonia）

(25) 喘急（亜斯怛末《アスタマ》 Asthma）

（戊）病属腹

(26) 嘔血

(27) 悪心乾嘔（悩設亜《ナウセア》 Nausea）

(28) 嘔吐

(29) 不食（菴貌力吉砂《アンプレキシア》 Anorexie）

(30) 善饑異嗜（遏百底篤私亜里奴私《アッペチート、スアリヌス》 Blimia）

(31) 噯気、呑酸、嘈囃（鎖達《ソウダ》 Sod）

(32) 心腹痛（加爾若児如亜《カルジャルシア》 Cardialgia）

(33) 発渇

(34) 食不消化（第須百必紗《ヂシュペピシア》 Dyspepsia）
亜百必紗《アペピシア》（Apepsia）

(35) 疝（各栗葛扒叔《コリカバショ》 Colica）

(36) 口中転屎（荷爾弗児斯《ホルフルス》 Volvolus）

(37) 大便秘結

(38) 乳糜利（栗印底野《リインテリア》 Lienterie）

(39)　霍乱《カクラン》（格列刺 Cholera）

(40)　泄瀉

(41)　肝崩（払児吉須斯八窒屈私《フルキススパチクス》 Flux spaticus）

(42)　赤利（亜絎所払児吉須格碌焉都私《アルヒフルキシユスコロエンツス》）

(43)　痛痢（弟生底利《ヂセンテリア》 Dysenteria）

(44)　重墜努責（的匿斯謨私《テネスムス》 Tenesmus）

(45)　諸虫症

　円長虫　漢人ノ所謂蛔虫（漢人すなわち中国人のいわゆる回虫）

　穀道虫　漢人ノ所謂蟯虫（漢人のいわゆる蟯虫）

　組縢虫　漢人ノ所謂白虫（漢人のいわゆる白虫）

(46)　鼓脹

（己）病属尿道

(47)　結石腎痛

(48)　尿血

(49)　尿崩

(50)　尿閉

(51)　淋瀝

(52)　小便不利

(53)　小便失禁

（庚）病発皮表

(54)　痘瘡
(55)　麻疹

このように病門を五十五にわけ、病の分類によって、順序をなすといっても、これはもとより要点を述べた本であり、わずかに主要の病気をあげるだけであるから、これをもって内科の全書となすことはできない。しかもこれを中国医方と比較すると、その名をつけた意味がよるところはけっして同じではない。窮理の根本であると見るところが互いに違う。ことにその病因を論ずるのに、いちいち内部の様子によるのは、中国医方に絶えて見ないところであって、西洋医術の新知識を、これまで中国医学が主流であった江戸時代の医師に伝達し啓蒙した功績は少なくない。

西洋婦人科書の初め

前に述べたように、『産論』を明和三年（一七六六年）賀川玄悦が著して、助産のことを論じた。母親の腹の中の胎児は、「頭が下に向かう」というに至っては、前代未聞の〝新説〟である。

それから五十七年後の文政六年（一八二三年）八月、ドイツ人のシーボルトが、オランダ医官となって長崎にやって来た。彼は、医術と植物学に詳しかった。

二年後の文政八年（一八二五年）には賀川玄悦の『産論』を（著作から五十九年後に）三輪順蔵がオランダ語に翻訳して、これを長崎のシーボルトに示した。シーボルトは驚嘆して、賀川玄悦の『産論』の翻訳を早速バタビア会報告書中に掲載した。

二十四年後の嘉永二年（一八四九年）に、水原三折《みずはらさんせつ》は、（これは、翻訳ではないが）『産育全書』という本を著した。やはりその頃、西洋「婦人科」の本を出版した初めは、船曳卓堂《ふなびきたくどう》で、嘉永二年（一八四九年）に、『婦人病論』の翻訳を完成し、翌嘉永三年（一九五〇年）これを出版した。

これに刺激されたのかどうか、それから九年後の、幕末の安政六年（一八五九年）に、三宅良斎は、合信《ごうしん》（中国名。

イギリスのプロテスタント宣教師で医療伝道師のベンジャミン・ホブソン）の中国語著作『婦嬰新説』を翻訳し、出版した。

軍陣医学の初め

戦争に軍陣医学が必要であることは、昔から痛感されていた。したがって、これまでわが国の兵書に医学のことを書いたものとして、例えば『甲陽雑兵物語』（徳川初期、館林侯の著という）などは、その顕著なものである。しかし軍陣医学として著述刊行された軍書は、原南陽《はらなんよう》の『砦草《とりでぐさ》』をその初めとする。

この『砦草』は、陣所の衛生・飲食・野陣・毒煙・飲料水についての注意をはじめ、各種の救急法および頻発する流行病の応急手当などについて論述し、きわめて簡単な小冊子だが、軍陣の医学に初めて着手した功績は多大である。

つぎに平野元良の『軍陣備要救急摘要』が幕末の嘉永六年（一八五三年）に著述されている。この本は、原南陽の『砦草』にもとづき、その説の不備をおぎない、その医術の足らない所を補足したもので、火傷・銃創・切り傷の医学的処置、陣地および陣営の衛生、陣中流行病の処置、凍死・溺死・暑気あたり・打撲傷などの救急処置などを記述し、その治療方法はオランダ医学を参考にしており、その内容も『砦草』に比較すれば大いに充実している。同じ年に、田原藩の医師の萱生茅山《かやおぼうざん》は、『続砦草』を著して、『砦草』の記事の不備を補った。それも多くはオランダ医学を取り入れている。

なお幕末の、外交危機に際して、ますます軍陣医学の研究が必要となってきた。当時、漢方医が蘭医をねたみ憎んだため、オランダ医の翻訳出版は、すべて役所が許可しなかったが、ただ大槻俊斎《おおつきしゅんさい》の『銃創瑣言』は、時局に必要であるため、とくに発行を許された。同書は、セリウスの外科書およびモストの『医事韻府』中の創傷篇について、その銃創部の要点をかいつまんで述べたもので、簡単な小冊子にすぎないが、西洋医術の銃創治療方法は、この本によって明瞭となった。ついで佐藤尚中《さとうしょうちゅう》の『斯篤魯黙児《ストロマイヤー》砲痍論』と島村鼎甫の『創痍新説』がある。

このように銃砲創痍などの治療の仕方等は詳しくなったが、あまねく軍隊の衛生などについて論じ述べたものはまだなかった。その初めは、久我克明の『三兵養生論《さんぺいようじょうろん》』の慶応三年（一八六七年）の著述が最初である。同書は、オランダのペルシルレ（Persille）の著書を翻訳したもので、海陸兵士摂生規則・三兵異職務論（歩兵・騎兵・砲兵・土工兵及船兵・軍隊医士及看護卒・参勘及書記役）・水夫健康論・害健康諸件及予防之規則・兵士之居所及衛戍所総論（舎営・陣所・露営・軍中病院）などの諸事項について述べている。

この本の原著者のペルシルレはオランダの陸軍軍医で、ユトレヒト大学で内科および軍陣衛生を講義した医師であった。『三兵養生論』の原書は、ペルシルレがオランダ陸軍大臣の許可を得て、軍隊および陸軍病院に配付した軍隊衛生書であろう。したがってその説くところは通俗的であるとはいうものの、その所論は当時のわが国の状況では、もちろん細かく緻密なものと認められていた。

花の「彰義隊」は、慶応四年（一八六八年）二月、前将軍・徳川慶喜の恭順を喜ばない幕府びいきの天野八郎が副頭取となり、江戸浅草の本願寺に拠り編制した隊をいう。編成後の彰義隊は、慶喜の屏居した上野の寛永寺に屯集して新政府軍に反抗したが、五月十五日、大村益次郎の指揮する官軍に討滅された。

この彰義隊の兵力は二千足らずなのに、官軍の兵力は五倍以上の一万を超える大兵力を動員した。火力も、官軍は最新鋭のアームストロング砲をはじめ、最新式の小銃も多かったが、彰義隊は、小銃も不足して、わずかに日本刀に頼った。勝敗の分かれ目はなんといっても、兵力と火力の差にあった。そのため官軍の負傷兵は刀の傷が多かったのに反して、彰義隊は弾丸による負傷兵が多かった。

激戦だった上野正面の黒門口に配備された薩摩兵には、当然のことだが戦傷兵が続出した。

イギリス公使館の通訳だったアーネスト・サトーは、このあと横浜の軍病院を訪れたときのことを書き、百七十余名の入院者のうち、薩摩はその三分の二で、約四十名は上野の戦争で負傷したと記している。（三好徹『暗殺秘録』二四九頁）

慶応四年（一八六八年）、近藤誠一郎、オランダ人レースの本を訳し、『士官心得外療一斑』を著すに至って、海軍衛生のことも世人の注目するところとなった。ただしこれに先立って、桂川甫周の『海上備要方』があったけれども、その説くところは、わずかに「創傷」の救急処置にすぎなかった。

6　日本の薬草

薬物の始め

前述の「日本の医学」の重要な一要素ともいうべき「日本の薬草」の歴史的な展開は次のとおりである。日本における「薬物」の漢字は、欽明天皇の十四年（五五三年）に初めて現われた。「薬は久須利《クスリ》と訓ず、けだし奇験をもって名を得たるなり、大殿祭の祝詞奇護の言、古語に云う、久須志《クスシ》伊波比許登、一説に、草作《クス》の義（意味）、草類多きをもって名を得、なお本草の称なリ」（中島訳注、谷川士清『日本書紀通証』）という。

江戸後期の国学者の伴信友《ばんのぶとも》（一七七三年〜一八四六年）は、クスリの語源について、

「マジナヒテ、物ヲ構ヘテ、疾苦ヲ禁直《セメ》ス、其マジナヒニ用フルモノヲ、マジモノト云フ、サテ病ヲ療ス薬食《モノクフ》モ、イヒモテユケバ、病ヲ禁厭《ノゾ》除コラシムル術ナガラ、其術ヲ行フヲ、クスルトイヒ、其術ニヨリテ食フ薬《モノ》ヲクスリト云ヘルナリ」（伴信友『方術源論』）

といっている。同じく江戸後期の国学者である平田篤胤（一七七六年〜一八四三年）は、

「クスリト云詞ハ、一体貼《ツケ》ルコトノ古言ト見エルデゴザル、又クスリト云物ハ、貼伝《ツケル》ガ本デ有タルユエニ、クスリト云名ヲ令負《オハセ》タ物デゴザル、扠《サテ》ソレヲ、古ハクスリ亦、クスネトモ通ハシテ云ヒ、スベテ物ノヒツタリト、俗ニ云フクッツクト云ヤウナコトヲ云タ詞ト見エルデゴザル」（平田篤胤『志都の石屋』）

と説いている。

佐藤方定は、

「病を愈《イヤ》す動植《モノ》をクスリと云ふ原義《モトノココロ》ハ、令和《ナグシ》の意なり、其は神を和《ナゴ》し、人を和《ナゴ》め、風の和、波の和などの和《ナギ》にて、体言になればナグシなり、病を令和《ナゴム》るをば、動植《モノ》にまれ、法術《ワザ》にまれ、何にても泛《ヒロ》く、ナグシといへり」（佐藤方定『奇魂一名尚古医典』）

と論じている。

花野井有年は、

「クスリといへるも、和《ナギ》の詞の左行に転《ウツリ》て、ナグサソ、ナグシ、ナグス、ナグセと活《イ》くなり、このナグスに、リルレの詞そはりて、ナグスリといふが本詞にて、そのナを省きて、クスリといふ詞となれるなり、ナを省く例は、なやむをやむといふが如し」（花野井有年『医方正伝』）

と述べている。

薬物ノ漢字は欽明天皇紀十四年（五五三年）ニ初メテ現ハル。（富士川游『日本医学史』二二頁）

薬草の採取

推古天皇は、百官を率いて、菟田野《うだの》において、十九年（六一一年）夏五月五日、「薬猟《くすりがり》」を行なった。薬猟とは、山野に薬草を採り、あわせて田猟《でんりょう》（狩猟）を行なうをいい、五月五日に催す。もとは中国の風習にならったものである。その結果、後になって、薬日《くすりび》を五月五日とし、一般の風習として薬種の採取が行なわれて、一般人に薬草に関する知識が広まった。

六八三年、百済国の僧、法蔵《ほうぞう》と優婆塞益田直金鍾《うばそくますたのあたいこんしょう》を美濃（今の岐阜県の管轄）に遣《つかわ》して、薬草として役立つ白朮《びゃくじゅつ》を殖《う》えさせた。

白朮は、オケラの若根をとり外皮をはぎ除いて乾燥した生薬《しょうやく》である。芳香性健胃薬とし、また、屠蘇散に用いる。

屠蘇散は、年始に酒にひたして飲む薬の名である。古代中国の名医、華佗《かだ》の処方という。白朮・山椒《さんしょう》・防風《ぼうふう》・桔梗《ききょう》・蜜柑皮・肉桂《にっけい》皮・赤小豆などを調合したものである。紅絹の三角形の袋に入れて多く味醂《みりん》に浸す。元旦に飲めば、一年の邪気を払い、齢を延ばすという。屠蘇《とそ》。

延暦六年（七八七年）五月、朝廷において、薬草の採用を許すよう、典薬寮は、次のように建言した。それは「蘇敬ガ註スル所ノ新修本草ハ陶隠居ガ集註本草ニ比スルニ一百余条ヲ増セリ、亦今薬草ヲ採用スルコト既ニ敬ガ説ニ合ヘリ、請フ之ヲ用ヒン」という内容であって、朝廷はこれを許した。

文徳天皇の斉衡二年（八五五年）、竹田千継という者が、枸杞《くこ》（なす科の落葉小灌木。食用となり、強壮の効があるという。根皮は乾して地骨皮、葉は乾して枸杞葉とよび、解熱剤）を服して、老を駐《とど》むるの有様を奏する者があった。文徳天皇は、ご覧になりたいと言われて、召し出された。噂のとおり、若々しいのに感服され、典薬允《じょう》に抜擢なされたうえ、勅して薬園に枸杞を種えさせ、彼、竹田千継にその事を掌らしめた。

本草学の始め

わが国、本草学の最初は、唐の高僧の鑑真（持統三年〜天平宝字七年、六八九年〜七六三年）が、天平勝宝五年（七五三年）来朝した時に始まる。鑑真は、本草の学に詳しかったから、命を受けて薬物の真贋を鑑別し、またその学問をわが国の医師に伝えた。これが本草学の始めである。

そしてわが国の薬物書の初めは、桓武天皇の時、和気広世が『薬経太素』二巻を著作し、大学に諸儒を集めて、これを講義したのが最初である。

平安時代初期の薬物解説書である『本草和名』に記載された薬物は、合わせて一千二十五種であった。その内訳は、本草内薬八百五十種、諸家食経一百五種、本草外薬七十種である。さらにこれを細別すると、草は二百五十七種、木は百十種、玉石は八十一種、獣禽六十九種、虫魚類百十三種、菓四十五種、菜六十二種、米穀三十五種、有用無用百九十三種であって、巻目次第一に唐の『新修本草』から引用するところの「本草方書」三十余部も、すべて唐以前の書物であった。

しかもこの本は、本草の和名をあげるのみであって、主治に及ばない。したがって薬物の対訳辞書であるにすぎない。

名医・丹波康頼（延喜十二年〜長徳一年、九一二年〜九九五年）の著書『医心方』巻一の終末に掲載された「諸薬和名」に、本草内薬八百五十種、本草外薬七十種をあげることは、『本草和名』の記載と符合している。なおこの『医心方』三十巻は、隋唐医学の実情をよく伝えている。別に丹波康頼の著に『本草類篇』、一名『本草和名伝鈔』、一名『康頼《やすより》本草《ほんぞう》』と題するものがある。これは『続群書類従』中に収められている。

上述したように、中国古来の植物・薬物を研究し、かねて動物・鉱物をも研究した学問を「本草学」という。平安時代わが国に伝来し、江戸時代に最も盛んで、医家・漢学者で研究する者が多数輩出した。草本学ともいう。

江戸時代に、本草学を専門学科としたのは、稲生若水《いのうじゃくすい》と阿部友之進の二人である。稲生は、正徳五年（一七一五年）七月死んだ。稲生は、本草学に精通し、『庶物類纂』一千巻を著述した。また先に『本草綱目』を校正し、誤脱を補修して、世に頒《わか》った。この頃、江戸に阿部友之進がいて、本草学者として有名だった。

貝原益軒の死の翌年、その著書『大和本草《やまとほんぞう》』が出版された。内容は、国産に関するものを主とし、発明の説が多く掲載され、学者の評判も高かった。

南蛮薬草

このようにわが国では、中国の医学・本草学を古代から学んでいたから、薬草についての研究が進み、中国からいろいろの漢方薬が輸入され、また薬草類が多く栽培され、採取されていた。さらにスペイン人やポルトガル人の来朝によって、新しい薬草や薬種が日本に紹介され、薬用に用いられるようになった。たとえば、マルメロ（榲桲、おつぼつ）・イノンド（莳蘿、じら）・トウガラシ（蕃椒、ばんしょう）・ルウダ草・タバコ（煙草）などがこれである。

マルメロは、ポルトガル語のmarmeloであって、「近年蛮人長崎に将来す。蛮人は砂糖蜜を用いてその実を煮て、カセイタとよび、よく痰嗽《たんそう》を治す」と書かれている。

茴香《ういきょう》に似た薬草のイノンドは、「蛮流の医師これを用う。これ蕃国より来る。イノンドは蕃語なり」（『大和本草』）とあり、その効用は、「外科ではその油をしぼって薬にいれ、腫《しゅ》を消し痛みを止める」（『和漢三才図会』）と記している。

織田信長は、江州（滋賀県）安土でポルトガルの宣教師らを、永禄十一年（一五六八年）に引見した。ついで翌永禄十二年（一五六九年）、南蛮寺を京都に建ててキリスト教の布教を許すとともに、ポルトガル宣教師らの要請をいれて、江州伊吹山に一大薬草園を開き、ポルトガルより三千種の薬草を移植せしめた。欧州の植物を移植することも、またここに始まった。今でも伊吹山にある艾草《がいそう》（もえ草、燃草の意味で、ヨモギの異称である。ヨモギは止血薬になる。モグサは、ヨモギの葉を乾かして製した綿のようなものである。これに火を点じて灸治に用いる）は、この時、移植したものだという。その宣教師グレゴリアとルイスの二人は医術にすぐれ、貧民の病気を救い、治療した。日本人の彼らに学んで西洋の医術を伝える者も多かった。

このため当時の日本人はもちろん、後世の病人たちも、有形無形、これら薬草のおかげで病気がなおり、信長の恩恵を受けた日本人も数多い。

トウガラシは、「昔は日本に無し、秀吉公朝鮮を伐つとき、かの国より種子をとり来る。故に高麗胡椒《こうらいこしょう》という。便血を患《うれ》うる人、これを食して甚《はなは》だ効あり」（『大和本草』）と書かれている。しかし、トウガラシの原産地は南アメリカであることから考えて、江戸時代初期に、フィリピンを経て日本に伝わったと思われる。

秘薬・媚薬・妙薬

不老長寿の薬を、医学史的に探ると、例えば医師の丹波康頼は、『医心方』を天元五年（九八二年）に著し、そのなかで長寿薬として、西王母四童散、黄帝四扇散、五茄《ごか》散、准南子《えなんじ》茯苓散などを列挙している。

これらの妙薬のうち、「西王母四童散」は、胡麻、桃核、茯苓、天門冬、山伏、干黄精を調剤し、「黄帝四扇散」は松脂、山朮、沢瀉、干地黄、雲母などを主剤としてつくられた。「五茄散」は、五茄、茯苓、天門冬、桂枝などから作った。

このほか淳和上皇と仁明天皇とは、ともに「金液丹」を愛用された（『続日本後紀』）。この金液丹の別名は、『倭名類聚鈔』によれば、

「金液丹　一名玉液丹、一名霊花丹、一名霊景丹、一名神化丹、一名玄麗丹、一名不老不死丹」

などと、述べられている。

このように金液丹を一名、不老不死丹と言うとは、なんとも立派な薬名であるが、ではその主成分は、はたして何であったであろうか。じつは『和剤局方《わざいきょくほう》』によれば、金液丹の主剤は、雄黄《ゆうおう》とされている。

一方、王朝貴族の藤原道長、実資《さねすけ》などは、インドで万病薬として珍重されていた訶梨勒を用いたほか、朴消を主成分とする紅雪や紫雪をも養生薬として服用していた。このように、わが国医学が、中国はもちろん、遠くインド医学の影響をも蒙っていることは、興味深い事実である。

外郎《ういろう》の「外《ウイ》」は唐音である。元《げん》の人、礼部員外郎《れいぶいんがいろう》・陳宗敬《ちんそうけい》が正平二十四年（一三六九年）わが国に帰化し、九州の博多に住んで創製した薬で、江戸時代に小田原から売り出した、痰の妙薬である。また、髪の臭気を去るに用いる。ういろうは透頂香《とうちんこう》ともいう。

彼、陳宗敬（陳外郎と言う）は、非常に博学な人であるとともに、医術に精通していた。

つぎに、室町時代の眼科の名医だった馬島清眼《まじませいがん》僧都は、尾張国の医王山薬師寺の中興の祖だった。目の患者が四方より来り集まって、馬島眼科の名声はあがった。天授五年（一三七九年）死去した。彼のいた蔵南坊《ぞうなんぼう》は、死後に明眼院と改名された。

馬島眼科が用いた薬方の一つに真珠散があった。

真珠散（竜脳、真珠、辰砂、牡蠣、石膏、焔硝、青脳、明礬、礦砂、麝香、甘水石、爐甘石、右十二味）（富士川游『日本医学史』一六七頁）

豊臣秀吉の朝鮮出兵（文禄一〜二年、一五九二〜三年、慶長二〜三年、一五九七〜八年）の時に、豊臣の家臣の桑山修理太夫が、朝鮮から、小児の万病に効くという妙薬を戦争土産として日本へ持ち帰った。

「桑山小粒薬。大坂天王寺の珊瑚寺から売り出した小粒の丸薬。浄瑠璃、天網島「必ず桑山を飲ませて下され」（新村出編『広辞苑』）という。

不老長寿の薬の材料としては、例えば、松脂、胡麻、枸杞《くこ》、朝鮮人参、山芋など強精的なものが多い。特に枸杞《くこ》は、不老長寿の薬として、古来わが国では愛用されてきた。そして枸杞の果実は赤色卵形、枸杞酒に用い、強壮の効があるという。また根皮は干して地骨皮《じこっぴ》、葉は食用、また干して枸杞葉《くこよう》と呼び、解熱剤として用いられる。また朝鮮人参は、朝鮮または中国東北部の山林の樹下に自生するが、わが国でも享保年間（一七一六年〜一七三五年）以降に栽培されている。根を乾かしたものを白参《びゃくさん》、一旦蒸して乾かした飴色のものを紅参《こうさん》とよび、両方とも、昔から強壮薬として有名である。

江戸時代、富山藩主の前田正甫《まさとし》に対して、天和三年（一六八三年）に、藩士が岡山の医師からもらった反魂丹《はんこんたん》という薬を献上した。そのすぐれた薬のききめに驚いた正甫は、反魂丹の処方を買い求め、自藩の薬屋を呼んで、これを調製し販売もするよう命じた。

元禄三年（一六九〇年）、江戸城において、前田正甫は、同僚の大名に反魂丹を呑ませて、その効果が城の内外によく知れわたったのを契機に、やがて諸国への行商を始めさせたのが、後の富山売薬の発祥となった。富山藩では、わざわざ反魂丹の役所を新設し、新しく奉行をおいて、反魂丹の売薬の製造と販売を管理し、この後、藩の大きな財源となった。

反魂丹は、「心痛・腹痛・小児の五疳《ごかん》・五噎《ごえつ》・五膈《ごかく》・癩病・気付に効く」（『医道日用重宝記』）といわれ、その処方はつぎの通りである。

「白樟脳（五分）、麝香（一匁）、牽牛子《けんごし》（一匁）、枳実《きじつ》（二匁）、和胡黄連（四匁）、丁子、唐木香、黄芩《おうごん》、連翹《れんぎょう》、黄連、縮砂《しゃくしゃ》、乳香、陳皮、青皮、大黄、霍虱《かくしつ》、雄黄、三稜、甘草（各一匁）、熊胆（二匁）、白鳥粉（五匁）、赤小豆（五匁）、蕎麦粉（五匁）、以上二三味、極粉末にして蕎麦粉、小麦粉等分を糊にし、○程の丸にし、辰砂を衣とす。」（『富山反魂丹旧記』）

なお江戸時代の医師に対する悪口の一つの「蜜柑が黄色くなれば、医師は青くなる」という諺は、蜜柑を食べればビタミンCが豊富だから風邪をひかないし、白内障などの病気にもよく効く。ヒマな医師は、蜜柑の出まわる頃、薬づくりに精を出したという。

○医家の冬夜

「橙《だいだい》や蜜柑の実の黄色を呈する頃に至れば医師の顔色青くなるといふは江戸時代の悪口なり。」（菊池貴一郎『江戸府内絵本風俗往来』二九六頁）

このように昔から今に至るまで、人は病の器であったし、歴史的な名医と名薬のおかげで、実に多くの人びとの病苦と貴重な人命とが救われてきた。こうした事実の医学史的な意味は、やはり大きい。

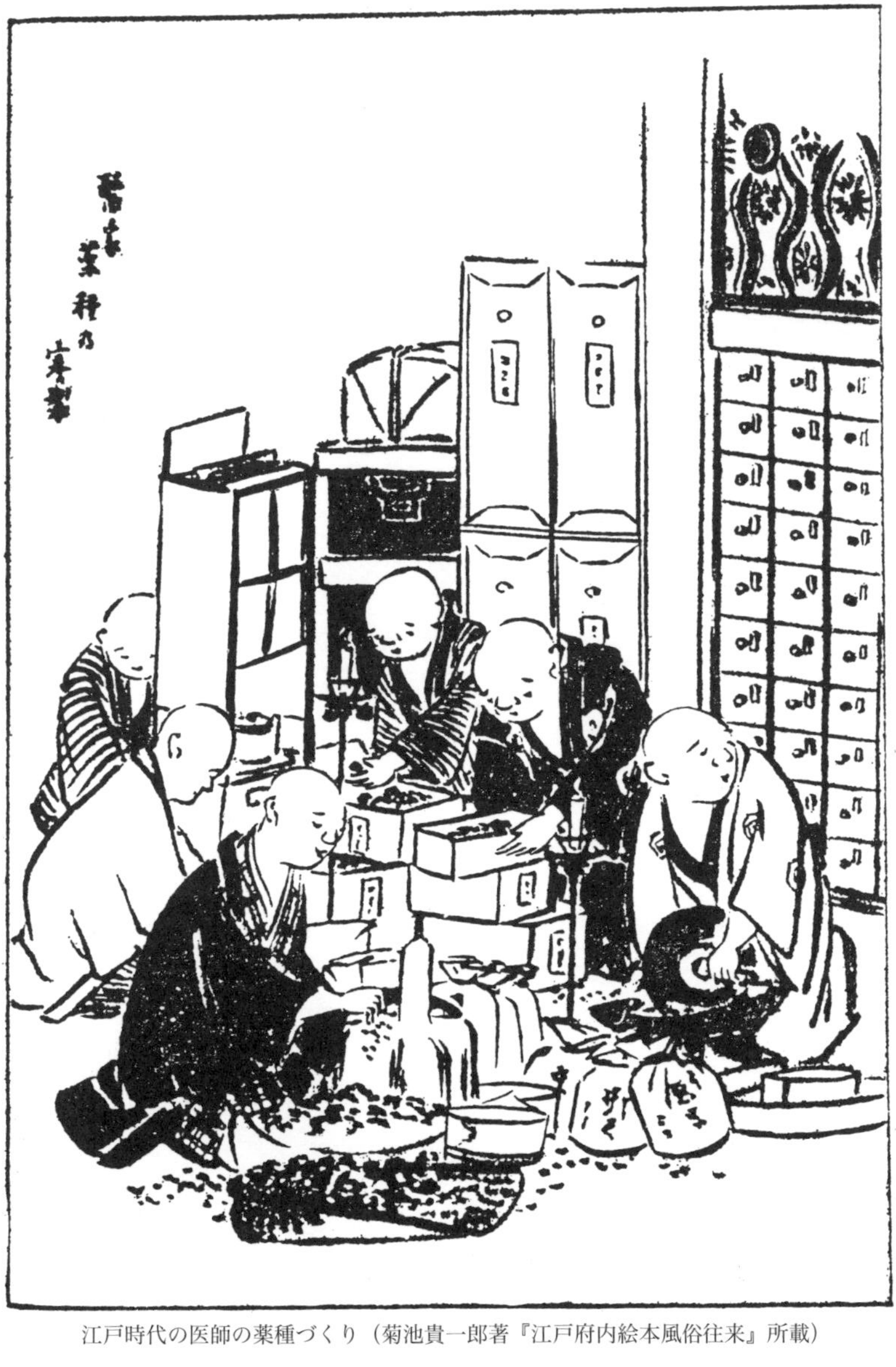

江戸時代の医師の薬種づくり（菊池貴一郎著『江戸府内絵本風俗往来』所載）

『病草紙《やまいのそうし》』より④

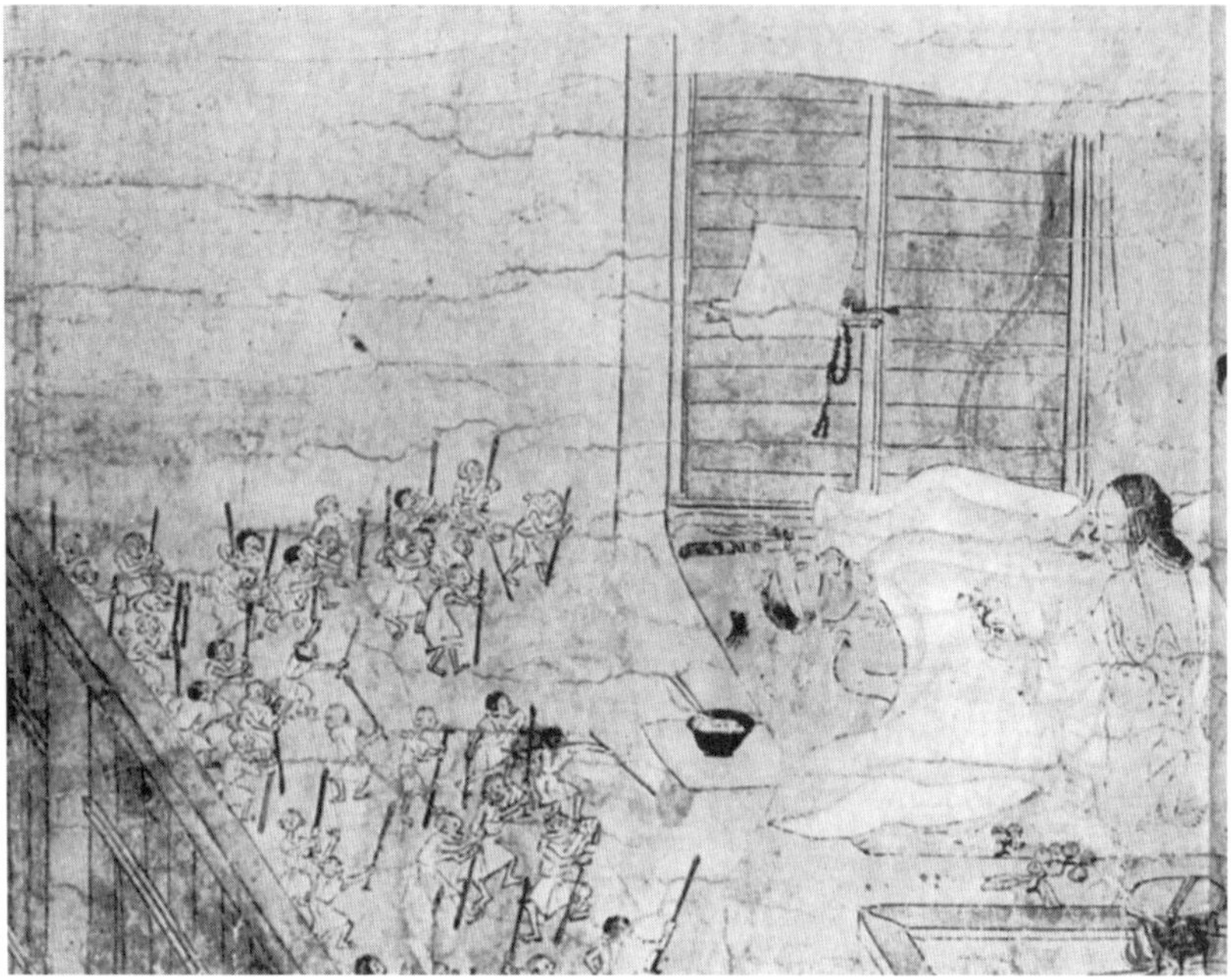

小法師の幻覚を生ずる男

なかごろ、持病もちたるおとこ（男）ありけり、やまひ（病）おこ（起）らんむとき（時）は、たゞ四五寸ばかりある法師の、かみきぬ（紙衣）き（着）たる、あまた（数多）つれだ（連立）ちて、まくら（枕）にありとみ（見）えけり

病のおこる時は、「四五寸ばかりの小法師の紙衣を着た連中が、多数連れだって枕頭に現れる」というから、高熱にうなされるとか、また神経病から起きた夢か、幻覚であったと思われる

おわりに

幸い現在では、人々の健康水準は年々改善されているが、一方では肥満や老人問題、ノイローゼや慢性疾患など、さまざまの今日的問題も起きている。そこで本書では病気の歴史を知ることにより、今後の問題として、病気の予防、健康の増進を中心に「健康」の価値を再確認することに努めた。

本物の健康は、精神と肉体の調和の上に成り立っている。例えば、真の健康に注目した貝原益軒は「心は常に楽しむべし、身は常に労すべし」と書いている。これこそ健康の極意である。

現在の六大国民病は、ガン、脳卒中、心疾患（心臓病）、肺炎、気管支炎、老衰病である事実は動かしにくい。そして今後の医療対策として、つぎのような問題点が指摘されよう。

まず「守りの医療から、攻めの医療へ」の転換が第一に考えられる。従来の医療は、治療に重点を置きすぎ、予防医療がまだ不十分であると言わざるを得ない。しかしこれからは、予防医療に重点を移す必要があると思われる。

そのほか、すでにいくつかの医学の分科会が行なっているように、専門医制度を全科にわたって採用することである。「あなたが守る、あなたの健康」という言葉どおり、〝肥満〟が、糖尿病、高血圧、心臓病などに密接に関係している以上、これらの病気には、〝肥満防止〟が、あなたの健康管理の最大の問題といえる。それには第一に、カロリー計算などによる食生活のコントロール、第二には適当な運動が、健康を守る重要な対策となる。

さらに、〝健康手帖〟に病歴、予防接種、そのほか健康保持に関するすべての情報を記入するのも有効であろう。また「医学部卒業後の研修の義務づけ」も必要視されている。（飯野史郎『日本人の死に方』二三一頁）

日本の医療について、元医師会長の武見太郎博士は、次のように発言している（抄）。

①学問の尊重を最優先　僕は、医師会長として一番大事なことは学問を尊重することだ、と考えてやってきた。単に臨床医学だけでなく、公衆衛生学や国民の健康教育など広範囲にわたる学問を守るために、二十五年間を費やしてきた。

②日本の未来の医療　昭和五十一年（一九七六年）九月、政府は医療問題専門家会議をつくった。僕が医療制度全体の見直しを考えるべきだと主張していたのにこたえて、設けられた。日本の未来の医療をどうするかという問題に取り組んだ。医者のいろんな条件をもっと厳しく決めろというのもその一つだ。地域医療を担当するにふさわしい総合診療科（プライマリーケア・フィジシャン）とか、新生児科をつくれ、とも僕は言っている。

③保険は民営化で統一　各種の医療保険をぜんぶ民営に移して一本にしてしまえ、というのも僕の考えだ。新しい機構はコンピューターを利用した全国統一組織だ。診療報酬は、将来はもう技術料だけで食っていけるようにしなけりゃうそだ。医薬分業も政府を相手にせず、薬剤師会と話し合って、協調分業ということで少しずつ進めてきた。（《朝日新聞》一九八二年〈昭和五十七年〉五月二日「医師会長二十五年、武見太郎の回想」聞き書き（抄）有岡二郎記者、井上実千記者）

癌のこれからの医療について、癌の宣告を受けたわたくしの学友の丸山勝久は、「医学の専門家は必要です。ありがたい存在です。しかし、各種の専門家を駆使し、命令し、一つの大きな価値を生み出すオーケストラのコンダクターのような医師が必要なのではないでしょうか。こういうジェネラリスト的医師を育て、この医師のもとで各種の名医を使い、患者に正しい診断と正しい治療方針とを与える制度がわが国に発達しなければ、癌の治癒率も向上しないのではないかと私は考えています。」（丸山勝久・熊岡爽一『癌に勝つ』二一四頁〜二一五頁）と体験的告白を詳しく述べている。

コンピューターと医療については、つぎのような面白い意見がある。

「これから先は、コンピューターをとりいれたデータ通信システムが進歩するだろう。それを利用することで、医療の実践チームは、いままでの専門医という人間を頼ったものでなく、専門知識をセンターから受け入れることで、大きな活躍ができるかもしれない。」（なだいなだ『お医者さん』一九五頁）

一方、病気の治療に関しては、薬の〝出来高払い〟で医師の収入がきまるという、現行の「医療制度」にも、問題が潜んでいる。しかしこれら諸問題の解決には、国民的合意がその一つのカギとなっていることを、ここでは指摘するのみにとどめたい。

この本を書く時、内外・古今のいろいろな図書や史料・文献などを参考にするとともに、大学関係者や官庁および研究調査機関などにおられる恩師や先輩、友人などからも、ナマナマしく貴重なお話を伺ったり、いろいろ有益なご示唆を賜ったりして、本当に有難く思っている。巻末に主な参考文献を掲げて、その学恩に深く感謝の意を表したい。

なお「引用文」には原則として、できるだけ忠実に従った。ただし読者の便を考えて、原文の表現を損なわない範囲で、当用漢字と現代かなづかいに訂正し、まれには意訳して、できるだけ読みやすくした部分も多少ある。また氏名の敬称は省略させていただいた。

最後に、絶えず激励をいただき、出版に際してもお骨折りくださった雄山閣社長の長坂一雄氏、同社編集長の芳賀章内氏の真の友情と激励とに深く感謝する。

中島陽一郎

■著者紹介
中島　陽一郎（なかじま よういちろう）
近世庶民風俗研究家

大正 9 年（1920）東京に生れる。
昭和 18 年（1943）慶應義塾大学卒業。
東亜研究所調査員・衆議院参事・国立国会図書館主査などを歴任。
主な著書に『新憲法縦横』『日露海戦物語』『関東大震災 その実相と歴史的意義』『飢饉日本史』ほか。
平成 12 年（2000）8 月逝去。

令和 6 年（2024）7 月 25 日　初版第一刷発行　《検印省略》

日本人《にほんじん》と病《やまい》

著　者　中島陽一郎
発行者　宮田哲男
発行所　株式会社 雄山閣
〒 102-0071　東京都千代田区富士見２－６－９
TEL 03-3262-3231㈹／FAX 03-3262-6938
振 替 00130-5-1685
https://www.yuzankaku.co.jp
印刷・製本　株式会社 ティーケー出版印刷

ISBN978-4-639-02995-3　C0021
N.D.C.201　256p　21cm